G. Wiltz

Michio Kushi

Natürliche Heilung mit Makrobiotik

Ost-West-Bund e.V.
Verlag Bruno Martin

Originaltitel: Natural Healing through Macrobiotics

Deutsche Übersetzung: Sybille v. Müllmann und Anita Peters
Umschlaggestaltung: Bruno Martin
Druck: Fuldaer Verlagsanstalt, Fulda
Satz: Indragni, Computer Fotosatz, Ascheberg-Herbern

1. Auflage 1981
4. Auflage 1985, Südergellersen und Rehlingen

ISBN 3-921786-26-6 (Verlag Bruno Martin, 2121 Südergellersen)
ISBN 3-924724-02-4 (Verlag Ost-West Bund e. V., 6639 Rehlingen)

Inhaltsverzeichnis

Vorwort

Das neue Werk von Michio Kushi ist erschienen!

Kurz nach dem Erscheinen seines außerordentlichen Werkes *Das große Buch der Makrobiotik* hat er nun mit seinem neuen Buch eine starke Herausforderung zur konventionellen Schulmedizin veröffentlicht.

Dieser Band erscheint gerade zur rechten Zeit!

Die letzten Jahrzehnte waren, zu Recht, eine Epoche des schwindenden Vertrauens in die Schulmedizin. Das geht sogar so weit, daß vieles von dem, was sich „moderne Medizin“ nennt, überhaupt nicht mehr als existent anerkannt wird. Wenn man die sechs großen Fachgebiete einer genauen Prüfung unterzieht, nachdem die oberflächliche Tünche einmal abgekratzt ist, wird es schwer sein festzustellen, wieviel Wirklichkeit noch davon übrigbleibt. In der Kinderheilkunde, meinem eigenen Fachgebiet, gab es bis in die Vierziger Jahre dieses Jahrhunderts nur ein paar tausend Spezialisten, und die Zahl wuchs praktisch nicht an, bis im Zuge der technischen Entwicklungen der Rüstungsindustrie des Zweiten Weltkrieges die Babynahrungsindustrie einen gewaltigen Aufschwung nahm. Seitdem hat sich die Zahl der praktizierenden Kinderärzte mindestens verzehnfacht, und die Verkaufszahlen für Babynahrung sind noch um ein Vielfaches angestiegen. Ohne die Sanktionierung durch die Kinderärzte wäre es niemals möglich gewesen, daß Kuhmilch und der Saft der Sojabohne die Muttermilch so schnell und so vollständig verdrängen konnten. Im Einzugsbereich einer großen staatlichen Universität im Mittelwesten, zu dem hauptsächlich Menschen mit geringem Einkommen gehören, fiel die Prozentzahl von stillenden Müttern innerhalb von 10 Jahren von 99 auf 1 Prozent. Wie verständlich, wenn man bedenkt, daß die Kinderärzte dort und ihre Mitarbeiter, d.h. Schwestern und Sozialarbeiter, jeder Mutter, die ein Kind bekam, unentgeltlich künstliche Babynahrung zur Verfügung stellten. Dieses „Geschenk“ wurde begleitet von den süßen Lügen der Ärzte, welche die Frauen noch dazu verleiteten, die — sowieso schon durch ihre wirtschaftlichen Verhältnisse gezwungen oder durch die Propagande der „Selbstverwirklichung“ verlockt — in die Arbeitswelt gedrängt wurden. Die falschen Zusicherungen dieser Fachleute lullten über zwei Generationen von Müttern in einen Traum von Sicherheit ein, der es ihnen möglich machte, ihre zarten Kinder unüberlegt, aber ach so vertrauensvoll einem Alptraum von Krankheiten auszusetzen, die bei Brustkindern praktisch nie auftreten (Akrodermatitis enteropathica, hypocalzämische Tetanie, neonatale Hypothyreose, E. coli Meningitis, nekrotisierende Enterocolitis und plötzlicher Kindestod), und gleichzeitig dafür zu sorgen, daß diese Säuglinge in späteren Jahren in überdurchschnittlich hoher Zahl an Gastroenteritis, Pneumonie, Ekzemen, Heuschnupfen, Asthma, Fettleibigkeit, Bluthochdruck und Artherosklerose erkranken würden.

Natürlich gaben diese Kinderärzte ihre Empfehlungen reinsten Herzens, aber sie dürfen ihre Unwissenehit nicht als Entschuldigung benutzen. Sie kannten die Wahrheit, denn wissenschaftliche Untersuchungen bewiesen fast ausnahmslos, daß in Verbindung mit künstlicher Babynahrung höhere Todesraten und Krankheitszahlen auftraten. Warum aber taten sie es dann? Warum erklärten sie Müttern — und Vätern — mit honigsüßen Worten, die künstliche Babynahrung sei ein annehmbarer Ersatz der menschlichen Muttermilch? Warum führten sie die Mütter und ihre Kinder auf diesen Freudenpfad, dessen Ende so makaber ist?

Die Gründe dafür sind vermutlich äußerst vielfältig, und zu diesen Gründen gehören mit Sicherheit Habgier (die Kinderärzte und Kinderheilkunde könnten ohne die Babynahrungsindustrie vermutlich gar nicht existieren), Dummheit (noch nie in der Geschichte haben die Ärzte besondere geistige Unabhängigkeit bewiesen), Unwissenheit (die Vielzahl der medizinischen Veröffentlichungen dient nur zur Zerstörung der Kommunikation, und zum Lesen von Zeitungen und Zeitschriften lassen Ärzte sich nicht herab) und fehlgeleitetes Verhalten (Ärzte berufen sich immer auf die besten Absichten, während doch jeder weiß, daß das Beste oft des Guten Feind ist).

Doch all diese Gründe werden recht unerheblich für diejenigen, die im Endeffekt geschädigt sind.

Es gibt ein einfaches Rezept dafür, eine Kinderheilpraxis zu verlieren. Man muß nur den Müttern die Wahrheit sagen! Man muß ihnen nur sagen, die Flaschennahrung bedrohe die Gesundheit und das Leben ihres Babys. Dies wird bei den Müttern, die ihr Kind mit Flaschennahrung aufziehen, Schuldgefühle erzeugen (eine Kardinalsünde in der Kinderheilkunde) und sie werden den Arzt wechseln. Dem betreffenden Kinderarzt bleiben dann nur noch die „Brustkinder“, die fast nie krank werden. Untergang einer florierenden Praxis!

Ich habe für mich dieses Dilemma gelöst, indem ich ganz einfach und simpel (meine Kritiker sagen: „simplistisch“) keinerlei Mütter als Patientinnen annehme, die nicht stillen wollen. Außer einer beidseitigen Mastektomie (Brustamputation) gibt es keine Contraindikation gegen das Stillen; und mit der entsprechenden Unterstützung kann auch jede Mutter stillen. Werdenden Müttern, die die Flaschennahrung vorziehen, steht es natürlich frei, sich einen Arzt zu suchen, der der Ansicht ist, Flaschennahrung sei ein vollwertiger Ersatz für Muttermilch. Ich jedenfalls wähle mir weiterhin eine Elitegruppe von Patientinnen aus, die meine Philosophie und ethischen Vorstellungen über Geburt, Stillen, mütterliche Fürsorge und große Familien teilen, und deren Ansichten in anderen Gebieten daher auch weitgehend mit den meinen zusammenfallen. Übrigens werden die Mitglieder dieser „Subkultur“ (oder, wenn man so will, „Superkultur“) nur äußerst selten krank, und erleichtern mir auf diese Weise mein Leben beträchtlich.

Wenn also die Kinderheilkunde die Flaschennahrung verliert — und all die Infektionen, Allergien, Krankheiten und die Sterblichkeitsrate, die damit verbunden sind — wird dieses Fachgebiet nahezu verschwinden.

Das gleiche gilt für die Geburtshilfe, ein weiteres Fachgebiet, dessen Stern im Untergang begriffen ist. Von der Auslöschung durch fallende Geburtenzahlen bedroht, die paradoxerweise von der Politik der „Familienplanung", die die Gynäkologen und Geburtshelfer selbst unterstützt haben, überlebt dieses Fach heute nur mit Schwangerschaftsunterbrechungen und lukrativen Kaiserschnitten anstelle von Geburten auf natürlichem Wege. Dennoch läßt die steigende Zahl von Hausgeburten und die wachsende Ablehnung einer radikalen Abtreibungspraxis vorhersehen, daß die riesige Zahl von Gynäkologen und Geburtshelfern beträchtlich schrumpfen wird. Da gesunde Mütter die gesamte Geburtshilfe mit all ihren technologischen Raffinessen wie Dammschnit, Geburtsüberwachung auf dem Monitor, Analgetika, Abrasieren der Schamhaare, Einleitung der Geburt und die schmerzfreie Entbindung ablehnen, wird früher oder später eine Abnahme der momentan noch steigenden Zahlen von geschädigten und mißgebildeten Neugeborenen zu beobachten sein.

Dazu kommt, daß es den jungen Geburtshelfern ohne die irrationale Technik der modernen Geburtshilfe nicht möglich sein wird, sich eine Klientel „anzulegen", dessen Pathologie es diesen Spezialisten ermöglicht, später als ausgereifte Gynäkologen zu arbeiten. Zur Kinderheilkunde kommen also auch Geburtshilfe und Gynäkologie als Fachgebiete, die eigentlich nicht existieren.

Den Internisten wäre es auch heute kaum möglich, selbst die Miete für ihre Praxis zu bezahlen, drängten sie nicht auf die alljährlichen oder noch häufigeren Routineuntersuchungen, die automatisch und unreflektiert durchgeführt werden. Aber die Menschen werden sich der Sinnlosigkeit und Gefahren dessen, was man als das „alljährliche amerikanische Fiasko" bezeichnet, immer mehr bewußt, und mit diesem Bewußtsein geht der Verlust der Haupteinnahmequelle der Inneren Medizin einher. Darüberhinaus macht die wachsende Skepsis in der Bevölkerung gegenüber den Methoden der Schulmedizin zur Bekämpfung von Krebs und Herz-Kreislaufkrankheiten die Situation der Internisten noch prekärer. Nach den Gynäkologen und Geburtshelfern treten damit auch die Internisten in die Reihe der untergehenden Sparten des Berufes ein, zusammen mit den Kinder- und Frauenärzten.

Der Chirurg wird vielleicht als letzter gehen, aufgrund des schon immer und auch heute noch faszinierenden Dramas „Unter das Messer kommen". Die vier häufigsten Operationen jedoch, Circumcisio (Beschneidung der Vorhaut), Vasektomie (Resketion der Samenleiter), Hysterektomie (Entfernung der Gebärmutter) und Tonsillektomie (Entfernung der Gaumen- oder Rachenmandeln), sind medizinisch nur selten zu rechtfertigen. Diese und andere Hauptverdienstquellen der Chirurgen werden praktisch in jeder Ausgabe der medizinischen Zeitschriften als nicht nur unsinnige, sondern sogar gefährliche Eingriffe angeprangert. Eine skeptisch gewordene Öffentlichkeit fordert heute Beweise für den Erfolg und den Sinn von Krebsoperationen, und der Bypass wird bald anderen Methoden der Herzchirurgie in das Chirurgiemuseum folgen. Damit sind die Chirurgen die vierte Gruppe von Fachärzten, die sich bald darum bemühen müssen, ihr Geld durch ehrliche Arbeit zu verdienen.

Die Psychiatrie ist vielleicht das Fachgebiet, für das es am leichtesten sein wird, seine Zelte abzuschlagen, denn hier ist ja noch nicht einmal gesichert, ob der Beruf überhaupt je existiert hat. Abgesehen aber von den zweifelhaften Ursprüngen dieses Faches, haben Thomas Szasz, Jay Ziskind, Martin Gross und verschiedene andere die Beweise dafür vorgelegt, die manche (im allgemeinen diejenigen, die durch die sogenannte „höhere Bildung", die eigentlich nur eine längere Bildung ist, all ihrer Fähigkeiten beraubt worden sind) brauchen, um die Inexistenz dieses Faches zu begreifen, eine Schlußfolgerung, die der weniger gebildete Durchschnittsbürger schon längst gezogen hat, indem er seinen gesunden Menschenverstand einsetzte. Es gibt vier unbewiesene und unbelegte Gebiete innerhalb der Psychiatrie: Psychochirurgie, Elektroschocktherapie, Tranquillizer und Gesprächstherapie. Ansonsten ist die Psychiatrie ein großartiges Fach.

Das sechste und letzte der großen Fachgebiete, die nicht existieren, ist die Vorsorgemedizin. Dieses einstmals hochherzige Unterfangen, das der Gesundheit der Menschen geweiht war und sie davor bewahren sollte, jemals krank zu werden, indem für reines Wasser, natürliche Nahrung und angemessene Unratbeseitigung gesorgt werden sollte, hat eine merkwürdige Verwandlung durchgemacht. Es hat eine Verkehrung ins Gegenteil stattgefunden. Der schöne Schmetterling hat sich in eine Raupe verwandelt. Der Beamte der Gesundheitsbehörden, der vor Jahrzehnten diesen Plan eingeführt hat, würde seinen Augen nicht trauen, sähe er seinen modernen Kollegen, wie er seine Ware verhökert, wie er gefährliche Impfungen zur Verhütung ungefährlicher Krankheiten (oder manchmal, wie bei der Schweinegrippeimpfung, zur Verhütung gar keiner Krankheit, sondern, im Endergebnis, zum Auftreten von Hunderten von Fällen von Lähmungen oder gar Tod) ansetzt, und wie er Durchleuchtungstechnologien zustimmt, die nicht überprüft sind und Armeen neuer Patienten für die Praxen der Ärzte rekrutiert.

Dennoch hat diese starke Betonung der Vorsorgemedizin herzlich wenig Früchte getragen. Die Selbstuntersuchung der Brust wurde als inadäquat erklärt, als die Thermographie aufkam, diese wiederum wurde von der Röntgen-Mammographie verdrängt, die nun unglücklicher- aber vorhersehbarerweise selbst Krebs verursacht. Die Pap-Skala der Abstriche hat, mit ihren ebenfalls vorhersehbaren falschen positiven und falschen negativen Resultaten weder zu einer Verringerung der Fälle von Gebärmutterhalskrebs noch zu einer Abnahme der dadurch bedingten Todesrate beigetragen. Einen durchschlagenden Effekt haben diese medizinischen Spielereien allerdings gehabt: sie haben die Beschäftigung mit den wirklich ausschaltbaren Gründen für Krebsgeschwüre der weiblichen Geschlechtsorgane, nämlich wenige Schwangerschaften, Flaschenernährung der Babies, die Pille und Hormongaben nach dem Klimakterium, völlig überdeckt. Routinemäßige Thoraxröntgenaufnahmen haben der Öffentlichkeit vorgegaukelt, die Röntgenstrahlen seien verläßlich, und haben so zu neuen „Epidemien" von Leukämie,

Schilddrüsenkrebs und Mongolismus (der fälschlicherweise den „müden Eiern“ älterer Frauen angelastet wird) geführt; während routinemäßige Amniozentesen (Fruchtwasserpunktionen), Guthry-Tests, Blutdruckmessungen, Phonokardiographien und andere Verfahrensweisen mit mehr oder weniger klangvollen Namen heute im Verdacht stehen, eine negative Nutzen-Risiken-Bilanz aufzuweisen.

Das heißt also, zur Kinderheilkunde, Gynäkologie/Geburtshilfe, Inneren Medizin und Psychiatrie reiht sich auch die Vorsorgemedizin in die Liste der inexistenten Fächer ein.

Nun mag mancher Einwände haben und vorbringen, zumindest ein kleiner Anteil der medizinischen Verfahren sei notwendig und wertvoll. Und ich bin auch gerne bereit, etwa 5 Prozent der Verfahren der sechs großen Fachgebeite einen gewissen Wert zuzugestehen, und deswegen sollten auch 5 Prozent der Spezialisten auf diesen Gebieten weiterarbeiten. Schließlich ist das Problem der amerikanischen Medizin hauptsächlich, daß das Extreme zum Normalen wird. Penizillin etwa, das ursprünglich bei Meningitis und schwerer Lungenentzündung angewendet wurde, verliert seine Wirksamkeit, wenn es schon bei einer normalen Erkältung verschrieben wird. Cortison, das ursprünglich bei der Addison'schen Krankheit eingesetzt wurde, wird zu einer Gefahr, wenn man es gegen Sonnenbrand verwendet, und ich sehe so wenige Chancen für eine Umkehrung dieser Tendenz, wie jeder historische Versuch, die Geister, die man rief, nun wieder loszuwerden, sie hatte.

Während die *5 Prozent Ausnahmen* durchaus erwähnt werden müssen, bleibt es dennoch notwendig, zu *verallgemeinern* (obwohl die Ärzte mit gutem Grund — zu ihrem eigenen Schutz — gelehrt werden, keine Verallgemeinerungen zuzulassen), denn nur durch die Verallgemeinerung können wir lernen und weise werden.

Und die Verallgemeinerung ist, daß das goldene Zeitalter der amerikanischen Medizin vorüber ist. Eigentlich kann man die moderne Medizin nur verstehen, wenn man sie als Religion betrachtet — die Religion einer weltlichen Gesellschaft, die ihre traditionellen Wertmaßstäbe über Bord geworfen hat.

Die moderne Medizin besitzt mindestens zehn der wichtigsten Merkmale einer Religion:

1. Ein Glaubenssystem — die moderne medizinische Wissenschaft — das nicht mehr untermauert werden kann als die Beweise der Existenz Gottes,.die die anderen Kirchen anführen.
2. Eine Priesterkaste — die Ärzte
3. Tempel — die Krankenhäuser
2. Altardiener und Vestalinnen — Krankenschwestern, Sozialarbeiter und Hilfspersonal
5. Kleidung, die die hierarische Abstufung bezeichnet —Länge und Art der weißen Mäntel zeigen den Rang an
6. Eine reiche Fürstenklasse, die die Kirche unterstützt — Pharmakonzerne, Versicherungsgesellschaften und Hersteller von Babynahrung

7. Ein Glaubensbekenntnis — die Krankengeschichte muß dem Arzt wahrheitsgemäß berichtet werden.
8. Die Absolution — der stärkende Schlag auf die Schulter: „Sie sind gesund und munter — kommen Sie nächstes Jahr wieder".
9. Ablaßverkäufe — die haarsträubenden Honorare, die wahrscheinlich zum Untergang dieser modernen Kirche führen werden, wie sie zum Untergang der mittelalterlichen führten.
10. Ähnlichkeit der Sprache — ich habe Vertrauen zu meinem Klempner, aber ich *glaube* an meinen Arzt; die Arzt-Patient-Beziehung ist „geheiligt".

Wenn die Medizin erst einmal als nicht mehr als — und nicht weniger als — eine Religion gesehen wird, kann sie auch so behandelt und mit anderen religiösen Heilungssystemen verglichen werden. Unglücklicherweise erweist sich die Religion der modernen Medizin als Verehrung eines Gottes, der nicht antwortet, der machtlos ist und der die Menschen täuscht. Dies aber ist die genaue Definition der Götzenanbetung, und in diesem Kontext wird die gesamte moderne Medizin verständlich.

Der falsche Gott der modernen Medizin geht sogar soweit, Kindesoper zu fordern, wie seine Vorgänger in heidnischen Religionen vor Tausenden von Jahren. Der alte Moloch dieser Götzenverehrungen verlangte von den Eltern als Gegenleistung für gute Ernten, ihre Kinder einem wirklichen, physischen Feuer zu überantworten. Der moderne Moloch fordert in ähnlicher Weise, daß die Eltern ihren Kindern chemisches Feuer (hitze-sterilisierte Flaschenmilch) zu trinken geben. Der Zweck ist ähnlich — die künstliche Babynahrung ermöglicht es beiden Eltern, arbeiten zu gehen, um für ihren Unterhalt zu sorgen und Erfolg zu haben. Wissenschaftliche Studien beweisen ebenso wie langjährige Erfahrung, daß künstliche Babynahrung im Gegensatz zur Muttermilch tatsächlich ein Opfer von Leben und Gesundheit darstellt, und nur die Zustimmung des Arzt-Priesters macht es den Eltern möglich, Kuhmilch der Muttermilch gleichzusetzen. Und in der Tat, würden Ärzte an den Maßstäben von Wissenschaft und Aufrichtigkeit gemessen, so wäre künstliche Babynahrung sicherlich als Kindesmißhandlung zu betrachten.

Ein Hauptgrund für das Versagen dieser Religion der modernen Medizin liegt in der fehlenden Bereitschaft, sich ernsthaft mit Ernährungsfragen auseinanderzusetzen. (Vielleicht liegt dies zum Teil in der christlichen Tradition, die nach Matthäus und anderen besagt, daß das, was aus dem Munde kommt wichtiger sei, als das, was hineingeht.) In jedem Fall jedoch müssen die früheren Anhänger der Religion der modernen Medizin, da diese ihre Macht und ihren Einfluß verliert, nach anderen, glaubwürdigeren religiösen Systemen suchen. Manche werden sich den medizinischen Vorstellungen der Christian Science oder Zeugen Jehovas zuwenden, Juden werden sich auf ihre traditionellen medizinischen Lehren, die großen Wert auf die Ernährung legen, zurückbesinnen, vom alten Testament über die Medizin im Talmud bis hin zu den heutigen medizinisch-ethischen Lehren von Jakobovits, Rosner, Feldman, Bleich, Soloveichik und anderen.

In diesem Kontext bedarf die universalistische makrobiotische Lehre eines genauen Studiums, sowohl durch Ärzte als auch Patienten der westlichen

Welt, die nicht nur nichts über den Inhalt dieser Lehre wissen, sondern sich nicht einmal bewußt sind, daß eine solche existiert. Der vorliegende Band von Michio Kushi bietet den rein westlich orientierten und ausgebildeten Ärzten eine einzigartige Möglichkeit, die durch Jahrhunderte hindurch bewährten Ansätze zu Diagnostik und Therapie einer reichen Kultur, die ihnen bisher verschlossen war, zu entdecken.

Kushi legt hier detaillierte Beschreibungen von Erkrankungen verschiedener physiologischer Systeme des Körpers vor (Verdauung, Kreislauf, lympathisches System, Nervensystem und Fortpflanzung) unter besonderer Betonung des Gebietes natürliche Schwangerschaft, Geburt und Säuglingspflege an einem Pol des Lebens und Krebs, der dem anderen Pol des Lebens nähersteht.

Wie zu erwarten ist, steht seine Lehre in großen Teilen im Gegensatz zur amerikanischen Schulmedizin:

1. Anstatt eine „wissenschaftliche Ernährung" zu predigen, lehrt er „die traditionellen Ernährungsgewohnheiten der Menschen zu studieren, die seit Jahrtausenden hier gelebt haben". Vernünftig, nicht wahr?
2. Anstatt sich auf Deodorants zu verlassen, lehrt er: „unangenehmer Körpergeruch ist lediglich eine Folge einer Ernährung, die viel Fleisch und andere tierische Produkte enthält, ebenso wie verschiedene Milchprodukte".
3. Über die Ätiologie (Entstehung) von Krebs: „da in Japan der Verzehr yinniger Nahrungsmittel weit verbreitet ist, leiden dort mehr Menschen an Magenkrebs als in den Vereinigten Staaten..."
4. Die Abschnitte über Hämatologie — einschließlich der Blutbildung und der Behandlung von Leukämie und perniziöser Anämie — schreien geradezu nach der Aufmerksamkeit moderner Hämatologen.
5. „Hämophilie (Bluterkrankheit) kann durch die Makrobiotik geheilt werden, aber die Heilung kann Jahre dauern".
6. „Es ist möglich, seine Blutgruppe zu verändern" ist eine Aussage, die den in der westlichen Tradition ausgebildeten Ärzten vermutlich das Blut in den Adern stocken läßt.
7. „Wenn man Vegetarier ist, bekommt man normalerweise keine Blinddarmentzündung." Die makrobiotische Behandlung von akuter Appendizitis beginnt nicht mit einem chirurgischen Eingriff, sondern mit zwei bis drei Fastentagen und kalten Anwendungen, die auf heiße Ingwerkompressen folgen.
8. Für Hernien gilt: „der einzige Weg, diese Krankheit zu bekämpfen, ist, die Organe durch die Ernährung zur Kontraktion zu bringen. Durch die makrobiotische Standardernährung kann eine Hernie innerhalb von sechs Monaten ausgeheilt werden." Die gleiche Art der Behandlung wird auch auf Heuschnupfen, Stottern, Schnarchen und übelriechenden Atem angewendet.
9. Bei Pneumonie: „wenn man einen lebenden Karpfen bekommen kann, sollte man zuerst dafür Dank und Anerkennung aussprechen, und ihm,

nachdem man ihn getötet hat, eine kleine Menge Blut entnehmen..." worauf eine detaillierte Beschreibung der Behandlung folgt.

10. Über die Dauer der Wehen: „bei Frauen, die makrobiotisch leben, liegt der Durchschnitt zwischen 8 und 10 Stunden beim ersten, und 4 bis 8 Stunden bei den folgenden Kindern," d.h. halb so lange wie bei anderen Frauen.
11. Ich bin sehr froh, feststellen zu können, daß Kushi gegen eine Behandlung der Augen von Neugeborenen mit Silbernitrat ist, da durch diese Behandlung eine chemische Entzündung hervorgerufen wird, die möglicherweise für spätere Kurzsichtigkeit, Astigmatismus (Stabsichtigkeit) oder andere Brechungsfehler des Auges verantwortlich ist.
12. Kushi ist ebenfalls gegen künstliche Babynahrung und Glucoselösung in der Ernähung von Neugeborenen.
13. „Von allen Krebsarten gehört der Brustkrebs zu denjenigen, die am leichtesten durch die Makrobiotik zu heilen sind, ebenso wie Karzinome der Gebärmutter und Hautkrebs ... Operationen oder Bestrahlungen sind bei diesen Krebsarten unnötig und deshalb zu vermeiden."
14. Bei Auftreten einer Zyste oder eines Tumors in der Brust „sollte die Mutter weiter mit der befallenen Brust stillen. Dies treibt den Heilungsprozeß voran und beschleunigt ihn."
15. Für die Appendektomie (Blinddarmoperation) gilt: „Sie ist ein mitauslösender Faktor für die Entstehung von multipler Sklerose." Das gleiche wird für die Hysterektomie (Entfernung der Gebärmutter) gesagt.
16. „Die Parkinson'sche Krankheit kann innerhalb von einem bis sechs Monaten geheilt werden."

Man kann von den Ärzten der westlichen Schule durchaus erwarten, daß sie auf die makrobiotische Medizin mit den üblichen Beschimpfungen reagieren, und die Verteidiger Kushis sind an Attribute wie „Quacksalber, Verrückte, Extremisten, Grillenfänger, Schwindler und Enthusiasten" gewöhnt. Aber diese automatische Reaktion funktioniert nicht mehr, seit die Advokaten des „besseren Lebens durch die Chemie" in der Medizin ihre magische Anziehungskraft für die Menschen verloren haben.

In diese Untergangsjahre einer Tod-orientierten, überentwickelten medizinischen Technologie kommt der makrobiotische Ansatz zu Krankheit und Heilung wie ein frischer Windstoß. Von den Hunderten von Veröffentlichungen über Gesundheit und Krankheit, die in den vergangenen Jahrzehnten zur Besprechung auf meinem Schreibtisch lagen, stellt dieses Buch die wichtigste Alternative zu unserem mehr und mehr versagenden System der westlichen Medizin dar. Kushis neuestes Buch ist Pflichtlektüre für jeden Arzt, und erst wenn *Natürliche Heilung mit Makrobiotik* zur Standardlektüre in der Ausbildung der Mediziner gehört, werde ich sicher sein, daß die amerikanischen medizinischen Fakultäten zur Reife gelangt sind.

Bis dahin jedoch können es sich die Patienten nicht leisten, darauf zu warten, daß ihre vielbeschäftigten Ärzte sich mit diesem scheinbar neuen, in Wirklichkeit aber jahrhundertealten System auseinandersetzen. Die Menschen brauchen jetzt praktische und realistische Hilfe, und dieses äußerst lesenswerte Buch ist, nach meiner Auffassung, ein entscheidender Schlüssel zur Schatzkammer der Gesundheit.

Diesem Buch über die makrobiotische Medizin, das unweigerlich tiefen Einfluß auf die Zukunft unserer Nation haben wird, gebührt die höchste Aufmerksamkeit jedes Bürgers.

Dr. med. Robert S. Mendelsohn
Associate professor etc.

Geleitwort

Jeden Frühling überraschen mich die jungen Sprossen der grünen Blätter aufs neue und erfüllen mich mit großer Freude. In diesem Frühling ist eine neue Blüte aufgegangen, das Buch meines Mannes *Natürliche Heilung mit Makrobiotik* und ich empfinde große Dankbarkeit für unsere vielen Freunde, die zusammengearbeitet haben, um dieses Buch herzustellen. Es gab viel Arbeit hinter den Kulissen — Tonbandaufnahmen und ihre Niederschrift wurden gemacht, sie wurden als Studienberichte und in der Zeitschrift *Order of the Universe* veröffentlicht. Dann sammelten unsere Studenten all dieses Material und gaben es schließlich, in seiner endgültigen Form als Buch heraus. Ich kann gar nicht sagen, wieviele Freunde es waren, die ihre Aktivität und warme, aufrichtige Begeisterung und Energie für dieses eine Buch über die makrobiotische Heilkunde eingesetzt haben.

George Oshawa war es, der als erster der westlichen Welt die traditionellen, natürlichen Methoden makrobiotischer Heilkunde und fernöstlicher Medizin nahebrachte. Vor 40 Jahren von Japan ausgehend, lehrte er auch in westlichen Ländern, insbesondere in Frankreich. Er war unser Lehrer und ihm haben wir es zu verdanken, daß wir ein glückliches Leben führen. In der Zeit, die ich an George Oshawas Weltregierungs-Studienhaus 1950 verbrachte, war es einer seiner größten Wünsche, eine Reihe seiner Studenten, mindestens aber 12, von Japan in andere Länder zu schicken. Dies war kurz nach dem Zweiten Weltkrieg und Japan befand sich in großen Wirren. Die japanische Währung war im Ausland praktisch wertlos. Für einen Durchschnittsbürger war es fast unmöglich, ins Ausland zu reisen; nur einige Regierungsmitglieder waren in der Lage zu reisen. Trotz alledem ermutigte Oshawa seine Schüler zu diesem Abenteuer. Er nannte es die „Große Flucht" — wörtlich genommen, aus Japan — der eigentliche Sinn seiner Worte aber war eine Flucht nach Freiheitsland, in das wirkliche Leben großer Herausforderungen und Abenteuer.

Als ich am 3. Februar 1950 in George Oshawas Studienkolleg eintrat, war mein zukünftiger Ehemann schon in den Vereinigten Staaten. Er war der erste „Flüchtling" unter den Studenten. Oshawa nannte ihn den „Ersten Botschafter der Weltregierung". Er sprach häufig in seinen Vorlesungen von Michio, nahezu jeden Tag. Er erzählte uns, wie Michio seine Schule, Maison Ignoramus, nach nur 48stündigem Studium absolviert hatte, wie klug er sei, wie sehr sich Michios Mutter von anderen Müttern unterschied und vieles andere. Er riet jedem, Michios Beispiel zu folgen und so bald wie möglich, am besten aber sofort, zu entfliehen. Mit diesem Ratschlag endete fast jede seiner Vorlesungen.

Aber Ohsawa war auch besorgt um Michio, da dieser noch nicht viel Erfahrung in der makrobiotischen Praxis hatte und auch zu einer Schwäche der Lunge und des Herzens neigte. Nach einer dreizehntägigen Reise über den

Pazifischen Ozean hatte Michio am Thanksgiving Day 1949 mit dem Schiff San Francisco erreicht; aber es kamen fast vier Monate lang nach seiner Abreise aus Japan keine Briefe von ihm. Dann, eines Tages in April 1950, als die Kirschblüte schon fast vorüber war, brachte George Oshawa einen Brief von Michio in seine Morgenvorlesung mit. Oshawa war ganz außer sich vor Freude und Erleichterung. Er erzählte uns, Michio habe nun endlich New York erreicht. Michios Brief war sehr schön geschrieben und Oshawa las ihn uns in der Vorlesung vor, als sei es Poesie. Dieser Brief nahm mich für den Rest meines Lebens gefangen!

Das Studienhaus lag in Hiyoshi, außerhalb von Tokio. Von dort aus verließen viele Studenten Japan und gingen in fremde Länder, um die Lehre der Makrobiotik zu verbreiten, als George Oshawa noch Anfang 50 war: Herr Kikuchi ging nach Brasilien; Herr und Frau Herman Aihara an die Westküste der Vereinigten Staaten; Herr Clim Yoshimi nach Frankreich; Herr Yashuara nach Spanien; Herr Nakamura nach Deutschland; Shizuko Yamamoto nach New York; und Junsei Yamazaki nach Kalifornien, um dort Chico San zu unterstützten; und viele andere.

Mein Mann hielt an vielen Orten der Vereinigten Staaten Vorlesungen, aber das erste Sommerlager, das wir selbst organisierten, fand in Martha's Wineyard statt. Zur gleichen Zeit nahmen viele von George Oshawas Studenten ihre Lehrtätigkeit in anderen Ländern auf. George Oshawa kam aus Europa, um bei unserem Sommerlager zu lehren. Er freute sich sehr, uns wiederzusehen, wir saßen mit ihm auf der wunderschönen Insel Martha's Wineyard im Sand und träumten von der zukünftigen Welt des Friedens, für die wir alle arbeiteten.

Als George Oshawa am 24. April 1966 starb, änderte sich unser Leben dramatisch. Von diesem Zeitpunkt an verwandte mein Mann all sein Mühen und Streben auf Vorlesungen. Es war ihm gleichgültig, ob es regnete oder schneite; er hielt seine Vorlesungen regelmäßig zweimal pro Woche, manchmal sogar häufiger. Es schien fast, als halte er seine Vorlesungen für sich selbst. Es kam ihm überhaupt nicht darauf an, wieviele Menschen an den Vorlesungen teilnahmen; zu Anfang waren es oft nur eine Handvoll. Er arbeitete weiter in seiner selbstlosen Weise, wie ein Samurai, der sich bemüht, seine Ritterschaft zu vervollkommnen.

Zu Anfang machten wir überhaupt keine Reklame oder versuchten auf irgendeine Weise, Studenten zu gewinnen. Wir wissen nicht, wie sie es erfuhren, aber mehr und mehr Menschen begannen, an unsere Tür zu klopfen. Die meisten von ihnen waren jung; in dieser Zeit begann auch die sogenannte „Hippie-Ära". Paradoxerweise begannen wir mit unseren erzieherischen Bemühungen gerade zu der Zeit, in der LSD und Marihuana begannen, populär zu werden. Alle unsere Studenten waren begierig darauf, neue Möglichkeiten, ihr Leben zu gestalten, zu suchen, aber sie waren unsicher, hin- und hergetrieben wie Blätter im Wind. Das Ziel der Vorlesungen meines Mannes war es, ihr Leben von Grund auf zu ändern; deshalb war der Inhalt jeder Vorlesung abhängig von der Kondition und den Wünschen der Studenten. Seine Lehrmethode glich nicht dem systematisierten Lehrplan einer Schule, sondern deckte eine große Anzahl akademischer ebenso wie praktischer Fächer ab: fernöstliche Philosophie, Medizin und Kultur, Bibelstudien, Geschichte, Ernährung, Frauenfragen und Kindererziehung, die natürliche Geburt und Erziehung in allgemeinen, Organisation des Haushalts und Versorgung einer Familie, alte und moderne Wissenschaft, Chemie, Shiatsu Massage, Heilung durch Handauflegen, Do-in, Akupunktur, Astrologie und Astronomie, Meditation und körperliche Übungen, neue politische und Wirtschaftssysteme ebenso wie das neue Verständnis der zukünftigen Welt — er sprach von allem. Seit dieser Zeit hat er all seine Bemühungen auf Vorlesungen verwandt; darauf, jungen Menschen beim Aufbau von Unternehmungen, die sich mit dem Gebiet der natürlichen Ernährung befassen, zu helfen; und darauf, die Bewegung zu festigen, die in diesem Land eine natürliche Ernährung und Lebensweise einführen will.

Das vorliegende Buch basiert auf vielen dieser Vorlesungen, die sich mit den Grundprinzipien von Medizin und Gesundheit auseinerandergesetzt haben. Die Niederschrift des Materials aus den Seminaren und seine Zusammenstellung für ein Buch bedurfte der Arbeit sehr vieler Helfer. Wir sind Edward Esko, Marc Van Cauwenberghe und all den anderen, die zur Fertigstellung dieses Buches beigetragen haben, zutiefst dankbar. Edward Esko ist einer unserer treuesten Freunde, der sich ständig und im hohem Maße um alle Belange und Aktiviäten der East West Foundation verdient gemacht hat; Marc Van Cauwenberghe ist selbst Arzt, und er wird viel zur Zukunft der Medizin beitragen, durch seine Erfolge bei der Heilung schwerer Krankheiten mit der markrobiotischen Methode.

Wir sollten uns immer bewußt sein, daß es keine medizinischen Patentrezepte gibt, auf die wir uns immer verlassen können — bestimmt sind es nicht die Mittel und die Medizin, die in der Fernsehwerbung angepriesen werden: Aspririn, Nasentropfen, Grippekaspeln und so weiter! Medizin kann man nicht standardisieren; sie muß auf die jeweiligen persönlichen Bedürfnisse des Einzelnen zugeschnitten sein. Nur man selbst ist in der Lage, das für sich und seine Familie zu erreichen. Die Heilung von Krankheiten erfordert große Geduld; wenn man aber selbst bereit ist, die volle Verantwortung zu übernehmen, wird man feststellen, daß es überraschend einfache Wege und Methoden gibt, die Probleme zu bewältigen.

Ich glaube, daß die wichtigste Erkenntnis darin besteht, daß wir uns in unserem tiefsten Innern bewußt werden, daß wir uns in unserem Wohlbefinden und für unsere Gesundheit auf niemanden anders verlassen dürfen. Wir müssen die volle Verantwortung für unsere eigene Gesundheit und die Gesundheit unserer Familie tragen. Wir selbst haben mehrfach, als unsere Kinder krank waren, das große Glück gehabt, den richtigen Weg zur Heilung zu finden und diese schweren Zeiten gut zu überstehen, eben weil wir dieses Gefühl der Verantwortlichkeit hatten.

Was aber ebenso wichtig ist, ist, daß wir auf unsere Gesundheit achten, bevor die Symptome einer Krankheit auftreten. Es ist sehr schwierig, die Gesundheit eines Menschen wiederherzustellen, wenn seine physische Kondition so aus dem Gleichgewicht geraten ist, daß sich Symptome einer

Krankheit einstellen: dann brauchen wir spezielle Behandlungsmethoden. Darum ist es notwendig, unseren eigenen und den Gesundheitszustand unserer Familie ständig im Auge zu behalten; nur so können wir Krankheiten vorbeugen. Dies bedeutet jedoch nicht, daß wir ängstlich und übervorsichtig sein müssen, aber wir sollten aufmerksam bleiben.

Die bloße Lektüre dieses Buches reicht nicht aus, um alles über die Behandlung von Krankheiten zu wissen, aber ich kann mit Sicherheit sagen, daß es mehr Informationen über Heilmethoden enthält, als ich in 25 Jahren makrobiotischer Lebensweise praktisch gebraucht habe. Es kann als Grundlage des Wissens und der Übung im Heilen dienen; ohne unsere eigene Beobachtung und sorgfältige Beurteilung wechselnder Konditionen und Umstände jedoch kann dieses allgemeine Wissen kaum von praktischem Nutzen sein. Wir müssen ganz und gar Anteil nehmen, mit wirklichem Verständnis für die individuelle Kondition und die Gewohnheiten eines Menschen. Deswegen sollten wir uns nicht auf diese Informationen allein verlassen: das Wichtigste ist, wie wir sie nutzen.

Ich meine, dieses Buch kann einen großen Schritt weiterhelfen auf dem Wege zu einem tieferen Verständnis des eigenen Lebens. Meine Hoffnung ist, daß die, die es lesen, ihr Wissen nutzen, um Gesundheit und Glück in ihr eigenes Leben zu bringen, und vielen anderen dabei helfen, dasselbe zu tun.

Aveline Kushi
Brookline, Massachusetts
Mai 1978

Danksagungen

Ich möchte all denjenigen meinen aufrichtigen Dank aussprechen, die zur Entstehung dieses Buches beigetragen haben, das auf den Vorlesungen und Seminaren von Michio Kushi bei der East West Foundation in Boston basiert. Zur Aufnahme, Niederschrift und Herausgabe des gesprochenen Materials, das von Herrn Kushi vorgetragen wurde, war die Mitarbeit einer ganzen Reihe von Helfern notwendig. Ein großer Teil der Materialien dieses Buches ist einem Seminar über *Krankheit: Ursprung, Ursachen und Heilmethoden* entnommen, das Michio Kushi im November und Dezember 1972 hielt. Ich möchte Fräulein Joan Mansolilli für ihre geduldige Arbeit beim Aufnehmen und Niederschreiben dieses Materials danken, ebenso wie Herrn Dale McNutt für die Aufzeichnung und Wiedergabe der vielen Schaubilder und Diagramme.

Bedanken möchte ich mich ebenfalls bei meinem Mitherausgeber, Dr. Marc Van Cauwenberghe aus Gent in Belgien, für seine unschätzbare Unterstützung durch die Aufnahme und Niederschrift von Herrn Kushis Seminar im Mai 1977 *Die natürliche makrobiotische Behandlung der großen Krankheiten unserer Zeit*, und für die Geduld, mit der er das gesamte Manuskript aus medizinischer Sicht redigiert hat.

Dieses Buch wäre niemals entstanden ohne die Hilfe von Fräulein Olivia Oredson, die von Anfang an, d.h. seit Mai 1977, dem Projekt ihre Zeit und Energie widmete. Sie hat beim Schreiben und der Zusammenstellung des Manuskriptes in jeder Phase geholfen, angefangen mit dem Vorschlag, die Foundation solle ein Buch über natürliches Heilen herausgeben, bis zur endgültigen Ausformung des Manuskriptes.

Mein Dank gilt ebenfalls Herrn Sherman Goldman, Herausgeber des *East West Journal* und Herrn Phillip Jannetta, Herausgeber von *Order of the Universe,* die das Manuskript redigiert und wertvolle Änderungs- und Verbesserungsvorschläge gemacht haben.

Weiterhin möchte ich mich bei Herrn Tim Goodwin für die Gestaltung und Ausführung des Buchumschlages bedanken; bei Herrn Stephen Uprichard, Fräulein Teresa Turner und anderen Mitarbeitern der Foundation für ihre Hilfe und Unterstützung, und bei Frau Aveline Kushi und Dr. Robert Mendelsohn für ihre einführenden Worte und ihre beständige Unterstützung und Leitung. Auch meiner Frau Wendy möchte ich danken, für ihre Geduld und ihre Unterstützung während der langen Monate, in denen dieses Buch geschrieben wurde; und im Namen der Mitarbeiter und der vielen Freunde der East West Foundation möchte ich Herrn David Hinckle, Earthbeam Natural Foods, in Burlingame, Kalifornien, für seine Unterstützung und Hilfe danken.

Schließlich möchte ich Michio Kushi, George Oshawa und all denjenigen meine aufrichtige Dankbarkeit und Wertschätzung aussprechen, die den Traum einer gesunden und glücklichen Welt verwirklichen wollen.

Edward Esko

Einleitung

Vor nicht allzu langer Zeit suchte mich eine Frau auf, die ich hier einmal *Beth* nennen möchte. Beth litt an menstruellen Unregelmäßigkeiten, die von anhaltenden, immer stärker werdenden Kreuzschmerzen und Hautunreinheiten im Gesicht begleitet wurden. Eine Untersuchung zeigte, daß sich an einem ihrer Eierstöcke eine Zyste von der Größe einer Orange gebildet hatte. Ihre behandelnde Ärztin hatte zu einem chirurgischen Eingriff zur Klärung des Krankheitsbildes geraten und meinte, daß dabei der Tumor und unter Umständen der Eierstock selbst entfernt werden würden.

Ich war der Auffassung, daß ihr Zustand auf ihre unausgewogene Ernährung, insbesondere auf ihren übermäßigen Konsum von Molkereiprodukten, zurückzuführen sei. Schon bei ihrem ersten Besuch bei mir riet ich ihr, sich fortan makrobiotisch zu ernähren und einige einfache äußere Anwendungen, die leicht zuhause gemacht werden konnten, durchzuführen. Sowohl Beth als auch ihre Ärztin waren höchst erstaunt, als schon nach 6 Wochen, während derer sie meine Ratschläge befolgte, die Zyste verschwunden war. Ihre Ärztin, eine bekannte Gynäkologin, erklärte, daß ihr in all den Jahren ihrer Praxis ein derartiger Fall noch nicht begegnet sei.

In den über 7 Jahren, in denen ich mich theoretisch und praktisch mit der makrobiotischen Kunst des natürlichen Heilens beschäftigt habe, konnte ich Hunderte von Fällen der verschiedensten Krankheiten beobachten, die sich ähnlich wie der von Beth entwickelten. Meine ersten eigenen Erfahrungen mit der makrobiotischen Heilkunst machte ich, wenn auch auf weniger dramatische Art und Weise als Beth, in den späten 60er Jahren, als ich noch Student an der Temple Universität in Philadelphia war.

In jener Zeit begann ich, ein umfassenderes Verstehen des Lebens und des Universums durch die Beschäftigung mit der traditionellen Weisheit des Fernen Ostens zu suchen. Zunächst beschäftigte ich mich mit den Erkenntnissen der Weden, dann mit den Inhalten von Taoismus und chinesischer Tradition, schließlich mit Zen und Shintoismus. Damals endeckte ich die makrobiotischen Lehren George Oshawas und erkannte sehr bald, daß die Makrobiotik die Möglichkeit bot, die zeitlose Weisheit des Fernen Ostens in die lebendige Realität von heute umzusetzen. Durch die Makrobiotik wurde mir bewußt, daß die Erleuchtung, nach der ich gestrebt hatte, sich die ganze Zeit in greifbarer Nähe befand und im wahrsten Sinne des Wortes nicht weiter entfernt war, als meine nächste Mahlzeit. Nachdem ich der makrobiotischen Lebensweise, die auf den Gesetzen der Natur basiert, folgte, verschwanden die allergischen Beschwerden, unter denen ich seit meiner Kindheit gelitten hatte, und meine Augen wurden klar und strahlend. Ich verlor mein Übergewicht und meine gesamte Erscheinung zeigte, daß ich eine positive Einstellung zum Leben hatte und glücklich war.

1972 zog ich von Philadelphia nach Boston, um dort mein Verständnis der makrobiotischen Heilkunst zu vertiefen, indem ich mit Michio Kushi und anderen zusammenarbeitete und in ihrer Nähe war. Seit 1973 habe ich engen Kontakt mit der *East West Foundation* (Ost-West-Stiftung); dieser Kontakt eröffnete mir viele Möglichkeiten der Fortbildung und praktischen Anwendung der Makrobiotik, sowie die Gelegenheit, Vorträge und Vorlesungen in den gesamten Vereinigten Staaten, England und Belgien zu halten und außerdem noch die Veröffentlichungen *Order of the Universe* (Die Ordnung des Universums) sowie *Case History Report* (Fallberichte) und andere, die sich mit der Naturheilkunde und Makrobiotik beschäftigen, herauszugeben. In dieser Zeit habe ich Hunderte von Menschen darüber beraten, wie Glück und Gesundheit durch die Makrobiotik erlangt werden können.

Durch diese und andere Erfahrungen, die ich in dieser Zeit gemacht habe, ist mir klar geworden, daß Gesundheit, Glück und Freiheit auf natürliche Art und Weise dem Menschen entsprechen und daß man sie wesentlich einfacher erreichen und erhalten kann, als die ihnen entgegengesetzten Werte, d.h. Unglück, Krankheit und Unfreiheit. Wenn wir in Harmonie mit unserer natürlichen Umwelt leben, stellen sich Glück und Gesundheit ganz von selbst ein. Auf Grund meiner Erfahrungen und Beobachtungen über die Auswirkungen unserer Ernährung auf unser physisches Befinden und unsere geistigen Einstellungen bin ich zutiefst davon überzeugt, daß der grundlegendste Weg, Glück und Gesundheit zu erlangen, damit beginnt, daß wir unsere tägliche Nahrung in Übereinstimmung mit der natürlichen Ordnung auswählen, zubereiten und essen. Diese universelle Methode, die auf dem gesunden Menschenverstand beruht, ist jedem Menschen, ganz gleich welchen Alters, Geschlechts, Berufs, welcher Rasse, Religion oder Nationalität frei zugänglich. Das einzige, was von Nöten ist, ist der Wunsch, ein Leben frei von Krankheit und Unglück zu führen und das Recht auf ein freies, gesundes und glückliches Leben, das dem Menschen durch seine Geburt zusteht, geltend zu machen.

Die moderne Gesellschaft befindet sich im Zeitalter der „Ernährungsanarchie". Die traditionellen Ernährungsweisen, die jahrtausendelang vorherrschten und vor allem auf Vollkornnahrung und gekochtem Gemüse als Grundnahrungsmitteln basierten, sind im Zuge neuer Ernährungsarten, die vor allem aus Produkten tierischer Herkunft sowie aus raffiniertem und verfeinertem Mehl, raffiniertem Zucker, Molkereiprodukten, Obst und Gewürzen, die von weither importiert werden, künstlichen, industriell hergestellten Chemieprodukten und starken Medikamenten bestehen, in Vergessenheit geraten. Nicht nur in den Industrienationen im Osten wie im Westen herrsch. diese moderne Errnährungsweise vor, nein, sie wird auch in zunehmendem Maße in dic ganze Welt cxportiert. Infolgedessen befinden wir uns trotz des großen Wohlstandes, den der technische Fortschritt mit sich gebracht hat, inmitten einer biologischen Zwangslage, die ihren Niederschlag im weltweit ansteigenden Auftreten von degenerativen Krankheiten wie Krebs, Herzerkrankungen, Geisteskrankheiten sowie einer Epidemie von „Krankheiten", an denen unsere Gesellschaften leiden — wie etwa hohe Scheidungsraten, Drogenmißbrauch, Jugendkriminalität, allgemeine Kriminalität und das ständig über uns schwebende Damoklesschwert eines Atomkrieges, befinden.

Vor mehr als 40 Jahren sagte Dr. Alexis Carrel, Physiologe und Nobelpreisträger des Rockefeller Instituts, unsere heutige Situtation voraus; in seinem Buch *Man the Unknown* (Der Mensch, das unbekannte Wesen) regte er ein vollständiges Umdenken bei unserer Haltung gegenüber dem Leben, dem Universum und uns selber an. Im Vorwort zu diesem sehr umfassenden Werk heißt es:

„Bevor der Autor dieses Werk in Angriff nahm, war er sich der Schwierigkeiten, ja der Tatsache, daß er etwas fast Unmögliches mit seiner Arbeit anstrebte, wohl bewußt. Er machte sich jedoch an diese Aufgabe, einfach, weil irgendjemand sich einmal an sie machen mußte, da die Menschheit den Weg der modernen Zivilisation, den sie eingeschlagen hat, nicht weitergehen kann, da sie sich in einem Prozeß der Degeneration befindet. Der Mensch hat sich faszinieren lassen von der Schönheit der Wissenschaft von der toten Materie. Er hat nicht verstanden, daß sein Körper und sein Bewußtsein den Gesetzen der Natur unterworfen sind — jenen Gesetzen, die vielleicht weniger klar erkennbar, jedoch genauso unerbittlich wie die Gesetze der Planetenwelt sind. Der Mensch hat auch nicht verstanden, daß er diese Gesetze nicht straflos übertreten kann. Er muß deshalb die notwendigen Beziehungen des kosmischen Universums, seiner Mitmenschen, seines eigenen Innersten sowie die seiner Gewebe und seines Geistes, lernen zu verstehen. Es ist wahr, daß der Mensch über allen Dingen steht. Sollte er dem Degenerationsprozeß zum Opfer fallen, verschwände die Schönheit der Zivilisation, ja, sogar die erhabene Größe des physischen Universums. Aus diesem Grunde wurde dieses Buch geschrieben."

Die Gesetze der Natur über die Dr. Carrel schrieb, finden in der Makrobiotik im Prinzip des dualistischen Monismus ihren Ausdruck: Yin verwandelt sich in Yang und Yang verwandelt sich in Yin, überall und zu allen Zeiten. Die bedeutendsten und überwältigendsten Zivilisationen haben nach ihrem Aufstieg schließlich auch einmal ihren Fall und Niedergang erleben müssen. Dieses grundlegende Gesetz kennt keine Ausnahmen. Gleichzeitig liegt im potentiellen Scheitern der modernen Zivilisation der Keim zur biologischen, psychologischen und geistigen Erneuerung, so wie der bitterste Winter den Keim des Frühlings in sich trägt und die dunkelste Nacht den der Morgendämmerung.

In den vergangenen 50 Jahren wurde in der ganzen Welt das Verständnis und die Anwendung der Makrobiotik als der beste und umfassendste Weg zu einer solchen Erneuerung verbreitet. Als Michio Kushi vor mehr als 27 Jahren, bevor er in die Vereinigten Staaten von Amerika kam um dort an der Columbia Universität seine Studien fortzusetzen, sein Studium an der Universität von Tokio abschloß, veranlaßte ihn seine Überzeugung, daß der Weltfrieden nur durch eine Weltregierung gewährleistet werden könne dazu, sich mit der Arbeit George Oshawas zu beschäftigen. Oshawa war der Ansicht, daß der Weltfrieden nur möglich sei, wenn der einzelne Mensch durch seine Ernährung und sein tägliches Leben dazu beitrüge, die Menschheit in ihrer Gesamtheit zu erneuern. Oshawa war zu dieser Einsicht auf Grund von Beobachtungen über die Lage der Menschen über fast 25 Jahre hinweg gekommen. Seine Schlußfolgerungen sind in den folgenden drei grundlegenden Werken, die auf Englisch erhältlich sind, enthalten: *Zen Makrobiotics* (Zen-Makrobiotik), *The Book of Judgement* (Das Buch des Urteils) und *The Makrobiotic Guidebook to Living* (Makrobiotische Lebensregeln). Angeregt von Oshawas Lebensphilosophie hat Michio Kushi in den Vereinigten Staaten, Kanada, in Westeuropa und im Fernen Osten gelehrt, Vorträge gehalten und Schriften herausgegeben, um das Verständnis für diese traditionelle Art des Lebens im Einklang mit der Ordnung des Universums zu fördern, ihre praktische Durchführung zu unterstützen und so dem Weltfrieden zu dienen. Viele seiner Gedanken und Lehren sind in seinem Werk *Das Buch der Makrobiotik – Ein universaler Weg zu Gesundheit und Lebensfreude* enthalten, das 1977 von den Japan Publications (und 1979 vom Verlag Bruno Martin in deutscher Sprache) herausgegeben wurde.

Seit 1965 hat Michio Kushi seine Lehrtätigkeit auf den Bostoner Bereich konzentriert und Tausende von Studenten aus den gesamten Vereinigten Staaten von Amerika und der ganzen Welt kamen, um von ihm zu lernen. Viele dieser Studenten haben sich nach ihrem Besuch in der Geschäftswelt betätigt, um das makrobiotische Leben allen Menschen leicht zugänglich zu machen. Durch ihre Aktivitäten gibt es nun in den Vereinigten Staaten eine große Anzahl von Verteilerstellen für hochwertige natürliche und organische Nahrungsmittel. Zu diesen gehört auch Erewhon, das, zusätzlich zu einer Reihe von Einzelhandelsgeschäften in Neu-England und einer angegliederten Organisation in Südkalifornien, über insgesamt einige Hundert Einzelhandelsgeschäfte, die organische und natürliche Nahrungsmittel verkaufen, in den gesamten Vereinigten Staaten verfügt. Unter den makrobiotischen Restaurants, die von den Schülern Michio Kushis ins Leben gerufen wurden, sind der *Seventh Inn* und *Sanea* in Boston als beispielhaft hervorzuheben.

1971 gaben einige von Michio Kushis Studenten ein Mitteilungsblatt heraus, das zunächst einen Umfang von 12 Seiten hatte. Seitdem hat sich das *East West Journal* (Ost-West-Journal) zu einer Monatsschrift mit einer Stärke von 96 Seiten entwickelt, die auf der ganzen Welt von 120 000 Menschen gelesen wird. Das East West Journal veröffentlicht regelmäßig Artikel von und Interviews mit führenden zeitgenössischen Philosophen, Gesellschafts- und Naturwissenschaftlern, die auf ihrem Gebiet mit ihrer Arbeit dazu beitragen, das vereinende Prinzip in die Begriffswelt des Westens zu übertragen.

1972 gründeten Michio Kushi und seine Frau Aveline die *East West Foundation for One Peaceful World* (Ost-West-Stiftung für eine friedliche Welt). Diese Stiftung ist eine gemeinnützige Institution, die auf dem Gebiet der Erziehung und der Kulturförderung arbeitet. Ihre Zielsetzung besteht darin, eine leistungsfähige und humane Technologie durchzusetzen, die die biologische, soziale und geistige Entwicklung aller Völker der Erde fördert. Die Arbeit der Stiftung umfaßt Erziehungs- und Bildungsprogramme, Veröffentlichungen, kulturelle Austauschprogramme und Studentenaustausch, den Aufbau von landwirtschaftlichen Zentren und Erziehungsinstitutionen sowie Forschungsarbeit.

Das Endziel der makrobiotischen Heilkunst geht über die Heilung von Krankheiten des einzelnen hinaus und umfaßt die letztendliche Schaffung einer friedlichen und harmonischen internationalen Gesellschaft. Dieses Ziel, dem so viele der größten und bedeutendsten Philosophen, Denker und Lehrer der Geschichte der Menschheit ihr Leben gewidmet haben, wird schließlich erreicht werden, wenn eine immer größere Zahl von Menschen beginnt, ihr tägliches Leben an die Ordnung der Natur anzupassen. Eine gesunde Nation besteht aus gesunden Gemeinden, die sich wiederum aus starken, gesunden Familien zusammensetzen. Die Grundlage für das Glück und die Gesundheit einer Familie ist das Verstehen und die Fähigkeit jedes einzelnen Mitgliedes, für seine eigene Gesundheit verantwortlich zu sein und sich entsprechend um sie zu kümmern. Wir hoffen, daß dieses Buch die Funktion einer praktischen Anleitung wie dieses Ziel, das heißt das höchste Ziel der Makrobiotik, erreicht werden kann, haben wird.

Die makrobiotischen Heilmethoden basieren darauf, ein dynamisches Gleichgewicht zwischen den beiden Haupttendenzen, die das Universum beherrschen, zu entwickeln und zu erhalten. Bei einer einfachen Waage, die man zum Abwiegen von Stoffen benutzt, erreicht man ein Gleichgewicht, indem man die gleiche Menge eines bestimmten Stoffes in beide Waagschalen legt. Ist das Gewicht in einer der beiden geringer, so hebt sie sich, ist es größer, senkt sie sich. Die Seite, die sich senkt, tut dieses aufgrund des Einwirkens der nach unten wirkenden, oder auch zentripetalen Kraft; die andere Seite hebt sich, da die expandierende, oder auch zentrifugale Kraft sie beeinflußt.

Diese beiden grundlegenden Kräfte, die im Fernen Osten als Yin und Yang bekannt sind, sind die universellen Tendenzen, die alle Erscheinungen bestimmen. Auf unserer Erde wirkt zum Beispiel permanent die nach unten gerichtete Kraft der Sonne und der Planeten sowie der Planetensysteme, die dazu führt, daß die Erde sich dreht und sich auf einer Umlaufbahn um die Sonne bewegt. Gleichzeitig entsteht auf Grund der Erdumdrehung eine andere, entgegengesetzte Kraft, die nach außen wirkt und expandierend ist. Das Zusammenwirken dieser beiden Kräfte — der zentripetalen, oder auch Yang-Kraft und der zentrifugalen oder auch Yin-Kraft — bestimmt alle Erscheinungen auf unserem Planeten und im gesamten Universum.

In diesem Buch wird die nach unten gerichtete oder zentripetale Kraft als Himmelskraft, die entgegengesetzte, expandierende Kraft als Erdkraft beschrieben. Jede Bewegung führt zu entsprechenden physischen Tendenzen. Die zentripetale oder Yang-Kraft (△) führt zur Kontraktion von Materie, zu großer Dichte, Schwere, schneller Bewegung und hohen Temperaturen. Zentrifugale oder auch Yin-Kraft (▽) resultiert dagegen in Expansion, Diffusion, Leichtigkeit, langsamer Bewegung und niedrigeren Temperaturen. In ihren Extremen verwandeln sich die Kräfte in ihr Gegenteil — so wie hohe Temperaturen eine Expansion zur Folge haben und niedrige Temperaturen eine Kontraktion. Yin und Yang sind nicht statische Zustände, sondern eher Tendenzen, die sich in andauernder, zyklischer Bewegung befinden oder ineinander übergehen, so wie der Tag in die Nacht übergeht und die Nacht wiederum in den Tag. Ein weiteres Beispiel für ein derartiges Zusammenwirken der Gegensätze, das jedes Leben regiert, ist der Wechsel von Sommer zum Winter und vom Winter zum Sommer.

Die Gesundheit ist der natürliche Zustand, der sich ergibt, wenn man bei seiner Ernährung und im Alltagsleben ein dynamisches Gleichgewicht zwischen Yin und Yang hält. Das Verstehen dieser Gesetze, die diese beiden antagonistischen und doch komplementären Tendenzen bestimmen, deckt die Geheimnisse des menschlichen Körpers und seiner Beziehung zu der ihn umgebenden Umwelt auf. Es kann dazu beitragen, Ursprung und Schicksal des Menschen zu erfassen. Ich hoffe, daß Sie durch dieses Buch die überwältigende Ordnung der Natur und die faszinierenden Abläufe im Körper des Menschen entdecken, um so Gesundheit, Glück und unendliche Freiheit zu erlangen.

Edward Esko
April 1978
Brookline, Massachusetts

KAPITEL EINS

Die natürliche Heilung

In diesem Buch möchten wir aufzeigen, wie das Verstehen der Ursachen, des Ablaufs und der Linderung der Krankheiten, unter denen der moderne Mensch am meisten zu leiden hat, zu einem Verstehen des Lebens an sich führen kann. Zuerst möchten wir jedoch einen kurzen Überblick über den Gesundheitszustand der Bevölkerung der Vereinigten Staaten geben.

Laut Statistik erkrankt jeder vierte amerikanische Bürger irgendwann in seinem Leben an Krebs und die Zahl dieser Erkrankungen ist noch erheblich im Steigen begriffen. Die meisten Menschen wissen gar nicht, was Krebs eigentlich ist und sie wissen erst recht nicht, was man zur Vorbeugung oder zur Heilung dieser Krankheit tun kann. In den Vereinigten Staaten werden jährlich zehn Millionen Fälle von Herzkrankheiten registriert und die Dunkelziffer erreicht noch einmal die gleiche Höhe. Nach kürzlich veröffentlichten Statistiken ereignen sich in den Vereinigten Staaten von Amerika jährlich etwa zweihundertfünzigtausend Verkehrsunfälle, die circa 50.000 Todesopfer fordern. Zu diesen Unfällen kommt es oft nur, weil viele Menschen ihre natürliche Koordinationsfähigkeit und ihre Intuition verloren haben.

99 Prozent der erwachsenen Bevölkerung der Vereinigten Staaten entwickeln in ihrem Leben irgendeine Form der Arthritis oder des Rheumatismus. Weitere Millionen leiden an Allergien, Diabetes, sexuellen Problemen und geistigen und emotionalen Störungen. Die meisten Bürger der Vereinigten Staaten haben mindestens zweimal im Jahr eine Erkältungskrankheit, das heißt, daß allein in den Vereinigten Staaten 400 Millionen Erkältungskranheiten pro Jahr auftreten. Wir wissen heute noch nicht, was eine Erkältungskrankheit genau ist und wie sie geheilt werden kann. Zur Zeit hat die Medizin einen Stand erreicht, der es ermöglicht, Symptome von Krankheiten zu lindern. Wenn sich also zum Beispiel ein Magenkrebs entwickelt, geht man so vor, daß man einen Teil des befallenen Organs entfernt — und dann oft der Meinung ist, der Patient sei nun vom Krebs geheilt. Das gleiche gilt auch für die Infektionskrankheiten, denen man mit Impfungen zu begegnen sucht. Unter Impfung versteht man die Injektion einer geringen Menge von Bakterien; auf diese Weise wird erreicht, daß der

Patient eine leichte Form der entsprechenden Krankheit entwickelt. Die Ursache der Krankheit wird so jedoch keinesfalls beseitigt.

Wir müssen zu der Erkenntnis kommen, daß wir als moderne Menschen vollkommen unwissend sind, wenn es darum geht zu erfassen, was Leben und Gesundheit wirklich sind. Was die grundlegenden Fragen des Lebens angeht kann man sagen, daß wir uns heute mitten im dunkelsten „Zeitalter der Unwissenheit" befinden. Die letzten drei- bis viertausend Jahre unserer Entwicklung haben gezeigt, daß die Richtung, die wir eingeschlagen haben, nicht notwendigerweise zur Lösung unserer Probleme führt. Deshalb müssen wir jetzt unsere Wertmaßstäbe, unsere Art und Weise zu denken sowie unsere gesamte Vorstellung vom Menschen und vom Universum neu überprüfen.

Viele Menschen wenden sich der makrobiotischen Medizin zu, die als Medizin des Universums bezeichnet werden kann. Das Ziel einer solchen Art der Medizin besteht darin, jedem Einzelnen zu helfen, in Harmonie mit der Natur und seiner Umwelt zu leben. Auf diese Art und Weise ist jeder dazu angehalten, seinen ihm eigenen Status als gesundes menschliches Wesen zu erlangen. Die makrobiotische Medizin will mehr als nur einzelne Symptome kurieren; es geht ihr gleichermaßen um die Herstellung und Gewährleistung von Gesundheit, Frieden und Freiheit in der Familie, in der Gemeinde, im ganzen Land — ja, auf der ganzen Welt.

Wir können diese Prinzipien der makrobiotischen Heilung folgendermaßen zusammenfassen:

1. Wir müssen die Ordnung der Natur verstehen

Wir leben in einer Zeit, in der die Möglichkeit des Unterganges der modernen Zivilisation aufgrund eines tiefverwurzelten, chronischen biologischen Degenerationsprozesses besteht. Wenn unsere Kinder das Erwachsenenalter erreichen, hat sich diese dramatische Tragödie vielleicht bereits ereignet. Eine Bestätigung für diese Behauptung findet sich schon in den Statistiken, die den ständigen Zuwachs an Krebs, Herzkrankheiten, multipler Sklerose, Taubheit und einer Vielzahl anderer körperlicher und geistiger Störungen ausweisen. Dieser Prozeß ist jedoch nicht irreversibel. Sobald wir uns auf uns selbst besinnen und uns entschließen, wirklich etwas zu tun, um uns zu ändern, kann diese tragische Situation ins Gegenteil umgekehrt werden — und dies sowohl für den Einzelnen als auch für die gesamte Gesellschaft. Deshalb besteht der einzig gangbare Weg, diese potentielle Tragödie von uns abzuwenden, nicht in irgendwelchen Techniken, die vielleicht auch eine Anpassung der Ernährungsweise beinhalten mögen, sondern allein in der Selbstbesinnung. Wenn wir zuerst einmal in der Lage sind zu erkennen, daß unsere Krankheiten und unser Unglücklichsein nur auf unsere eigenen Fehler und Fehleinschätzungen zurückzuführen sind und wenn wir uns darauf entschließen, uns zu ändern, dann können wir ohne weiteres unser Dasein in ein Leben voll Glück und Gesundheit verwandeln.

2. Wir sollen allumfassend beurteilen

Heutzutage wird die Lehre vom Körper des Menschen Physiologie genannt, während die Lehre von der Psyche des Menschen unter dem Namen Psychologie zusammengefaßt wird. Diese beiden Lehren werden als voneinander unabhängige Wissenschaften betrachtet. Außerdem werden alle Teile und Organe des Körpers einzeln und unabhängig voneinander behandelt und eine ganze Anzahl verschiedener Spezialisten werden dafür ausgebildet. Wenn ein Mensch zum Beispiel Hörprobleme hat, so geht er oder sie zu einem Ohrenarzt. Das Gehör eines Menschen steht jedoch organisch in Beziehung zu anderen Teilen des Körpers und Hörprobleme weisen deshalb darauf hin, daß auch andere Teile des Körpers unter Funktionsstörungen leiden. Menschen mit Hautproblemen wird angeraten, einen Hautspezialisten aufzusuchen, aber man übersieht dabei oft die tieferliegenden, inneren Störungen — wie zum Beispiel Funktionsstörungen der Leber, die Unfähigkeit der Nieren, die Ausscheidung von überschüssigen Stoffen reibungslos zu bewältigen oder Verdauungs- und Darmstörungen — die solche Hautprobleme hervorrufen.

Wir sind heute in einem Prozeß der rapiden Verschlechterung der biologischen, psychologischen und spirituellen Qualität des Menschen begriffen; dieser Prozeß findet seinen Ausdruck in der ständigen Häufung des Vorkommens von degenerativen Krankheiten, Geisteskrankheiten und sozialer Disharmonie. Um diesen Prozeß umzukehren müssen wir unsere heutigen Wertmaßstäbe überprüfen. Anstatt bei der Heilung von Kranheiten weiter zu unterteilen und zu analysieren sollte unser Ansatz zur Heilung auf einer allumfassenden Beurteilung der Beziehung zwischen Mensch und Universum aufbauen. Natürlich sollten die Vorgehensweisen, die sich aus diesem Verständnis ergeben, einfach, praktisch und für jedermann leicht verständlich sein. Der Prozeß der Wiederherstellung und Aufrechterhaltung der Gesundheit sollte aber ein integraler Bestandteil des normalen täglichen Lebens sein.

Die Stufen der Krankheitsentwicklung

Krankheit ist nichts anderes, als das Ergebnis eines Zustandes, in dem der Mensch sich nicht mehr in Harmonie mit der Natur und dem Universum befindet. Normalerweise werden dabei die folgenden Stadien durchlaufen:

1. Müdigkeit und Erschöpfung

Hierunter fallen sowohl physische als auch psychische Erschöpfung. Ein Mensch, der häufig seinen Arbeitsplatz, seine Wohnung oder seinen Partner wechselt, befindet sich in diesem Stadium der Krankheit. Wenn ein gesunder Mensch hart arbeitet, kann ihn das natürlich erschöpfen, aber nach einer normalen Nachtruhe wird er am folgenden Tage vollständig ausgeruht, frisch und bereit zu neuen Taten sein. Die chronische Erschöpfung, unter der so viele Menschen leiden, ist dagegen etwas ganz anderes.

Versuchen Sie, Ihre Schulter und Ihren Nacken zu umgreifen! Wenn sich das als schmerzhaft erweist, tendieren Sie ebenfalls zu chronischer Erschöpfung. Die Hauptgründe für dieses heutzutage so häufig auftretende Problem liegen im Mangel an körperlicher Bewegung, zusammen mit übermäßiger Aufnahme von Nahrung und Getränken, vor allem von Fleisch und Zucker — all dies belastet Muskeln und Kreislauf.

2. Schmerzen und Beschwerden

In diesem zweiten Stadium, in dem das Nervensystem geschwächt zu werden beginnt, treten Probleme wie Muskelschmerzen, gelegentlicher Kopfschmerz, Menstruationsbeschwerden, Magenschmerzen und ähnliche Probleme auf.

3. Erkrankungen des Blutes

Erkrankungen des Blutes sind häufig auf eine chronische Übersäuerung des Blutes oder auf fettiges, klebriges, cholesterin-übersättigtes Blut zurückzuführen. Die Blutqualität ist bei jedem Menschen unterschiedlich. Bei chronisch schlechter Blutqualität kommt es leicht zu Krankheiten wie Anämie, Leukämie, Asthma, Hämophilie, Gelbsucht, Krampfadern, Mononukleose, Hauterkrankungen, Lepra und anderen Leiden.

Unglücklicherweise werden viele dieser Krankheiten für unheilbar gehalten. Sogar eine so ernste Krankheit wie Leukämie kann jedoch relativ einfach durch richtige Ernährung unter Kontrolle gebracht werden — sogar, wenn der betroffene Patient schon jahrelang an der Krankheit gelitten hat.

4. Emotionale Störungen

Unter diese Kategorie fallen Störungen wie Reizbarkeit, Ungeduld, Beunruhigung, Ärger, Furcht, Sorge, Angst und Unbehagen. Ein gesunder Mensch hat nicht unter solchen negativen emotionalen Phasen zu leiden. Auch wenn wir nur einmal im Jahr ärgerlich werden, sind wir nicht vollständig gesund. Im Idealfall sollten wir in unserem ganzen Leben nicht ein einziges Mal ärgerlich werden.

5. Krankheiten der Organe

Tuberkulose, Herzkrankheiten, Diabetes, Emphysema, Ulcera, Leberzirrhose und Gallensteine sind Beispiele für solche Erkrankungen der Organe. In diesem Stadium beginnen die Organe zu degenerieren.

6. Nervenkrankheiten

Hierzu gehören verschiedene Arten von Geisteskrankheiten, Multiple Sklerose, spinale Meningitis, die Parkinson'sche Krankheit und verschiedene Arten von Lähmungen. Auch Störungen der peripheren Nerven (zum Beispiel träge Reationen eines Menschen auf seine Umwelt, Vergeßlichkeit und soziale Vergehen) fallen unter diese Kategorie.

7. Anmaßung

Wenn wir versuchen, uns selbst von der Natur und dem Universum zu trennen, ist das Ergebnis eine von zwei Arten der Anmaßung. Die erste ist die Yang-Anmaßung; sie manifestiert sich in Form einer dominierenden, herrschsüchtigen, egozentrischen Persönlichkeit, die dazu neigt, andere Menschen abzustoßen. Die zweite Art der Anmaßung ist grundsätzlich mehr Yin. Menschen, die sich ausschließen und von ihrer Umwelt zurückziehen, leiden an dieser Form der Anmaßung. Wenn Freunde versuchen, einer Person mit Yin-Anmaßung mit Rat und Tat zur Seite zu stehen, wird diese sich weigern, zuzuhören und sich zurückziehen. Viele ältere Menschen leiden an diesem Problem; ebenfalls viele, die sich selbst für fromm und religiös halten. Diese Art von Menschen verschließt sich gewöhnlich gegenüber den Meinungen und Vorschlägen anderer.

Die Anmaßung ist tatsächlich die allen Krankheiten und allem Unglück des Menschen zugrunde liegende Ursache und gleichzeitig das letzte der sechs Stadien. Letztendlich begehen alle Menschen, die unter Anmaßung leiden, Selbstmord, indem sie eines unnatürlichen Todes sterben — sei es durch Krankheit, Krieg, Unfall oder durch andere Ursachen. Das Hauptziel des makrobiotischen Heilens besteht in der Befreiung des Menschen von der Anmaßung. Obschon die moderne Medizin — wie auch die Akupunktur und andere Arten östlicher Medizin — eine Reihe von Symptomen lindern kann, hat sie doch keine Therapie für die Wurzel allen Übels: die Anmaßung.

Krankheiten können auch in Anpassungs- oder Degenerationskrankheiten unterteilt werden. Stadium eins bis vier der oben aufgeführten Erkrankungen umfassen die Anpassungskrankheiten, während Erkrankungen der Stadien fünf bis sieben degenerativ sind.

1. Anpassungskrankheiten

Diese Art der Erkrankung tritt oft auf, wenn ein Mensch, der normalerweise qualitativ hochwertige Nahrung zu sich nimmt, plötzlich etwas Minderwertiges ißt; es kommt dann zu Diarrhöe, Magenbeschwerden, Fieber oder Erbrechen. Solche Symptome werden oft als Krankheiten verstanden, sind aber nichts anderes als Ausscheidungsprozesse von Giftstoffen. Ein weiteres Beispiel ist die Tonsilitis (Mandelentzündung), die auftritt, wenn das Lymphsystem versucht, Giftstoffe, die durch unzuträgliche Nahrung in den Körper gelangt sind, an einer Stelle zu isolieren. In einem solchen Fall ist das Fieber, das als Begleiterscheinung auftritt, nur ein Versuch des Körpers, den Überschuß zu „verbrennen". Durch solche Anpassungsprozesse gelingt es uns, einen neutraleren oder ausgewogeneren Zustand des Körpers aufrecht zu erhalten.

Wenn eine Frau sich unausgewogen ernährt, reagiert ihr Körper häufig mit Unregelmäßigkeiten bei der Menstruation. Dies ist ein weiteres Beispiel für eine Anpassungskrankheit. Menschen, die Fleisch und andere tierische Nahrung zu sich nehmen, haben oft einen unangenehmen Körpergeruch. Auch hier handelt es sich um nichts anderes als um ein Ausscheiden von überschüssigen Stoffen; das gleiche gilt für Hautkrankheiten, Kopfschmerzen und Ausscheidungen verschiedener Art. Meistens ist es besser, nicht in einen solchen Krankheitsablauf einzugreifen — wenn die Erkrankung nicht, wie z.B. im Fall von sehr hohem Fieber — für das spezielle Behandlungsmethoden erforderlich sind — sehr akut ist. Gewöhnlich verschwinden die Symptome, sobald die überschüssigen Stoffe ausgeschieden sind. Wenn man sich während dieses Prozesses richtig ernährt, bleibt der Körper widerstandsfähig und die Fähigkeiten zur Selbstheilung entwickeln sich. Anpassungen dieser Art sollten nicht als echte Krankheiten eingestuft werden.

2. Degenerationskrankheiten

Degenerationskrankheiten dagegen sollten als echte Krankheiten behandelt werden, da sie das Ergebnis einer chronischen Verschlechterung der Körperfunktionen und des Zustandes der verschiedenen Organe sind. Einige Formen solcher Degenerationskrankheiten treten dann auf, wenn die Körperzellen beginnen, in ihre primitive, präzelluläre Form zu zerfallen. Zellmaterial hat seinen Ursprung in der Anhäufung und Fusion von Millionen von Bakterien; wenn sich dieser Prozeß umkehrt, sprechen wir von Infektionskrankheiten.

Herzgeräusche auf Grund mangelnder Koordination der Herzmuskeln stellen, ebenso wie gestörte Nierenfunktionen, die durch überhöhte Flüssigkeitszufuhr hervorgerufen werden, eine Form der Degenerationskrankheit dar. Ein weiteres Beispiel einer solchen Erkrankung ist auf die wiederholte Zufuhr raffinierten Zuckers zurückzuführen: Es kommt zu einer chronischen Übersäuerung des Blutes, die wiederum eine chronische Degeneration der Knochen- und Zahnqualität nach sich zieht. Auch Krankheiten wie Epilepsie, Krebs und Diabetes gehören in diese Gruppe.

Wenn ein Mensch, der sich eine Reihe von Jahren lang gesund und vernünftig ernährt hat, einen „Hamburger" zu sich nimmt, wird er nach kurzer Zeit unter Erbrechen und Diarrhöe zu leiden haben. Das ist darauf zurückzuführen, daß „Hamburger" kein natürliches Nahrungsmittel des Menschen sind. In dem Maße, in dem sich unsere Kondition durch richtige und gute Ernährung verbessert, werden wir zunehmend empfindlicher gegenüber den Auswirkungen unserer Ernährung. Wenn wir nicht in irgendeiner Weise auf die Zufuhr schlechter Nahrung reagieren, sammeln sich überschüssige Stoffe an und unsere Kondition verschlechtert sich. Die äußeren Symptome mögen zwanzig Jahre auf sich warten lassen, aber unsere Körperfunktionen einschließlich unserer Urteilskraft stumpfen langsam ab — und dies umso mehr, je länger wir unsere unnatürliche Ernährung beibehalten. Menschen, die eine solche Kondition erreicht haben, sehen manchmal nicht ein, warum sie richtig essen sollten. Sehr oft wird ihre Haltung durch die Frage: „Dreißig Jahre habe ich Fleisch gegessen und es geht mir gut. Warum sollte ich jetzt damit aufhören?" charakterisiert. Häufig werden gerade solche Menschen plötzlich von einem Herzanfall heimgesucht oder bekommen Krebs.

Um den Krankheitsmechanismus noch besser zu verstehen, sollten wir uns den Unterschied zwischen KONDITION und KONSTITUTION des menschlichen Körpers klarmachen. Unsere Kondition ist täglichen Änderungen unterworfen, da sie von der jeweiligen Nahrungszufuhr abhängig ist. Unsere Konstitution ändert sich, wenn überhaupt, jedoch nur sehr, sehr langsam. Die Konstitution kann als die ursprüngliche Kondition bezeichnet werden. Das heißt also, daß unsere Konstitution der Kondition im Mutterleib entspricht und von der Nahrungsaufnahme unserer Mutter bestimmt wird. Nach der Geburt ergibt sich so die Konstitution, die sich bei Männern bis zum Alter von 24, bei Frauen bis zum Alter von 22 Jahren ausformt. Der Durchbruch der Weisheitszähne beendet diesen Prozeß. Im allgemeinen beeinflussen Degenerationskrankheiten die Konstitution, während Anpassungen Änderungen der Kondition mit sich bringen.

Die sieben Stufen des Essens

Das Essen ist die wichtigste aller Lebensfunktionen, da Leben ohne Essen nicht möglich wäre. Das Essen ist weiter der wichtigste Einzelfaktor, der dafür bestimmend ist, ob wir uns in Harmonie mit unserer Umwelt befinden und damit, ob wir gesund oder krank sind. So wie es sieben Stufen der Krankheit gibt, existieren auch sieben Stufen des Essens:

1. Das mechanische Essen: Ein Beispiel für diese Art des Essens ist die Nahrungsaufnahme im Mutterleib — ohne Bewußtsein oder besonderes Verlangen. Manche Menschen behalten diese Art des Essens sogar als Erwachsene bei. Beispiel für diese Art des Essens kann in unserem Verhalten gesehen werden, wenn wir abends nach Hause kommen, automatisch zum Kühlschrank gehen und uns etwas zu essen nehmen — oft sogar, ohne uns vorher erst die Hände zu waschen oder unseren Mantel auszuziehen. Sogar Hunde oder andere Tiere essen bewußter. Ein Beispiel für mechanisches Essen liegt ebenfalls vor, wenn wir automatisch zu einer bestimmten Zeit — wie 12 Uhr mittags oder 6 Uhr abends — essen, auch wenn wir gar keinen Hunger haben.

2. Das sinnliche Essen: Diese Stufe des Essens beginnt, wenn unsere Sinne kurz nach unserer Geburt anfangen, sich zu entwickeln; sie ist abhängig von unserer Vorliebe für einen bestimmten Geschmack, Geruch, Farben und der Beschaffenheit der Nahrung. Zur Zeit macht die Nahrungsmittelindustrie riesige Gewinne, da sie sich auf die Befriedigung dieser Wünsche eingestellt hat, weil sich die überwiegende Mehrheit der Bevölkerung auf dieser Stufe des Essens befindet. Diese Art des Essens wird jedoch, ebenso wie das mechanische Essen, mit der Zeit unsere Gesundheit zerstören.

3. Das sentimentale oder emotionale Essen: Viele Menschen essen aus sentimentalen oder emotionalen Gründen, wenn sie mit Freunden zusammen ausgehen; sie tun dies aus Gründen der Geselligkeit, auch wenn sie vielleicht keinen Hunger haben. Bei festlichen Abendessen mit Musik und Kerzenlicht wird diese Weise des Essens besonders praktiziert. Wir essen ebenfalls auf diese Art, wenn wir Verwandte besuchen und dort das essen, was sie zu sich nehmen, um ihnen einen Gefallen zu tun. Etwa 99 Prozent aller Menschen von heute essen auf diesen drei Stufen, von denen jede mit der Zeit unserer Gesundheit abträglich ist.

4. Das intellektuelle Essen: Diese Stufe des Essens gründet sich auf empfohlene Ernährungsweisen, die hauptsächlich von Ernährungswissenschaftlern und Diätetikspezialisten befürwortet werden. Zur Zeit ist diese Stufe des Essens in den Vereinigten Staaten am populärsten, vor allem bei Wissenschaftlern und Universitätsprofessoren. Der größte Teil dieser Systeme und Theorien läßt sich jedoch nicht in die Praxis umsetzen. Die Vereinigten Staaten von Amerika sind das reichste Land der Welt, so daß es deshalb einigen Menschen möglich ist, diese Art des Essens zu praktizieren; aber sogar in Amerika gibt es viele Menschen, die es sich nicht leisten können. Was nun andere Länder anbelangt, so können sich dort Millionen von Menschen nicht leisten, regelmäßig Fleisch, Milch und andere teure Nahrungsmittel zu kaufen. Diese Stufe des Essens bleibt deshalb nur einer kleinen Minderheit vorbehalten und ist nicht von universellem Nutzen. Außerdem schaden viele der in den Theorien enthaltenen Ernährungsweisen der Gesundheit des Menschen eher als sie ihr nützen.

5. Das soziale Essen: Auf dieser Stufe wird es klar, daß 98 Prozent der Weltbevölkerung es sich nicht leisten kann, die Theorien der Ernährungswissenschaftler zu befolgen und daß diese Art des Essens sogar für diejenigen, die sie empfehlen, zu zeitraubend und kompliziert ist. So ist es zum Beispiel sehr unwahrscheinlich, daß die Ehefrauen von Ernährungswissenschaftlern und Diätspezialisten wirklich beim Einkaufen ihrer Lebensmittel auf deren Gehalt an Vitaminen, Proteinen und Mineralstoffen achten. Wahrscheinlich gehen sie einfach in den Supermarkt und kaufen, was sie wollen — so wie andere Frauen auch. Obwohl viele dieser Theorien großartig klingen, sind sie im allgemeinen für die meisten Menschen nicht praktikabel.

Die soziale Stufe der Ernährung beginnt dort, wo wir das Essen im Zusammenhang mit den volkswirtschaftlichen Konsequenzen sehen.

Ein Beispiel für diese Art der Einstellung finden wir, wenn ein Mensch, der es sich leisten kann, Fleisch, Eier und Milch zu kaufen, diese nur in geringem Maße in seine Ernährung einbezieht, um so einen Beitrag zur Hilfe für Menschen zu leisten, die sich in einer weniger glücklichen Lage befinden. Dieses Konzept des sozialen Essens hat sich erst in der jüngeren Vergangenheit entwickelt, insbesondere mit dem Aufkommen des Sozialismus und Kommunismus: in Ländern mit einer derartigen Regierungsform ist diese Stufe des Essens weiter verbreitet als in Ländern mit demokratischen Regierungsformen, in denen eher das intellektuelle Essen vorherrscht. Die soziale Art des Essens ist jedoch nicht unbedingt als ideal zu bezeichnen, da der Akzent mehr auf der Quantität als auf der Qualität liegt.

6. Das ideologische Essen: Beispiele für diese Stufe des Essens finden sich in den Ernährungsvorschriften vieler Religionen, wie etwa in den Ernährungsregeln, die von Moses, Buddha und anderen gelehrt wurden. Unglücklicherweise haben sie alle ihre Bedeutung verloren, da sie sich nur auf eine bestimmte Umgebung — nämlich die, in der sie entwickelt wurden — beziehen. So gibt es zum Beispiel auch in überwiegend von Juden bewohnten Stadtvierteln nur noch wenige koschere Restaurants und nur wenige Christen ernähren sich auf ähnliche Art und Weise wie Jesus. Das gleiche gilt auch im Falle des Zen-Buddhismus. Wenn man ein Zen-Kloster besucht, stellt man fest, daß die Mönche weißen, raffinierten Reis, Zucker, und andere künstlich aufbereitete Nahrungsmittel essen anstatt braunen Reis, Gemüse und andere natürliche Nahrungsmittel, die der traditionellen Ernährung entsprachen.

7. Das freie Essen: Freies Essen heißt nicht chaotisches Essen, sondern bedeutet, daß man frei in Harmonie mit der Ordnung des Universums ißt. Wenn man zum Beispiel in Länder wie Israel oder Pakistan oder nach Südamerika reist, ist es am besten, die Ernährungsgewohnheiten der Menschen, die dort schon seit Tausenden von Jahren leben, zu studieren. Ihre Grundnahrung kann dann je nach Jahreszeit und persönlichen Bedürfnissen abgeändert werden. Freies Essen bedeutet, die Möglichkeit zu haben, sich frei seiner Umgebung anpassen zu können. Auf dieser Stufe benutzen wir unseren freien Willen um unsere Nahrung gemäß unseren freigewählten Zielen auszusuchen; daraus folgen automatisch Glück und Gesundheit. Die makrobiotische Art des Essens stellt, wenn man sie richtig versteht und anwendet, diese Stufe des Essens dar, da sie sich auf eine flexible Anpassung an die Natur und das Universum gründet. Gleichzeitig entfallen alle Bedürnisse der anderen Stufen des Essens.

KAPITEL ZWEI

Die progressive Entwicklung von Krankheiten

Der makrobiotische Weg des natürlichen Heilens beschränkt sich nicht auf die Linderung von Symptomen. Es geht ihm gleichermaßen darum, die Menschen dazu zu erziehen, eine Art des Leben in Harmonie mit der Natur und dem Universum zu verstehen und zu praktizieren. Gesundheit und Glück des Menschen sind das Ergebnis eines Lebens in Harmonie mit der Natur, während Krankheit daraus erwächst, daß der Mensch sich in seinem Handeln, Denken und Leben in Dissonanz mit der Natur befindet. Wenn wir aus freiem Willen diesen Weg der Dissonanz mit unserer Umwelt wählen, so werden Krankheiten auftreten, die den natürlichen Prozeß darstellen, durch den wieder ein Ausgleich geschaffen wird. Deshalb ist die wichtigste Therapie zur Wiederherstellung der Gesundheit die Wiedererlangung der Harmonie mit dem Universum. Diese Harmonie mit dem Universum entspricht der normalen menschlichen Kondition; sie kann durch folgende Methoden erlangt werden:

1. Der diätetische Ansatz: Richtiges Essen ist der grundlegendste Weg zur Herstellung der Harmonie mit der Umwelt. Wenn sich unsere tägliche Nahrung mit unserer Umgebung in Übereinstimmung befindet, so ist diese Übereinstimmung auch in unserem Blut, unseren Zellen und damit auch in unseren Emotionen, Gedanken und unserem Bewußtsein gewährleistet. Harmonie wird durch die Vereinigung von Gegensätzen geschaffen: Durch die Vereinigung von Mann und Frau zum Beispiel sowie durch die Vereinigung unzähliger anderer komplementärer Phänomene im Universum. Die Vereinigung von Mann und Frau wird als Sexualität bezeichnet, während die Vereinigung des Menschen mit dem Pflanzenreich im Terminus Essen erfaßt wird. Richtiges Essen ist die Grundlage für jede natürliche Heilung und ohne richtiges Essen kann keine Krankheit jemals wirklich geheilt werden.

2. Der geistige Ansatz: Krankheiten sind ebenfalls ein Hinweis darauf, daß unsere Denkprozesse in Unordnung geraten sind.

Menschen, die an Krankheiten leiden — gleich welcher Art diese auch sein mögen — sollten den Heilungsprozeß als einen Lernprozeß betrachten, in dem sie erfahren, wie sie sich anpassen und die Harmonie mit der Natur und dem Universum aufrechterhalten können. Diese Art der Erziehung ist die wichtigste Erziehung, die uns in unserem ganzen Leben zuteil wird.

Die makrobiotische Standardernährung

Die makrobiotische Standardernährung umfaßt eine Reihe von allgemeinen Richtlinien für die Ernährungsweise in einem gemäßigten bzw. Vierjahreszeitenklima. Diese Ernährungsart ist, was das Gleichgewicht zwischen yin und yang angeht, sehr gemäßigt und führt auf natürliche Art und Weise zur harmonischen Anpassung des Menschen an seine ihn umgebende Umwelt und so zur Wiedererlangung und Aufrechterhaltung der Gesundheit. Es ist jedoch eine Tatsache, daß die meisten Menschen sich nicht auf diese Weise ernähren; das heißt, daß ihre Nahrung extrem yin, extrem yang oder beides ist. Fast alle modernen Degenerationskrankheiten, einschließlich Krebs, Herzkrankheiten und Multiple Sklerose, sind auf den gewohnheitsmäßigen, überhöhten Konsum von Nahrung zurückzuführen, die entweder zu yin, zu yang oder beides ist.

Die makrobiotische Standard-Diät setzt sich folgendermaßen zusammen:

1. Der mengenmäßige Anteil von Vollkorngetreide sollte bei jeder Mahlzeit mindestens 50 Prozent betragen. Dieses Getreide sollte auf die unterschiedlichsten Arten zubereitet werden. Vollkorngetreide umfaßt braunen Reis, Vollweizen (in Form von Brot, Vollweizenfladen [Chapatti], Nudeln), Hirse, Hafer, Hafermehl, Mais (am Kolben, als Gries oder Mehl), Buchweizen (Grütze oder Nudeln), Roggen etc.
2. Etwa 5 Prozent der täglichen Nahrung sollte aus Suppe bestehen (1 oder 2 kleine Schalen), vorzugsweise mit Tamari oder Miso gewürzt. Diese Suppe sollte nicht zu salzig schmecken und verschiedene Gemüse, Seetang, Bohnen und Getreide enthalten; Abwechslungsreichtum bei der Zubereitung ist angeraten.
3. Etwa 20 bis 30 Prozent jeder Mahlzeit kann aus Gemüse bestehen. Dieses sollte aus der Gegend des Verzehrs stammen und der Jahreszeit entsprechen; die Gemüse der Saison können auch auf natürliche Art und Weise gelagert werden. Zwei Drittel dieser Gemüse sollten auf verschiedene Art gekocht werden (geschmort, gedämpft, gekocht oder gebacken), während das

letzte Drittel roh oder als leicht überbrühter Salat genossen werden sollte.

4. 10 bis 15 Prozent der täglichen Nahrung sollte aus gekochten Bohnen und Seetang bestehen. Für den täglichen Gebrauch empfehlen sich Azukibohnen, Kichererbsen, Linsen und schwarze Bohnen. Andere Bohnen sollten nur gelegentlich benutzt werden. Seetang und Seealgen wie Hijiki, Kombu, Wakame, Nori, Dulse, AgarAgar und Irisches Moos können auf verschiedene Art und Weise zubereitet werden. Zum Würzen sollten kleine Mengen Tamari-Sojasoße oder Meersalz verwendet werden.
5. Die Getränke sollten bestehen aus: (1) Tee aus gerösteten Banchastengeln, (2) Mu Tee, (3) Löwenzahntee, (4) Getreidetee oder -kaffee, (5) traditionellen Teearten, die nicht künstlich aufbereitet wurden oder einen aromatischen Duft und stimulierenden Effekt haben.

Die erwähnten Nahrungsmittel machen die makrobiotische Standarddiät aus, die durch folgende Beigaben gelegentlch erweitert werden kann:

1. Ein bis zweimal in der Woche kann eine kleine Menge weißfleischigen Fisches oder Schalentiere gegessen werden. Die Zubereitungsart sollte sich von Woche zu Woche ändern und die Menge immer weniger als 15 Prozent der Mahlzeit ausmachen.
2. Zwei oder dreimal in der Woche kann zum Nachtisch gekochtes Obst aus der eigenen Klimazone gegessen werden, soweit dieses der Jahreszeit entspricht. In gemäßigten Klimazonen sollte man auf tropisches und subtropisches Obst verzichten. Fruchtsaft ist ebenfalls zu vermeiden, obwohl er manchmal bei heißem Wetter genossen werden kann.
3. Geröstete Samen oder Nüsse, leicht gewürzt mit Salz oder Tamari, sowie Trockenobst und geröstete Bohnen können als kleine Zwischenmahlzeiten oder zusätzlich zu den Mahlzeiten verzehrt werden.[1])

[1]) Eine immer größer werdende Zahl von Ärzten und Ernährungswissenschaftlern sowie die allgemeine Öffentlichkeit hat inzwischen erkannt, das eine Ernährungsweise, die der oben dargelegten weitestgehend entspricht, zur Verhütung von Krankheiten beiträgt.

So wurde den Bürgern der Vereinigten Staaten zum Beispiel in einem Bericht mit dem Titel *Dietary Goals for the United States* (Diätetische Ziele für die Vereinigten Staaten), der zu Beginn des Jahres 1977 vom Select Committee on Nutrition and Human Needs (Ausschuß für Ernährung und Grundbedürfnise der Bevölkerung) des amerikanischen Senates unter dem Vorsitz von Senator George McGovern herausgegeben wurde, angeraten, ihren Konsum an Vollkorngetreide, Bohnen, frischem Gemüse und Obst zu erhöhen, um so das Risiko ernsthafter Erkrankungen zu reduzieren. Die diätetischen Empfehlungen in diesem Bericht kommen der makrobiotischen Standardernährungsweise sehr nahe.

Im folgenden noch einige zusätzliche Vorschläge für die Durchführung der makrobiotischen Standardernährung:

1. Zum Kochen verwende man Pflanzenöl. Wenn man seinen Gesundheitszustand verbessern will, sollte man nur hochwertiges Sesamöl und Maisöl, beides nur in geringen Mengen, benutzen.
2. Es sollte nur nicht-raffiniertes Meersalz verwendet werden. Tamari-Sojasoße und Miso, die auf traditionelle Weise zubereitet sind, können ebenfalls zur Erzeugung eines Salzgeschmacks verwendet werden. Im allgemeinen sollte das Essen nur sehr leicht gewürzt sein und nicht salzig schmecken.
3. Die folgenden Würzstoffe werden empfohlen:
   —Gomasio (10 bis 12 Teile geröstete Sesamsamen auf ein Teil Meersalz, gemischt und teilweise zerstoßen in einer Steingutschüssel oder Suribachi)
   —Geröstetes Kelppulver oder geröstetes Wakamepulver (die Röstung erfolgt im Ofen bis die Substanzen knusprig sind, sie werden dann in einem Suribach zerstoßen)
   —Uemeboshi-Pflaumen
   —Tekka
   —Tamari-Soja-Soße — nur in geringen Mengen zu verwenden
4. Man kann eine, zwei, drei oder mehr Mahlzeiten am Tage zu sich nehmen — vorausgesetzt man ißt die richtigen Mengen und kaut gut. Jeder Bissen sollte 50 Mal oder mehr gekaut werden. Vor dem Schlafengehen sollte drei Stunden keine Nahrung aufgenommen werden. Zum Durstlöschen kann eine kleine Menge Wasser — ohne Eis — getrunken werden.
5. Das richtige Zubereiten der Nahrung ist von so großer Bedeutung, daß jeder Mensch es entweder in Kursen oder von erfahrenen makrobiotischen Köchen lernen sollte. Die verschiedenen Bücher und Veröffentlichungen über die Kunst des makrobiotischen Kochens können ebenfalls zu Rate gezogen werden.

Zusätzlich werden zur Wiederherstellung und Aufrechterhaltung der Gesundheit noch folgende Ratschläge gegeben:

1. Laßt uns glücklich und ohne Besorgnis über unser Dasein leben und körperlich und geistig aktiv sein.
2. Laßt uns dankbar sein für alles und jeden und laßt uns vor und nach jeder Mahlzeit unseren Dank aussprechen.
3. Versuchen Sie, soweit dies möglich ist, vor Mitternacht ins Bett zu gehen und früh morgens wieder aufzustehen.
4. Versuchen Sie, möglichst keine Synthetik- oder Wollkleidung direkt auf der Haut zu tragen sowie ein Übermaß an metallenem Schmuck an Fingern, Handgelenken sowie am Hals zu

vermeiden und derartigen Zierrat so einfach und anmutig wie möglich zu halten.

5. Wenn es Ihre Verfassung erlaubt, halten Sie sich so oft wie möglich barfuß in einfacher Kleidung im Freien auf. Versuchen Sie an Tagen, an denen das Wetter es zuläßt, bis zu einer halben Stunde täglich auf Gras oder dem Erdboden zu gehen.
6. Versuchen Sie, Ihr Zuhause gut in Ordnung zu halten, von der Küche über das Badezimmer, das Schlafzimmer und die Wohnräume bis in die letzte Ecke des Hauses.
7. Beginnen Sie lebhaften Briefkontakt, durch den Sie Ihren Eltern, Geschwistern, Freunden, Verwandten und Lehrern Ihre Liebe und Freundschaft beweisen und erhalten Sie diesen Kontakt aufrecht.
8. Vermeiden Sie, lange zu duschen oder zu baden, falls Sie nicht zuviel Salz oder tierische Nahrung zu sich genommen haben.
9. Morgens und abends bevor Sie sich zur Ruhe begeben, sollten Sie Ihren ganzen Körper mit einem feuchten oder trockenen heißen Handtuch reiben, bis die Haut sich rötet. Falls das nicht möglich ist, reiben Sie zumindest Hände und Füße einschließlich der Finger bzw. Zehen ab.
10. Vermeiden Sie den Gebrauch von chemisch parfürmierten Kosmetika. Für die Zahnpflege sollten Sie natürliche Stoffe oder Meersalz benutzen.
11. Falls Ihre körperliche Kondition es zuläßt, versuchen Sie, sich regelmäßig körperlich zu betätigen, auch durch Aktivitäten wie Fußbodenscheuern, Fensterputzen, Wäschewaschen, Yoga, festgelegte Übungen, Sport und andere Formen systematischer Bewegung.

Die moderne Ernährung

1. Nahrungsmittel, die mehr yang sind

Viele der Nahrungsmittel, die heutzutage gewöhnlich regelmäßig verzehrt werden, sind yangiger als die in der Standardernährung. Diese Produkte, die viele Menschen täglich zu sich nehmen, umfassen:

—Eier

—Fleisch (Rind, Schwein, Lamm und andere Fleischarten)

—Geflügel (Huhn, Puter und anderes)

—Salz: Salz wird oft als Konservierungsmittel verwendet, um den Zersetzungsprozeß bei Fleisch und anderen tierischen Produkten zu verhindern. Produkte wie Schinken, Speck und Hot Dogs werden oft auf diese Weise konserviert; Salz wird in diesen Fällen häufig nach dem Kochen zugefügt. Wenn kein Salz benutzt wird, verwendet man Chemikalien, um die Zersetzung zu verhindern. Diese haben den entgegengesetzten- oder auch yin-Effekt. Wenn wir regelmäßig derartige Produkte zu uns nehmen, tendieren wir dazu, unserem Körper ein Übermaß an Salz zuzuführen.

—Käse (salzigere Arten)

2. Nahrungsmittel, die mehr yin sind

Die folgenden Produkte, die alle regelmäßig verzehrt werden, sind yinniger als die in der makrobiotischen Standardernährung:

—Chemikalien (Zusätze, Sprays, Düngemitel, Arzneimittel und Medikamente etc.)
—Zucker
—Schokolade
—Honig
—Ahornsirup und andere Einfachzucker
—Saccharine und andere künstliche Süßstoffe
—Limonaden- und andere künstlich hergestellte Getränke
—Tropisches und subtropisches Obst wie Orangen, Grapefruits, Bananen, Ananas, Mangos, Papayas etc.
—Gemüse tropischen oder subtropischen Ursprungs, einschließlich Kartoffeln, Tomaten, Auberginen, Avocados etc.
—Gemüse mit säuerndem Effekt wie Spargel, Spinat, Rüben, Zucchini, grüner Paprika und andere
—industriell hergestellter, künstlicher Essig
—industriell aufbereitete und chemisch behandelte Milchprodukte wie Milch, Butter, Käse (zum Beispiel Cottage Cheese, Quark u.a.) und Joghurt
—raffiniertes Mehl und raffinierte Getreideprodukte
—scharfe Würzen und Aromaträger wie Ketchup, Senf, Pfeffer, Paprika und andere
—Alkohol
—kommerziell hergestellter Tee und Kaffee
—aromatischer Tee mit stimulierender Wirkung wie Minzen- oder Pfefferminztee

Die derzeitige Ernährung der großen Mehrheit der Menschen enthält Nahrungsmittel aus beiden Kategorien. Wenn wir regelmäßig Produkte einer der beiden Gruppen zu uns nehmen, fühlen wir uns automatisch auch zu solchen aus der anderen hingezogen. Jeder Mensch schafft sein Gleichgewicht zwischen yin und yang; in den meisten Fällen wird dieses Gleichgewicht intuitiv und nicht bewußt gesteuert. Es ist jedoch äußerst schwierig, bei der Aufnahme der oben erwähnten Nahrungsmittel ein solches Gleichgewicht zu erreichen. Nach 10, 20 oder 30 Jahren des Genusses von Nahrungsmitteln dieser beiden Kategorien wird die Kondition eines Menschen entweder übermäßig yang, übermäßig yin oder beides. Im allgemeinen führt eine derartige Ernährungsweise zu einer chaotischen, chronischen Unausgewogenheit. Bei den Nahrungsmitteln der Standardernährung, die alle eher zentral ausgeglichen sind, haben einige einen leicht säuernden Effekt während andere mild alkalisch wirken. Insgesamt wird dieser Art der Ernährung das Blut leicht alkalisch halten.

Krebstherapie durch die Ernährung

Wenn wir uns über einen langen Zeitraum hinweg hauptsächlich von Produkten ernähren, die entweder extrem yin oder extrem yang sind, gerät unsere physiologische Kondition aus dem Gleichgewicht. Da der Körper jedoch grundsäztlich bestrebt ist, ein Gleichgewicht mit der ihn umgebenden Umwelt herzustellen, wird der aufgenommene Überschuß für gewöhnlich ausgeschieden, oder, wenn die Kapazität des Körpers zur Ausscheidung ausgelastet ist, abgelagert. Die verschiedenen Stadien dieses Prozesses sollen im folgenden behandelt werden.

1. Normale Ausscheidung

Die normale Ausscheidung der überschüssigen Stoffe erfolgt durch die Prozesse des Urinierens, des Stuhlgangs, der Atmung (Ausscheidung von Kohlendioxyd) und der Transpiration; hierbei werden komplizierte chemische Verbindungen in ihre einfachen Bestandteile aufgespalten, die schließlich als Kohlendioxyd und Wasser vom Körper ausgeschieden werden. Solche Ausscheidungen treten gleichermaßen bei physischer, geistiger und emotionaler Aktivität auf. Geistige Ausscheidungen haben die Form wellenförmiger Vibrationen; Emotionen wie Zorn dagegen weisen darauf hin, daß eine große Menge an überschüssigen Stoffen freigesetzt wird.

Frauen haben eine Reihe zusätzlicher Möglichkeiten zur natürlichen Ausscheidung der genannten Stoffe. Zu diesen gehören die Menstruation, die Geburt und die Laktation. Durch diese noch effizienteren Arten einer Ausscheidung von Überschüssen und der damit erreichten saubereren, gereinigteren Kondition haben Frauen gegenüber Männern einen klaren Vorteil. Um diesen zu kompensieren, betätigen Männer sich normalerweise verstärkt außerhalb ihres Heims und bauen Überschüsse durch zusätzliche physische, geistige und gesellschaftliche Aktivitäten ab. Die genannten Prozesse erstrecken sich über die gesamte Lebenszeit des Menschen. Solange wir nur geringe Mengen überschüssiger Stoffe zu uns nehmen, vollziehen sich die Ausscheidungsprozesse reibungslos. Wenn die Menge dieser Stoffe jedoch erheblich ist, reichen die natürlichen Ausscheidungsvorgänge nicht mehr aus und eine Reihe abnormer Prozesse setzt ein.

2. Abnorme Ausscheidung

Zeitweilig treten Ausscheidungsprozesse auf, die mit abnormen Symptomen wie (1) Fieber, (2) Husten, (3) Diarrhöe (Durchfall), (4) häufiges Urinieren, (5) abnorme Transpiration, (6) abnorme Bewegungsabläufe wie allgemeines Frösteln, Kniezittern usw. einhergehen. Diese Arten der Ausscheidung können auch durch abnorme Gedanken und Emotionen hervorgerufen werden. Derartige Phänomene gehen auf verschiedene Anpassungskrankheiten zurück und die jeweilige Menge der zugeführten überschüssigen Stoffe bestimmt die Häufigkeit ihres Auftretens. Vielfach überfordert die dauernde Zufuhr dieser Stoffe sogar diese Ausscheidungsmöglichkeiten. Oft werden sie sodann durch die Haut ausgeschieden.

3. Die Entwicklung von Hautkrankheiten

A. Allgemeine Hautstörungen: Die häufigste Ursache für Hautstörungen sind tierische Nahrungsmittel wie Fleisch, Eier, Milchprodukte und Fisch, gefolgt von Zucker, Fruchsäften, Öl und anderen yinnigen Produkten. Wenn wir uns mit Hauterkrankungen befassen, sollten wir nicht versuchen, die erwähnten Ausscheidungsprozesse zu unterdrükken; stattdessen sollten wir sie stimulieren, gleichzeitig aber die tieferliegenden Ursachen des Problems beseitigen. Menschen, die an Erkrankungen der Haut leiden, sollten nach den Prinzipien der makrobiotischen Standardernährung leben und bis zur Besserung ihrer Hautleiden folgende Nahrungsmittel vollständig meiden: (1) tierische Produkte, (2) Buchweizen, (3) verschiedene Arten extrem yinniger Nahrungsmittel wie Obst und Süßigkeiten, (4) alle nicht gekochten Nahrungsmittel einschließlich Salat (auch kleine Mengen sollten nicht gegessen werden), (5) frisch eingelegte Gemüse, die nicht älter als zwei Monate sind und (6) Mehlprodukte.

Es ist für Menschen mit Hauterkrankungen von größter Bedeutung, daß sie nur gekochte Nahrung zu sich nehmen. Ich habe zum Beispiel vor einigen Jahren eine Frau kennengelernt, die schon seit über zwanzig Jahren an einer Hautkrankheit litt. Aufgrund ihres Zustandes hatte sie nicht geheiratet; es war ihr nicht einmal möglich gewesen, eine Anstellung zu finden. Die Ursache für ihre Hautleiden lag in ihrem

Zuckerkonsum und nach zwei Wochen guter und richtiger Ernährung hatte sich ihr Zustand um etwa 50 Prozent gebessert. Als ich sie nach weiteren zwei Wochen wiedertraf, war nur eine geringe zusätzliche Besserung eingetreten. Der Heilungsprozeß hatte nicht die Fortschritte gemacht, die möglich gewesen wären, da sie täglich eine kleine Portion Salat zu sich genommen hatte. Nachdem sie dieses einstellte, wurde sie vollständig von ihrem Hautleiden befreit.

Folgende äußerliche Anwendungen helfen ebenfalls durch Beschleunigung der Ausscheidungsprozesse bei der Heilung von Hautkrankheiten:

1. *Kompressen aus getrockneten Blättern und geriebenem Ingwer:* Kochen Sie die getrockneten Blätter (nähere Einzelheiten siehe Kapitel *Das Fortpflanzungssystem* im Abschnitt über die Behandlung von Frauenleiden). Reiben Sie frische Ingwerwurzel und geben Sie die so erhaltenen Ingwerspäne in ein grobgewebtes Baumwolltuch. Drehen Sie die Flamme ihres Herdes ab und legen Sie den „Ingwerbeutel“ (der einen Klumpen geriebenen Ingwers von der Größe eines Golfballes enthalten sollte) ins Wasser ein. Tauchen Sie sodann ein Handtuch (oder Mulltuch) in dieses Wasser, drücken Sie es aus und legen Sie es auf die befallenen Hautpartien.
2. *Hautwaschung mit Reiskleie (Nuka):* Wickeln Sie Reiskleie in ein grobgewebtes Baumwolltuch. Legen Sie dieses in heißes Wasser und bewegen Sie es hin und her. Die Reiskleie schmilzt nun und das Wasser nimmt eine gelbliche Färbung an. Waschen Sie sodann die erkrankte Hautpartie mit einem Handtuch, das vorher in dieses Wasser getaucht wurde.
3. *Hautwaschungen mit Holzasche:* Streuen Sie Asche, die nach dem Verbrennen von Holz in einer Feuerstelle übrig bleibt, in heißes Wasser und rühren Sie gut um. Warten Sie sodann, bis die Asche sich auf dem Boden des Topfes gesetzt hat. Das Wasser kann jetzt für eine Hautwaschung benutzt werden. Die Haut ist nach der Waschung mit einem Handtuch trocken zu tupfen.
4. *Daikon-Therapie:* In Fällen, in denen eine von einer Hautkrankheit befallene Person an Juckreiz leidet, reiben Sie ein Stück frischen Daikon (langer weißer Rettich) direkt auf die betreffende Hautpartie. Sollten Sie keinen Daikon zur Hand haben, benutzen Sie eine Zwiebel oder eine Schalotte.
5. *Sesamöltherapie:* Sesamöl kann direkt auf erkrankte Hautpartien, an denen die Haut spröde und rissig geworden ist, aufgetragen werden.

Menschen mit Hautkrankheiten sollten Decken und Bettwäsche aus Wolle oder Synthetik meiden und möglichst solche aus Baumwolle verwenden. Die Kleidung sollte ebenfalls aus Baumwolle oder anderen natürlichen pflanzlichen Fasern bestehen. Dieses gilt ganz besonders für die Unterwäsche. Statt chemisch hergestellter Shampoos und Seifen sollten in Baumwolltücher gewickelte Reiskleie oder andere, natürliche pflanzliche Seifen verwendet werden.

Hauterkrankungen treten insbesondere auf, wenn der Darm und die Nieren nicht mehr in der Lage sind, die Ausscheidung der dem Körper zugeführten überschüssigen Stoffe reibungslos zu bewältigen. In solchen Fällen können diese Organe durch die richtige Ernährung sowie heiße Umschläge gekräftigt werden. Am wirksamsten sind dafür Ingwerpackungen, die wiederholt auf die entsprechenden Körperregionen aufgelegt werden sollten. Statt einer Ingwerpackung können auch Salzumschläge (mit geröstetem Salz) verwendet werden.

B. Hautkrebs

Hautkrebs ist eine ernstere Form der Hauterkrankung. Menschen, die an Hautkrebs leiden, sollten alle Nahrungsmittel, die entweder extrem yin oder extrem yang sind meiden und beginnen, sich nach den Prinzipien der makrobiotischen Standarddiät zu ernähren. Innerhalb der makrobiotischen Nahrungsmittel sollten Fisch, Obst, Salat und Nüsse nicht verzehrt werden; Samen können jedoch gelegentlich genossen werden. Gründliches Kaues ist von großer Bedeutung für die Wiederherstellung der Blutqualität. Für Menschen, die an irgendeiner Form von Krebs leiden, gilt, daß jeder Bissen mindestens hundert, wenn möglich zweihundert Mal gekaut werden sollte. Auf diese Weise sind Hautkrebsarten relativ einfach zu heilen und in fast allen Fällen besteht Aussicht auf Erfolg.

Die modernen Medizin behandelt Hautkrebs vornehmlich mit Bestrahlungen, Chemotherapie oder auf operative Art und Weise. Diese Behandlungsarten, die sich auf die Symptome beschränken, zeigen, daß die Ursachen der Krankheit, bzw. die Möglichkeit, die Krankheit von innen heraus durch die Beseitigung der Ursachen zu heilen, nur unvollständig erfaßt werden. Obschon die moderne medizinische Behandlung Erfolg bei der Beseitigung der äußeren Symptome haben mag, wird die Krankheit jedoch wieder auftreten, wenn der Patient nicht seine innere Körperbeschaffenheit ändert. Für gewöhnlich sind Hautkrankheiten nicht besonders ernst, da die Ausscheidung der Giftstoffe in den meisten Fälllen den inneren Organen und Geweben erlaubt, reibungslos zu arbeiten. Wenn wir uns jedoch im Stadium der Hauterkrankung befinden und weiterhin in unserer Ernährung übermäßig sind, kommt es zu einer Akkumulation der überschüssigen Stoffe im Körper.

4. Die Akkumulation

In diesem Stadium ist die Ausscheidungskapazität des Körpers durch die Quantität der aufgenommenen Stoffe überfordert, so daß dann die Akkumulation dieser Stoffe einsetzt. Überschüsse werden normalerweise in den peripheren Körperregionen, besonders in solchen Teilen, die mit außen in Verbindung stehen, angesammelt. (Im folgenden eine detaillierte Beschreibung der in Frage kommenden Stellen).

A. Die Stirnhöhlen: Die Stirnhöhlen sind die Stellen, an denen die überschüssigen Stoffe am häufigsten akkumuliert werden. Vielfach bildet sich in dieser Region Schleim, der durch Augen und Nase ausgeschieden wird. Wenn Staub und Pollen in die Nasenhöhlen dringen, versuchen die verschleimten Membrane zumeist, so viel wie möglich von den überschüssigen Stoffen nach außen zu drängen. Derartige Reaktionen sind als Heuschnupfen oder Allergien bekannt; sie sind jedoch nichts anderes als Ausscheidungsprozesse.

Zur Diagnose von Stirnhöhlenerkrankungen sind die im Abschnitt über die Druckpunktdiagnose aufgeführten Druckpunkte zu Hilfe zu nehmen. Wenn Druck, der auf diese Punkte ausgeübt wird, sich als schmerzhaft erweist, befinden sich Schleimansammlungen in den Stirnhöhlen. Zur Verbesserung dieses Zustandes kann bei den entsprechenden Punkten Moxa angewandt werden. Sollte kein Moxa zur Hand sein, kann eine angezündete Zigarette (vorzugsweise eine Marke mit hoher Tabakdichte) verwendet werden. Die Anwendungsmethode der Zigarettenmoxa ist ausführlich im Abschnitt über die Druckpunktdiagnose erklärt. Wenn man über einen Zeitraum von einigen Tagen hinweg zweimal täglich Zigarettenmoxa an den entsprechenden Punkten anwendet, beginnt der angesammelte Schleim sich zu lösen.

Eine weitere äußerliche Anwendung zur Behandlung von Schleimverstopfung der Stirnhöhlen ist das Auflegen von *Lotoswurzelpflastern.* Auf diese Weise können Schleimansammlungen, die in einem Zeitraum von mehreren Jahren entstanden sind, aufgelöst werden. Vor dem Auflegen des Pflasters sollte eine Heißwasser- oder Ingwerkompresse auf die Sinusregion gemacht werden bis die Haut eine Rötung aufweist; das Lotoswurzelpflaster ist unmittelbar danach aufzulegen.

Zur Herstellung eines solchen Pflasters reiben Sie ein Stück frische, ungeschälte Lotoswurzel (in den meisten Fernost- und Naturkostläden erhältlich). Die so entstehende Masse sollte teigartig sein; falls sie dünn und wässrig ist, können Sie sie mit 10 bis 15 Prozent weißem Mehl andicken. Sodann fügen Sie etwa 5 Prozent geriebenen Ingwer hinzu und rühren ihn gut unter. Die so entstandene Mischung sollte dann in einer etwa 1,5 bis 2 cm dicken Schicht direkt auf die Haut der Stirnhöhlenregion, insbesondere auf Stirn und Nase, aufgetragen werden. Eine Baumwollbinde, die um den Kopf gewickelt wird, verhindert das Abrutschen der Masse. Dieses Pflaster ist abends vor dem Zubettgehen aufzulegen und muß bis zum folgenden Morgen einwirken. Sodann kann es einfach abgewaschen werden. Diese Prozedur sollte an mehreren aufeinanderfolgenden Tagen wiederholt werden; als Folge weren oft größere Mengen Schleim ausgeschieden. Diese Ausscheidung kann Absonderungen enthalten, die schon jahrelang in den Stirnhöhlen gelagert haben. Es besteht ebenfalls die Möglichkeit, daß verkalkte Steine, häufig durch Niesen, abgehen.

B. Das Innenohr: Die Anlagerung von Schleim und Fett im Innenohr kann zu konstanten Schmerzen, Beeinträchtigung des Hörvermögens und sogar zu Taubheit führen. In den Vereinigten Staaten von Amerika sind mehr als 12 Millionen Menschen taub und die Zahl steigt ständig. Falls sich die derzeitige Entwicklung in den nächsten 25 Jahren fortsetzt, wird dann die Hälfte der amerikanischen Bevölkerung an Taubheit leiden.

Die Entwicklung von Hörbeschwerden sowie ihre Behandlung wird eingehend im Kapitel *Gesicht und Kopf* behandelt. Zur Diagnose von Beschwerden im Innenohrbereich sind die Punkte in der leicht konkaven Region direkt unter dem Ohr heranzuziehen (siehe Abschnitt über die Druckpunktdiagnose). Zur Verbesserung der Kondition kann Zigarettenmoxa an diesen Punkten angewendet werden. Eine weitere, sehr wirkungsvolle Behandlungsmethode besteht darin, eine angezündete Zigarette in einem Abstand von ca. 0,6 cm von der Haut langsam kreisförmig um das Ohr zu führen. Nach der Vollendung einiger Kreise wird die betreffende Person fühlen, wie ihr Körper sich, insbesondere in der Nierengegend — da diese Organe den Ohren entsprechen — erwärmt.

C. Die Lungen: Häufig sammeln sich überschüssige Stoffe in verschiedener Form in den Lungen an. Abgesehen von den üblichen Symptomen wie Husten und Stauungen in der Brust kann dieser Zustand durch die Ausübung von Druck mit dem Finger in der Region unterhalb der Stimmbänder in der Mitte des Halses diagnostiziert werden. Erweist sich dieser Druck als schmerzhaft, so hat sich in den Lungen Schleim angesammelt und es besteht die Möglichkeit, daß sich Zysten oder Krebs entwickeln. Um diesem Zustand abzuhelfen, kann eine Ingwerkompresse in der Lungenregion auf Brust oder Rücken aufgelegt werden. Diese Kompresse sollte über 10 bis 14 Tage hinweg einmal täglich gemacht werden; sie trägt dazu bei, durch die Stimulierung des Kreislaufs in dieser Region des Körpers eine Lockerung zu erzielen. Die Art und Weise, in der angesammelter Schleim zu ernsteren Problemen wie Lungenkrebs führen kann, wird im Kapitel *Das Atmungssystem* behandelt.

D. Die Brüste: Die Ansammlung überschüssiger Stoffe führt in diesem Bereich oft zu Verhärtungen und zur Zystenbildung. In den Brüsten setzen sich diese Stoffe meist in Form von Schleim oder Fettsäure ab, die als yinnige, klebrige oder dichte Flüssigkeiten auftreten. Bei regelmäßiger Zufuhr von Nahrungsmitteln wie Eis, Zucker, Orangensaft, Limonaden und anderen kalten Getränken, entwickeln sich diese Ansammlungen von Zysten so wie Wasser zu Eis wird. Alle diese Nahrungsmittel haben nämlich eine kühlende Wirkung, die dazu führt, daß die akkumulierten Stoffe kristallisieren. Abgesehen von richtiger Ernährung liegt die erfolgversprechende Methode zur Besserung dieses Zustandes darin, diese harten Ansammlungen regelrecht „wegzuschmelzen" (nähere Einzelheiten zu dieser Methode s.u.).

E. Der Darm: Häufig beginnt die Akkumulation von Überschüssen im unteren Teil des Körpers; dort werden Schleim und Fett angesammelt, die die Darminnenwände auskleiden. Oft führt dieses zu einer Erweiterung der Gedärme und zu einer Blähung des Unterleibs. Viele Menschen in den Vereinigten Staaten leiden an diesem Problem und sind in der ganzen Welt dafür bekannt. Junge Amerikaner sehen oft sehr gut aus und sind sehr modebewußt. Wenn sie jedoch die 30 einmal überschritten haben, insbesondere im Alter zwischen 35 und 40, verlieren viele von ihnen ihr jugendliches Aussehen und werden übergewichtig und unattraktiv.

F. Die Nieren: Sehr häufig kommt es gerade in den Nieren zur Ansammlung von Schleim und Fettsäure, da sie durch Harnleiter und Blase Verbindung nach außen haben. Probleme in diesem Bereich treten dann auf, wenn die überschüssigen Stoffe nicht durch das feine Zellgeflecht im Inneren der Organe nach außen gelangen können. In solchen Fällen sammelt sich vielfach Wasser in den Nieren, was zu chronischer Schwellung dieser Organe führt. Da der Ausscheidungsprozeß unterbrochen ist, wird die Flüssigkeit häufig auch in den Beinen gesammelt und verursacht dort regelmäßig auftretende Schwellungen und Schwächezustände. Gleichzeitig leiden Menschen in dieser Kondition an übermäßiger Transpiration.

Wenn sie zusätzlich große Mengen von Nahrungsmitteln zu sich nehmen, die einen kühlenden Effekt haben (siehe Erläuterungen zur Entwicklung von Brustzysten), kristallisieren sich die Schleim- und Fettansammlungen oft zu Steinen. Um diese Steine wieder aufzulösen, muß Nahrung aufgenommen werden, die eine auflösende oder schmelzende Wirkung auf die akkumulierten Stoffe hat. Sehr wirksam sind hier Gemüsesorten wie Daikonrettich, Ingwer und Steckrüben, die als Suppe mit anderen Gemüsen zusammen, oder, im Fall von Daikon, auch gerieben und roh gegessen werden können. Diese Gemüse sollten in die makrobiotische Standardernährung aufgenommen werden.

Täglich angewendete heiße Ingwerkompressen führen dazu, daß Nierensteine in den meisten Fällen beginnen, sich aufzulösen oder zu schrumpfen; manche zerfallen sogar in mehrere Teile. Sobald das Volumen dieser Steine abgenommen hat, wandern sie durch den Harnleiter in die Blase, von wo sie beim Urinieren endgültig ausgeschieden werden. Manchmal sind solche Steine, bzw. Steinteile jedoch zu groß, um reibungslos durch den Harnleiter in die Blase abzugehen. Oft werden so große Schmerzen hervorgerufen, was vielfach zur Fehldiagnostizierung einer Appendizitis (Blinddarmentzündung) führt. Im Gegensatz zu einer Ausscheidung von Nierensteinen ist eine Appendizitis jedoch von Fieber begleitet. Wenn die Schmerzen bei einem solchen Ausscheidungsprozeß unerträglich werden und man sich in ein Krankenhaus begibt, wird dort mit großer Wahrscheinlichkeit der Stein operativ entfernt werden. Das ist jedoch vollständig unnötig, da man die Schmerzen lindern kann, indem man auf die entsprechenden Stellen Ingwerkompressen auflegt und große Mengen Banchatee trinkt. Dieses führt zu einer Dehnung des Harnleiters, so daß der Stein abgehen kann. Salz oder salzige Nahrung sollten in diesem Zeitraum gemieden werden, da ihre Aufnahme zu einer Kontraktion des Harnleiters und so zu einer Verschlimmerung der Schmerzen führen würde.

Zur zusätzlichen Linderung kann Zigarettenmoxa an der Fußsohle sowie am Punkt an der Innenseite des Beines über dem Knöchel, der als San-In-Ko bekannt ist, angewendet werden. Die genaue Beschreibung dieser Punkte ist im Kapitel *Arten der Diagnose* im Abschnitt Druckpunktdiagnose zu finden. Nierensteine können auf sehr einfache

Weise beseitigt werden, indem die Prinzipien der makrobiotischen Standardernährung befolgt und gleichzeitig die oben erwähnten Therapien durchgeführt werden.

G. Die Geschlechtsorgane: Bei Männern sind Ansammlungen überschüssiger Stoffe oft in der Prostata zu finden. Diese vergrößert sich dadurch häufig und es bilden sich in ihr sowie in ihrer Umgebung harte Fettakkumulationen oder Zysten. Hier liegt einer der Hauptgründe für Impotenz. Die makrobiotische Standardernährung in Verbindung mit Ingwerkompressen in der Blasengegend führt zu einer Besserung der Kondition. Zur Entwicklung ihrer sexuellen Leistungsfähigkeit sollten sich Männer vor übermäßigem Essen hüten.

Da die weiblichen Geschlechtsorgane Verbindung nach außen haben, kommt es hier vielfach zur Ablagerung von überschüssigen Stoffen. Dies hat häufig die Bildung von Zysten an den Ovarien (Eierstöcken) sowie Blockierungen der Eileiter zur Folge. Oft verhindern Fett und Schleim in Ovarien oder Eileitern das Durchdringen von Ovum oder Sperma, so daß es zu Empfängnisunfähigkeit kommt. Die Behandlung dieser Kondition sowie des damit verbundenen Problems des vaginalen Ausflusses wird im Kapitel *Das Fortpflanzungssystem* behandelt.

Alle diese Formen der Akkumulation von überschüssigen Stoffen können durch die oben aufgeführten Therapien beseitigt werden. Wenn man die erwähnten Konditionen jedoch ignoriert oder versucht, durch Operationen, Medikamente oder einfach nur durch das Einstellen des Rauchens ohne eine Änderung der Lebensweise nur die Symptome zu behandeln, wird unsere Kondition unvermeidbar in das nächste Stadium übergehen.

5. Die Lagerung

In diesem Stadium werden die überschüssigen Stoffe in unterschiedlicher Form in den verschiedenen Organen sowie in ihrer Umgebung abgelagert, was bei den betreffenden Organen Funktionsstörungen zur Folge hat.

Im Falle des Kreislaufs werden die überschüssigen Stoffe um das Herz sowie im Herz und sogar im Herzgewebe abgelagert. Auch in den Arterien und um sie herum sind solche Ablagerungen zu finden. Derartige Ansammlungen fettiger Substanzen führen zu Störungen der Herzfunktion sowie zu einer Behinderung des Blutflusses durch die Arterien. Ein Herzschlag ist schließlich das Ergebnis einer solchen Kondition. Die Hauptgründe für diese Probleme liegen im Konsum von Nahrungsmitteln, die große Mengen an harten, gesättigten Fetten

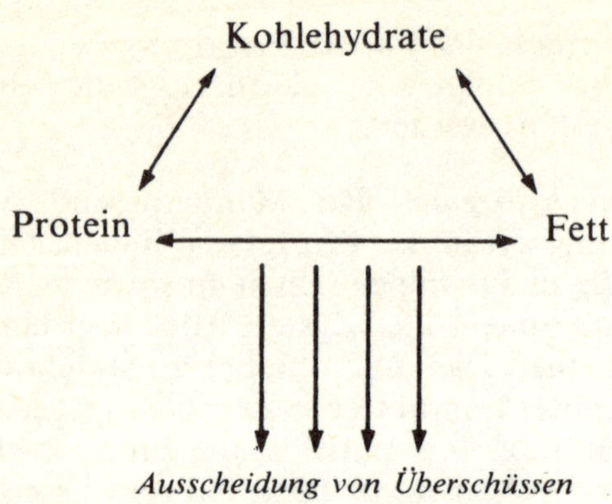

Abbildung 1.

enthalten. Viele Ernährungswissenschaftler und Ärzte haben die Beziehung zwischen der Aufnahme von gesättigten Fetten, Cholesterin und kardiovaskulären (Herz und Gefäße betreffende) Krankheiten erkannt. Sie tendieren jedoch dazu, die Auswirkungen des Konsums von Zucker und Molkereiproukten, der in hohem Maße zur Entwicklung dieser Krankheiten beiträgt, zu ignorieren.

Im Körper werden die aufgenommenen Kohlehydrate, Proteine und Fette entsprechend der jeweilig konsumierten Quantität sowie dem Bedarf des Körpers zum gegebenen Zeitpunkt umgewandelt. Wenn wir mehr von diesen Stoffen aufnehmen, als der Körper benötigt, werden die Überschüsse normalerweise ausgeschieden. Häufig wird die natürliche Ausscheidungskapazität des Körpers jedoch durch die Menge der überschüssigen Stoffe überfordert. In solchen Fällen werden diese dann in Form von Kohlehydraten in der Leber, in Form von Protein in den Muskeln oder als Fettsäure im gesamten Körper gelagert (vgl. Abb. 1).

Im Herz sind die Fettablagerungen zumeist ungleichmäßig verteilt. So ist eine Seite des Herzens zum Beispiel oft stärker belastet als die andere. Als Folge daraus ergeben sich Herzrhythmusstörungen. Wenn diese Art der Ablagerung überschüssiger Stoffe fortgesetzt wird, ergibt sich als Folge eine Erschwerung der Atmung und, da die Fettablagerungen im Herz meist mit der Lagerung von Schleim in den Lungen einhergehen, die Minderung der Fähigkeit der Lungen, Sauerstoff aufzunehmen und Kohlendioxyd abzugeben.

Die Spitze der Nase spiegelt die Kondition des Kreislaufsystems, insbesondere die des Herzens wider; der rechte bzw. linke Nasenflügel entspricht der rechten bzw. linken Seite des Herzens. Wenn der rechte Nasenflügel auf Grund von Ablagerung harter Fette härter ist als der

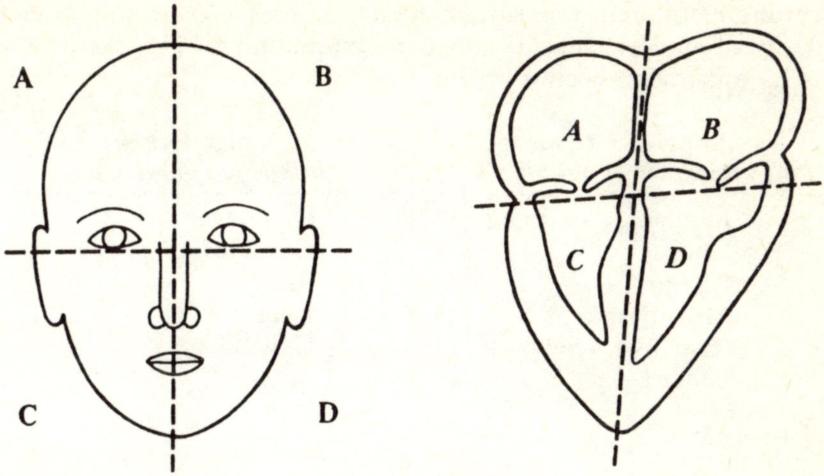

Abbildung 2: *Die Kondition des Herzens kann im Gesicht in seiner Gesamtheit abgelesen werden. Die Übereinstimmungen zwischen Gesicht und Herz sind in der obigen Skizze dargestellt.*

rechte, dann heißt das, daß sich die Fettlager im Herz ebenfalls mehr auf der linken Seite konzentrieren. Die daraus resultierende mangelnde Koordination des Herzschlags führt häufig zu einem Herzgeräusch.

Das Gesicht in seiner Gesamtheit reflektiert die Kondition des Herzens. Wenn das Gesicht rötlich verfärbt oder angeschwollen ist, weist das auf eine ebensolche Schwellung und Erweiterung des Herzens hin. Eine blasse Färung des Gesichtes deutet dagegen darauf hin, daß die Zirkulation innerhalb des Herzens schwach ist und das Herzgewebe nicht ausreichend mit Blut versorgt wird. Ölige oder fettige Haut ist ein Zeichen dafür, daß das Innere des Herzmuskels mit fettigen Ablagerungen ausgekleidet ist. An den Stellen im Gesicht, an denen Pickel oder andere Hautunreinheiten auftreten, läßt sich ablesen, an welcher Stelle des Herzens sich die meisten Fettablagerungen befinden. Ein Pickel in der linken unteren Gesichtsregion deutet so auf eine hohe Fettkonzentration im linken unteren Teil des Herzens hin (vgl. Abb. 2).

6. Die chronische, krebserzeugende Degeneration des Blutes und der Lymphe

Wenn das Blut des Menschen voll von Schleim und Fett ist, beginnen sich die Überschüsse in den Organen abzulagern. Da normalerweise die Lungen und die Nieren als erste von diesem Prozeß betroffen sind, können sie ihre Funktion der Blutreinigung und -

filterung nicht mehr effizient erfüllen. Auf diese Weise kommt es zu einer weiteren Verschlechterung der Blutqualität die gleichzeitig auch das Lymphsystem beeinträchtigt.

Yangige Organe *fester, kompakter*	**Yinnige Organe** *hohler, expandierter*
Lungen	Dickdarm
Herz	Dünndarm
Nieren	Blase
Milz/Pankreas	Magen
(Bauchspeicheldrüse)	Gallenblase
Leber	

Abbildung 3.

Operationen wie die Tonsilektomie (Mandelentfernung) führen ebenfalls zu einer Verschlechterung der Qualität des Lymphsystems, da sie die Fähigkeit dieses Systems zur Selbstreinigung reduzieren. Derartige Operationen haben letztlich häufig Schwellungen und Entzündungen zur Folge, die wiederum zu einer chronischen Verschlechterung der Blutqualität, insbesondere der roten Blutkörperchen führen. Wenn die roten Blutkörperchen dann die Fähigkeit verlieren, sich in normale Körperzellen umzuwandeln, kommt es zur Bildung degenerierter Zellen, die allgemein als krebsartig gelten.

Die Degeneration der Blutqualität kann auch durch Funktionsstörungen des Darms hervorgerufen werden, da Blutzellen und Plasma vor allen im Dünndarm produziert werden. Vielfach sind die Zotten des Dünndarms mit Fett und Schleim umkleidet und das Darmmilieu ist sauer. Es ist klar, daß in einer solchen Umgebung kein gesundes Blut produziert werden kann.

A. Ernährung und Gründe der Krebsentstehung

Krebs entsteht durch die chronische Degeneration des Blutes und der Lymphflüssigkeit. Wenn man erst einmal verstanden hat, daß Krebs das Ergebnis einer Verschlechterung der Kondition des gesamten Körper ist, ist man eher in der Lage, das Bestreben des Körpers, die krebsartigen Zellen an einer bestimmten Stelle zu konzentrieren, um die Vergiftung des ganzen Organismus' zu verhindern, einzuschätzen. Die Art der Ernährung, die ursächlich zur Entstehung der krebsartigen Zellen geführt hat, bestimmt, an welcher Stelle diese Konzentration stattfindet (vgl. Abb. 3).

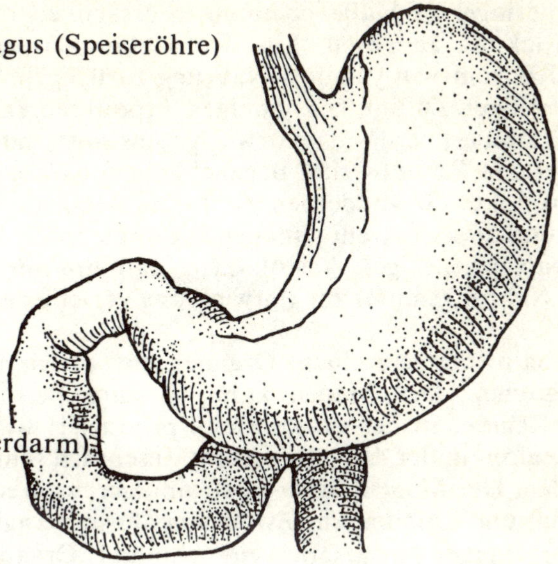

Abb. 4: *Krebsarten, die sich in den ausgedehnteren Bereichen des Magens entwickeln sind im allgemeinen mehr yin; die Arten, die in den kompakteren Regionen entstehen, sind mehr yang.*

Grundsätzlich gibt es zwei Arten von Krebs, die auf unterschiedliche Ursachen zurückgeführt werden können. Die erste Art liegt im Konsum übermäßig yangiger Nahrungsmittel wie zum Beispiel Eiern, Fleisch, Fisch und einigen Arten von Milchprodukten begründet. Die zweite dagegen wird durch die überhöhte Aufnahme von yinnigen Produkten wie Limonade, Zucker, Milch, Erfrischungsgetränken, Stimulantien, Chemikalien, raffiniertem Mehl — und Getreideprodukten sowie Gewürzen hervorgerufen. Wenn der Krebs in den unteren Körperregionen auftritt oder wenn die eher yangigen, kompakten Organe (s.o.) betroffen sind, so ist er im allgemeinen auf einen übermäßigen Konsum von yangigen Nahrungsmitteln zurückzuführen.

Krebsarten, die durch ein Übermaß an yin verursacht werden, entwickeln sich normalerweise in den peripheren Körperregionen oder in den yinnigeren, hohlen Organen. Diese Klassifizierung ist jedoch nicht absolut. Obwohl Krebs auf Grund einer übermäßigen Dominanz eines Faktors entsteht, ist immer auch der entgegengesetzte Faktor, wenn auch in geringerem Maße, ebenfalls in ursächlicher Beziehung zur Krebsentwickung zu sehen. Ein Krebs zum Beispiel, der auf übermäßigen Konsum von yangiger Nahrung zurückgeht, kann sich nur bei gleichzeitiger Zufuhr von yinnigen Produkten entfalten, da diese für die Stimulierung des Tumorwachstums notwendig sind.

So gab es bei den Eskimos zum Beispiel keinen Krebs, bis Zucker und andere Produkte der modernen Zivilisation eingeführt wurden. Die Einbeziehung dieser extrem yinnigen Produkte in die Ernährung der Eskimos gab den nötigen Anstoß dazu, daß ihre normalerweise sehr yangigen Nahrungsmittel zur Entwicklung verschiedener Krebsarten führte.

Auch innerhalb der einzelnen Organe gibt es yinnigere und yangigere Regionen. Der Magen kann so zum Beispiel in die expandiertere Region, in der starke Säure produziert wird und die kompaktere Region, in der das Säuresekret wesentlich schwächer ist, unterteilt werden. Der Magenkörper ist so yinniger, während Pylorus (Magenausgang) und Duodenum (Zwölffingerdarm) yangiger sind.

Obwohl der Magen insgesamt ein yinniges Organ ist, sind Krebsarten,die die expandierteren Teile befallen, eher yin; sie werden durch Zucker, Natriumglutamat, weißem, raffiniertem Reis und Mehl und anderen yinnigen Produkten hervorgerufen, während solche, die sich im yangigen Pylorus (Magenausgang) bzw. Duodenum (Zwölffingerdarm) entwickeln, auf den Konsum von yangigeren Produkten zurückzuführen sind. Da in Japan yinnige Nahrungsmittel einen großen Teil der Ernährung ausmachen, kommt es dort gehäuft zu Magenkrebs, während in den Vereinigten Staaten andere Krebsarten, zum Beispiel solche, die durch die Aufnahme gesättiger Fette hervorgerufen werden, vorherrschen (vgl. Abb. 4).

Der Colon ascendens (aufsteigender Kolon) ist der yinnigste Teil des Dickdarms. Das Rektum (Mastdarm), das eher eng und begrenzt ist, ist dagegen der yangigste, während Quer- und absteigernder Kolon sowohl yinnige als auch yangige Merkmale aufweisen. Wenn Krebs im yinnigen, aufsteigenden Kolon auftritt, so liegt der Grund dafür im übermäßigen Konsum von Nahrungsmitteln wie Honig, weißem, raffiniertem Mehl, Milch, Fruchtsaft, Zucker, Saccharin und anderen. Umgekehrt ist Rektalkrebs auf yangige Produkte wie Eier, Fleisch und einige Käsesorten zurückzuführen, obwohl bei seiner Entstehung auch yinnige Produkte eine gewisse Rolle spielen. Krebserkrankungen des Quer- oder absteigenden Kolons sind das Ergebnis einer übermäßigen Zufuhr von yinnigen und yangigen Nahrungsmitteln (vgl. Abb. 5).

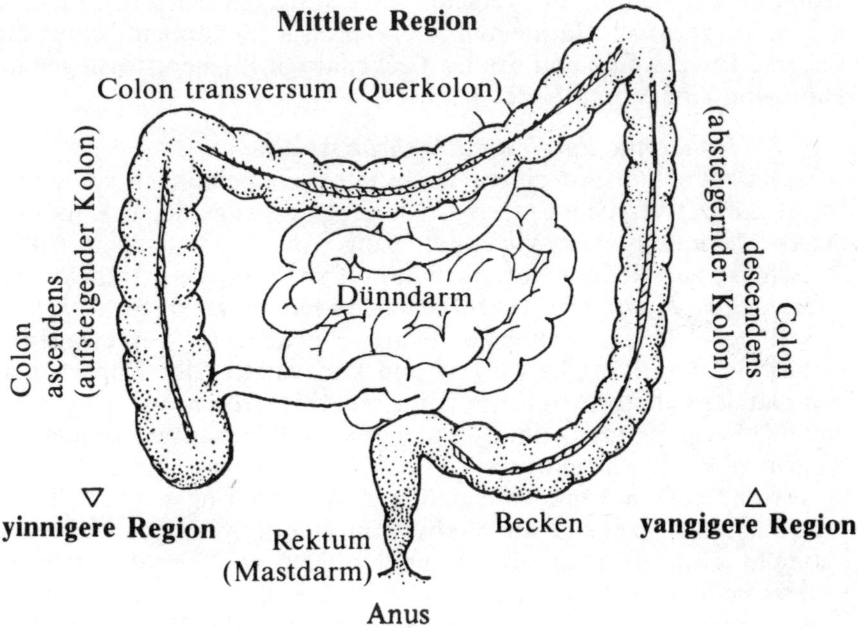

Abbildung 5: *Dickdarm*

Leber-, Milz- und Pankreas- (Bauchspeicheldrüsen) Krebs sind auf ein Übermaß an yangigen Produkten zurückzuführen; das gleiche gilt auch für Hirntumore. Diese sind relativ einfach durch richtige Ernährung zu heilen, da (1) Tumore in diesem sehr kompakten Raum zumeist ziemlich langsam wachsen und (2) die sehr gute Blutversorgung dieses Teils des menschlichen Körpers zur Folge hat, daß eine Änderung der Blutqualität sich sehr schnell auf die Kondition des Hirns auswirkt.

Dünndarmkrebs ist meist yin, aber auch hier tragen yangige Nahrungsmittel zur Entwicklung bei. Uterus- sowie Brustkrebs sind das Ergebnis einer Kombination der beiden Extreme, das heißt sie werden durch die gesättigten Fette in Fleisch, Eiern und Molkereiprodukten in Kombination mit Zucker und anderen yinnigen Produkten hervorgerufen. Prostatakrebs entwickelt sich auf Grund einer übermäßigen Zufuhr von yinnigen Nahrungsmitteln, ist jedoch eine Krebsart, die unter den yinnigen Krebserkrankungen etwa wie der Krebs des absteigenden Kolons eher auf der yangigen Seite des Spektrums anzusiedeln ist. Hautkrebs wird durch überhöhten Konsum yinniger Nahrungsmittel wie Molkereiprodukten, Zucker und

Honig in Verbindung mit verschiedenen yangigen tierischen Produkten hervorgerufen. Hautleiden wie Psoriasis (Schuppenflechte) und Ekzeme sowie weiße und braune fleckenartige Pigmentstörungen der Haut sind eine Vorstufe des Krebses.

B. Krebstherapie durch die Ernährungsweise

Wenn man sich mit einem Krebspatienten befaßt, so sollte man zuerst einmal versuchen, festzustellen, ob die allgemeine Kondition dieses Patienten eher yin oder yang ist. Grundsätzlich sollten Ratschläge zur Heilung vor allem darauf abzielen, die extrem yinnige oder yangige Kondition der betreffenden Person zu einem Ausgleich zu bringen. Sobald sich eine derartige neutralere, ausgewogenere Kondition stabilisiert hat, lagert und konzentriert der Körper nicht mehr länger Giftstoffe in Form von Krebsgeschwüren. Wenn man sich diesen übergreifenden, umfassenden Behandlungsansatz immer vor Augen hält, kann man es vermeiden, sich von einer Vielzahl verwirrender Symptome vom richtigen Weg abbringen zu lassen.

Je nachdem ob es sich um Krebs yinnigen oder yangigen Ursprungs handelt, müssen auch die Empfehlungen zur Ernährungsweise unterschiedlich ausfallen. Die Art des Krebses kann gewöhnlich durch seine Lokalisierung, die allgemeine Kondition des Patienten sowie seine Eßgewohnheiten ermittelt werden. Bei yangigen Krebsarten ist die makrobiotische Standardernährung zu empfehlen, wobei diese zugunsten der yinnigen Faktoren leicht abgeändert werden sollte. Für yinnige Krebsarten gilt das Gegenteil. Extrem yinnige oder yangige Ernährungsweisen müssen jedoch vermieden werden, da sie ursprünglich zur Entwicklung des Krebses geführt haben. Wenn sich nicht genau feststellen läßt, ob es sich um einen durch ein Übermaß an yin oder yang verursachten Krebs handelt, so ist es immer richtig, eine in der Mitte zwischen yin und yang ausgewogene Ernährungsweise anzuraten. Abwandlungen der makrobiotischen Standardernährung sollten der jeweiligen Krebsart angepaßt sein (vgl. Abb. 6).

Da die Entwicklung eines Krebses ein Symptom für die Ansammlung von Überschüssen ist, sollten sich Menschen, die an einer Krebserkrankung leiden, davor hüten, zuviel Nahrung zu sich zu nehmen. Um übermäßiges Essen zu verhindern sind zwei wichtige Prinzipien zu beachten: (1) jeder Bissen sollte gründlichst gekaut werden — mindestens 100, vorzugsweise 200 Mal. Ein Mensch, der an Krebs leidet, kann soviel essen, wie es ihm beliebt, wenn er seine Nahrung gründlich kaut und gut mit Speichel mischt. (2) In den letzten drei Stunden vor dem Schlafengehen sollte keine Nahrung mehr aufgenommen werden, da diese einen Überschuß darstellen würde, der das Wachstum des Krebses beschleunigt. Was die Flüssigkeitszufuhr angeht kann man generell sagen, daß man nur trinken sollte, wenn man durstig ist. Die normalen körperlichen Aktivitäten sind beizubehalten.

Um verantwortungsbewußte Entscheidungen zu treffen, muß ein erkrankter Mensch natürlich verstehen, daß er selbst durch seine Ernährungsweise, seine Art zu denken und zu leben für die Entwicklung seiner Krankheit verantwortlich ist. Sobald er jedoch einmal beschlossen hat, sich zu ändern, sollte er seine Krankheit vergessen und so glücklich, aktiv und normal leben wie möglich. Krebspatienten sind häufig deprimiert; deshalb sollte ein Mensch, der an dieser Krankheit leidet, sobald er begonnen hat, sich gesund und richtig zu ernähren, dazu angehalten werden, sich keine Sorgen zu machen und stattdessen optimistisch der Zukunft entgegen zu blicken.

Die Situation ist erheblich schwieriger, wenn ein Patient bereits mit Chemotherapie, Kobaldbestrahlungen oder operativ behandelt worden ist. Auch in solchen Fällen bestehen jedoch noch gute Heilungschancen, solange der Betreffende noch vital ist, guten Appetit und einen starken Lebenswillen besitzt. Hierbei ist es von großer Bedeutung für den Patienten selbst sowie für seine Familie, daß die Bedeutung der richtigen Durchführung der Empfehlungen zur Ernährungsweise voll und ganz verstanden wird. Es wäre ideal, wenn einige Tage oder Wochen dazu benützt würden, richtig kochen zu lernen und qualifizierten Rat bezüglich des korrekten Essens einzuholen. Der Patient sollte sich außerdem mit den verschiedenen Aspekten seines Lebens, die zur Entwicklung des Krebses geführt haben, auseinandersetzen.

Bei ernsteren Fällen — wie zum Beispiel bei Krebs im Endstadium — sind zusätzliche Maßnahmen notwendig. Der Krebs kann sich in diesem Stadium schnell ausbreiten, der Patient leidet unter Umständen große Schmerzen und sein Appetit läßt nach. Zusätzlich zur richtigen Ernährung sind dann noch äußerlich anzuwendende Behandlungen erforderlich. Wenn der Patient noch in der Lage ist, zu kauen und zu schlucken, sollte die Nahrung so gekocht werden, daß sie die in gekochtem Zustand normale Konsistenz und Beschaffenheit hat. Sollte der Patient derart zubereitete Mahlzeiten nicht mehr zu sich nehmen können, sind die Nahrungsmittel nach dem Kochen zu einem Brei zu verarbeiten. Unter Umständen erweist es sich als nötig, beim Kochvorgang mehr Wasser als gewöhnlich zuzusetzen, damit die Konstistenz des Kochgutes weicher und cremiger wird. Getreide, Gemüse, Bohnen und andere Nahrungsmittel können auf diese Weise zubereitet und anschließend von Hand in einem Suribachi zu Brei zerrieben werden. Ein Mixgerät sollte zu diesem Zweck nicht verwendet werden.

Abbildung 6:

KREBS YINNIGEN URSPRUNGS	NAHRUNG	KREBS YANGIGEN URSPRUNGS
50 - 70 Prozent	GETREIDE	40 - 50 Prozent Kein Buchweizen
1:8 bis 1:10 kräftig im Geschmack	GOMASIO	1:10 bis 1:14 schwächer im Geschmack
Längere Kochzeit (10 bis 14 Minuten) leichter Salzgeschmack	GEMÜSE	Kürzere Kochzeit (2 - 10 Minuten) fast kein Salzgeschmack
Azukibohnen, Kichererbsen, Linsen	HÜLSENFRÜCHTE	fast alle Sorten
Längere Kochzeit, kräftiger im Geschmack (Hijiki)	MEERESALGEN	Schnelleres Kochen, Wakame, Nori, Dulse
Starker Bancha-Tee, Getreidekaffee, Mu-Tee	GETRÄNKE	Schwacher Bancha-Tee, Getreidekaffee, KEIN Mu-Tee
Selten oder nie, vorzugsweise drei Minuten gekocht	SALAT	bis zu 10 Prozent der Mahlzeit
KEIN Obst	OBST	wenn Verlangen danach besteht, kann gelegentlich getrocknetes oder gekochtes Obst oder kleine Mengen frisches Obst der eigenen geographischen Region gegessen werden. Kein Fruchtsaft!

Nur Sesamöl; so wenig wie möglich; mit einem Pinsel auftragen, um Anbrennen zu verhindern. Nur zum Kochen verwenden!	ÖL	Sesam- oder Maisöl zum Kochen, in kleinen Mengen zum Sautieren. Nur zum Kochen!
Wenn Verlangen danach besteht, gelegentlich kleine Mengen weißen Fisch oder Schalentiere. Am besten ganz meiden.	FISCH (Meerestiere)	Keinen Fisch oder Meerestiere.
Gelegentlich Samen; Nüsse sollten nicht gegessen werden.	NÜSSE UND SAMEN	gelegentlich Samen, keine Nüsse.

Die wichtigsten äußerlichen Anwendungen sind Ingwerkompressen, Tarokartoffelpflaster und Buchweizenpflaster. Genaue Anweisungen zu ihrer Herstellung finden sich im entsprechenden Anhang. Hier jedoch kurz einige Ausführungen über ihren richtigen Einsatz bei der Krebsbehandlung:

1. Ingwerkompressen. Die Ingwerkompresse sollte wie gewöhnlich vorbereitet werden. Die Einwirkungszeit darf jedoch nur sehr kurz sein, um den Kreislauf in der betroffenen Körperregion zu aktivieren. Unmittelbar danach ist ein Tarokartoffelpflaster aufzulegen. Wenn Ingwerkompressen wiederholt für längere Zeit aufgelegt werden, kann dieses das Wachstum des Krebs — vor allem, wenn es sich um einen yinnigen Krebs handelt — fördern. Die Ingwerkompresse sollte deshalb als vorbereitende Maßnahme für das Tofupflaster angewendet werden, nicht als eigenständige Behandlungsmethode. Die Anwendungszeit sollte deshalb einige Minuten nicht überschreiten.

2. Tarokartoffel(Albi)pflaster. Tarokartoffeln sind in chinesischen und orientalischen Geschäften sowie in Naturkostläden erhältlich. Die Haut dieser Gemüseart hat eine braune Färbung und ist mit Häarchen bedeckt. Die Tarokartoffel wird in Hawaii sowie im Fernen Osten angebaut. Für das Tarokartoffelpflaster eignen sich am besten kleine Kartoffeln.

Zur Bereitung eines Tarokartoffelpflasters schälen Sie die Tarokartoffel und reiben den weißen Teil des Gemüses auf einer feinen Reibe. Die so entstandene Masse, die weiß und klebrig sein sollte, ist nun mit 5

Prozent geriebenem Ingwer zu mischen und in einer ca. 1,2 cm dicken Schicht auf ein Bauwolltuch auszustreichen. Dieses Pflaster sollte auf die vom Krebs befallenen Körperregionen aufgelegt werden, so daß die Ingwer-Tarokartoffelmasse in direkten Kontakt mit der Haut kommt (vgl. Abb. 7).

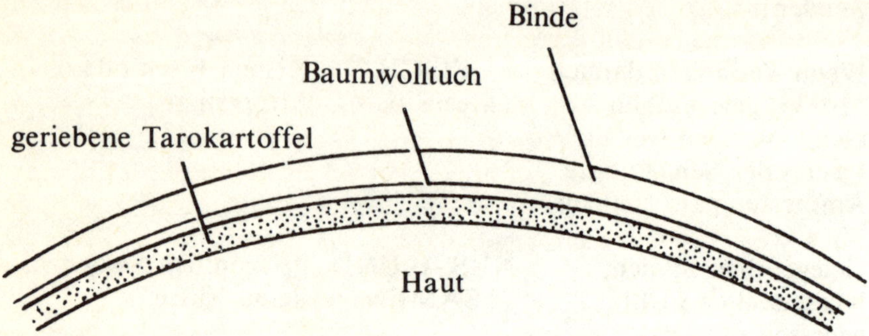

Abbildung 7: *Querschnitt eines Tarokartoffelpflasters*

Das Auflegen von kaltem Tarokartoffelpflaster sollte unmittelbar auf die Ingwerkompresse folgen. Das Pflaster kann durch eine Binde vor dem Abrutschen bewahrt werden; es sollte etwa 4 Stunden auf der Haut belassen werden; danach nimmt seine Wirksamkeit ab und es sollte ein neues Pflaster aufgelegt werden. Wenn der Patient auf Grund der kühlenden Wirkung des Tarokartoffelpflasters fröstelt, hilft eine heiße Ingwerkompresse während der Zeit, in der das Tarokartoffelpflaster gewechselt wird. Sollte das Frösteln weiterhin anhalten, rösten Sie Salz in einem Pfännchen, wickeln es in ein Tuch und legen es auf das Pflaster. Dem Patienten darf während dieser Salzbehandlung auf keinen Fall zu warm werden.

Das Tarokartoffelpflaster entzieht dem Körper karzinogene Substanzen und erweist sich besonders bei der Entfernung von Kohlenstoff und Mineralien, die in Tumoren enthalten sind, als sehr wirkungsvoll. Wenn nach der Entfernung des Tarokartoffelpflasters entweder die ursprünglich hellgefärbte Pflastermasse oder die Haut sich dunkel oder braun verfärbt haben, deutet dies darauf hin, daß überschüssige Mengen von Kohlenstoff und anderen Elementen durch die Haut ausgeschieden wurden. Diese Behandlungsmethode führt zu einer allmählichen Schrumpfung des Tumors. Für gewöhnlich sind Tarokartoffeln in allen größeren Städten der Vereinigten Staaten und Kanadas erhältlich. Wenn Sie jedoch in einer Gegend leben, in der sie nicht im Handel sind, können Sie auch die gewöhnliche Kartoffel anstatt der Tarokartoffel verwenden. Diese ist zwar nicht so wirksam wie die letztere, zeitigt aber dennoch positive Ergebnisse. Mischen Sie 50 bis 60 Prozent geriebene Kartoffel mit 40 bis 50 Prozent — ebenfalls geriebenem — grünem Blattgemüse, indem Sie die beiden Substanzen in einem Suribachi zusammen zerreiben. Diese Mischung kann nun wie beim Tarokartoffelpflaster weiterverwendet werden.

3. Buchweizenpflaster. Buchweizenpflaster finden ihre Anwendung in Fällen, in denen der Patient an einer Schwellung des Unterleibs auf Grund der Speicherung von Flüssigkeit leidet. Wenn diese Flüssigkeit operativ entfernt wird, mag sich der Patient kurzfristig besser fühlen, doch wird sich nach einigen Tagen sein Zustand plötzlich erheblich verschlechtern. Deshalb liegt es auf der Hand, daß wir einen derartig drastischen Eingriff zu vermeiden suchen müssen.

Zur Zubereitung eines Buchweizenpflasters mischen Sie Buchweizen mit warmem Wasser und kneten diese Masse bis sie teigartig fest und nicht zu wässrig ist. Tragen Sie sie sodann in einer etwa 2,5 cm dicken Schicht auf den Unterleib auf, so daß die gesamte geschwollene Region bedeckt ist. Eine Binde oder ein Baumwolltuch verhindert ein Abrutschen der aufgetragenen Masse. Ein solches Pflaster kann an allen Körperstellen aufgelegt werden. Wenn zum Beispiel eine Brust operativ entfernt wird, schwellen in vielen Fällen die Lymphknoten in der Umgebung, der Hals sowie manchmal der Arm nach einigen Monaten an. Um diesem Zustand abzuhelfen, legen Sie über einen Zeitraum von 5 Minuten eine Ingwerkompresse auf die geschwollenen Partien und lassen Sie dieser Kompresse ein Buchweizenpflaster folgen. Dieses sollte alle 4 Stunden erneuert werden. Nach der Entfernung des Pflasters wird Ihnen auffallen, daß der Körper beginnt, Flüssigkeit durch die Haut auszuscheiden oder daß die Schwellung abzunehmen anfängt. Das Buchweizenpflaster muß nur wenige Male aufgelegt werden, um Schwellungen zu beseitigen. Der Heilungsprozeß nimmt höchstens zwei oder drei Tage in Anspruch.

Die meisten Krebsarten können auch ohne äußerliche Anwendungen geheilt werden. Nur bei den 20 bis 30 Prozent der Fälle, die sich bereits im Endstadium befinden oder die durch vorherige Behandlungsmethoden kompliziert worden sind, werden derartige Methoden notwendig. Die makrobiotische Behandlung durch richtige Ernährung kann auch mit den äußerlichen Anwendungen kombiniert werden und zur Heilung nicht-krebsartiger Tumore und Zysten wie Hirntumore, Fibrome, Eierstockzysten, Brustzysten u.a. eingesetzt werden.

Wenn es darum geht, bei einem komplizierten Krebsfall zu

entscheiden, ob eine erfolgreiche Heilung möglich sein wird, sind folgende Punkte zu überprüfen:

1. Die Stärke der angeborenen Konstitution der Person.
2. Die Frage, ob bereits Operationen oder Behandlungen an der Person durchgeführt wurden. Tonsilektomien (Mandeloperationen), Appendektomien (Blinddarmoperationen) und andere chirurgische Eingriffe sowie die Verwendung von Medikamenten und Drogen schwächen die Widerstandfähigkeit des Menschen gegen Krankheiten.
3. Die Frage, ob die betreffende Person und seine engsten Familienangehörigen in der Lage sind, Selbstbesinnung zu üben, d.h. also, ob sie vom Geiste der Dankbarkeit und der Wertschätzung beseelt sind — nicht nur gegenüber denen, die ihnen helfen, sondern gegenüber dem Leben insgesamt, einschließlich gegenüber dem wundervollen natürlichen Verteidigungsmechanismus des Körpers.

Eine erfolgreiche Behandlung kann ohne die gute Zusammenarbeit mit der engeren Familie des Patienten nicht gewährleistet werden. Die Familie muß sich voll und ganz über die Situation im klaren sein und beginnen, ihre Ernährungsweise der des Patienten anzugleichen und diesem gleichzeitig ihre Liebe und Unterstützung auf jede mögliche Weise zu bezeigen.

KAPITEL DREI

Die Kunst der Diagnose

Die Kunst der Diagnose ist ein integraler Bestandteil des natürlichen Heilens. Wenn eine bestimmte Krankheit nicht voll und ganz erfaßt und verstanden wird, ist es schwierig, wenn nicht sogar unmöglich, die richtigen Ratschläge zur Linderung oder Heilung dieser Krankheit zu geben. In diesem Kapitel werden wir sechzehn verschiedene Arten der Diagnose darlegen, die alle auf dem Verständnis der Ordnung des Universums oder der Naturgesetze beruhen. Dieses Verständnis bildete die Grundlage der traditionellen fernöstlichen Medizin; einige der im folgenden beschriebenen Methoden werden im Fernen Osten schon seit Tausenden von Jahren angewendet.

1. Diagnose unter Einbeziehung der gesamten Umwelt

Diese Art der Diagnose gründet sich auf dem Verständnis der Beziehung zwischen dem Menschen und der ihn umgebenden, weiten Umwelt, die die Dimensionen Raum und Zeit einbezieht. Der Begriff der Umwelt umfaßt auch die himmlische Umwelt oder *Ten-Sō*, die irdische Umwelt oder *Chi-Sō,* und die zeitliche Umwelt *Ji-Sō. Sō* kann mit dem Terminus „Phänomen" oder auch „Erscheinung eines Phänomens" übersetzt werden. Die ersten sechs der erwähnten sechzehn Arten der Diagnose sind verschiedene Formen von *Sō,* während die übrigen unter den Begriff *Shin,* was soviel heißt wie „individuelle Symptome", subsumiert werden können.

A. Ten-Sō (天相) Himmlische Phänomene

Ten-Sō basiert auf dem Einfluß der verschiedenen Arten von Bewegungen der Himmelskörper, die das Leben des Menschen beeinflussen. Hier sind besonders die Bewegungen der Sonne, des Mondes und der Hauptsternbilder zu nennen. So folgt zum Beispiel der Menstruationszyklus der Frau dem Zyklus des Mondes. Der Mondzyklus beeinflußt auch den allgemeinen physischen und emotionalen Zustand des Menschen. Bei Vollmond sind wir für gewöhnlich reizbarer, während wir bei Neumond eher ruhig und gelassen reagieren. Auch treten manche Krankheiten bei Vollmond in akutere Stadien, während bei anderen dieses eher bei Neumond der Fall ist. Der Mondzyklus hat außerdem direkten Einfluß auf die Gezeiten, die wiederum die Atmosphäre verändern und so den menschlichen Körper beeinflussen.

Ein Beispiel für einen solchen Einfluß ist das Asthma, das normalerweise durch übermäßige Aufnahme von Flüssigkeit hervorgerufen wird. Menschen, die an dieser Krankheit leiden, haben häufig insbesondere bei feuchtem Wetter Anfälle. Auch Störungen wie Kopfschmerzen, Diarrhöe und Fieber unterliegen in hohem Maße dem Einfluß der atmosphärischen Bedingungen. Bei der Behandlung dieser Erkrankungen müssen Faktoren wie die Position der Sonne, die atmosphärischen Bedingungen, die Phase, in der sich der Mond gerade befindet sowie die Frage, welches Hauptsternbild der Erde zum Zeitpunkt der Behandlung gegenübersteht, berücksichtigt werden.

B. Chi-Sō (地相) Irdische Bedingungen

Chi-Sō bedeutet die Umwelt des Menschen auf der Erde. Der Ort, an dem wir leben, hat einen starken Einfluß auf unsere Kondition. Berge, Ebenen, Küstengebiete, Wüsten, fruchtbare Täler oder Seen wirken auf eine ganz verschiedene Art und Weise auf uns ein. Ich habe zum Beispiel in Amsterdam ein junges Paar kennengelernt, das, obwohl es sich schon seit einigen Jahren makrobiotisch ernährte, nicht glücklich war. Die junge Frau urinierte viel zu häufig und litt unter einer periodisch auftretenden Schwellung des Gesichts, obwohl sie nur sehr kleine Mengen an Flüssigkeit zu sich nahm. Da sie dachte, daß Salz der Grund für ihr Leiden war, hatte sie versucht, dieses Produkt vollständig zu meiden. Ihre Probleme bestanden jedoch weiter, obwohl ihr Allgemeinzustand sich besserte. Ihre Erkrankung lag in der Tatsache begründet, daß sie auf einem Hausboot lebte. Obwohl sie nicht übermäßig viel Flüssigkeit zu sich genommen hatte, atmete sie ständig die feuchte Luft der Gracht, auf der sie lebte, ein und allein dieses führte zu den erwähnten Symptomen.

C. Ji-Sō (時相) Zeit (vgl. Abb. 1)

Unsere Kondition ist auch durch Phänomene wie dem Wechsel der Jahreszeiten und dem Wechsel von Tag und Nacht ständig bestimmten Einflüssen unterworfen. Ji-Sō befaßt sich mit der Art und Weise, in der diese Zyklen auf uns einwirken. Nehmen wir einmal Polio (Kinderlähmung) als Beispiel. Polio ist ein yinniger Zustand, der durch die extreme Aufnahme von Nahrungsmitteln wie Fruchtsäften, Speiseeis und Zucker hervorgerufen wird. Wenn diese Produkte dem Körper im Übermaß zugeführt werden, führt dieses zu einer Schwächung der yangigen Körperteile wie zum Beispiel der Beine. In den Vereinigten Staaten ist Polio vor allem in den südlichen Regionen zu finden, in denen die Menschen mehr yinnige Nahrungsmittel als im Norden zu sich nehmen. Der Konsum dieser Produkte ist für gewöhnlich in den heißen Sommermonaten höher, doch werden in dieser Zeit die Auswirkungen durch die große Hitze in gewisser Weise aufgefangen.

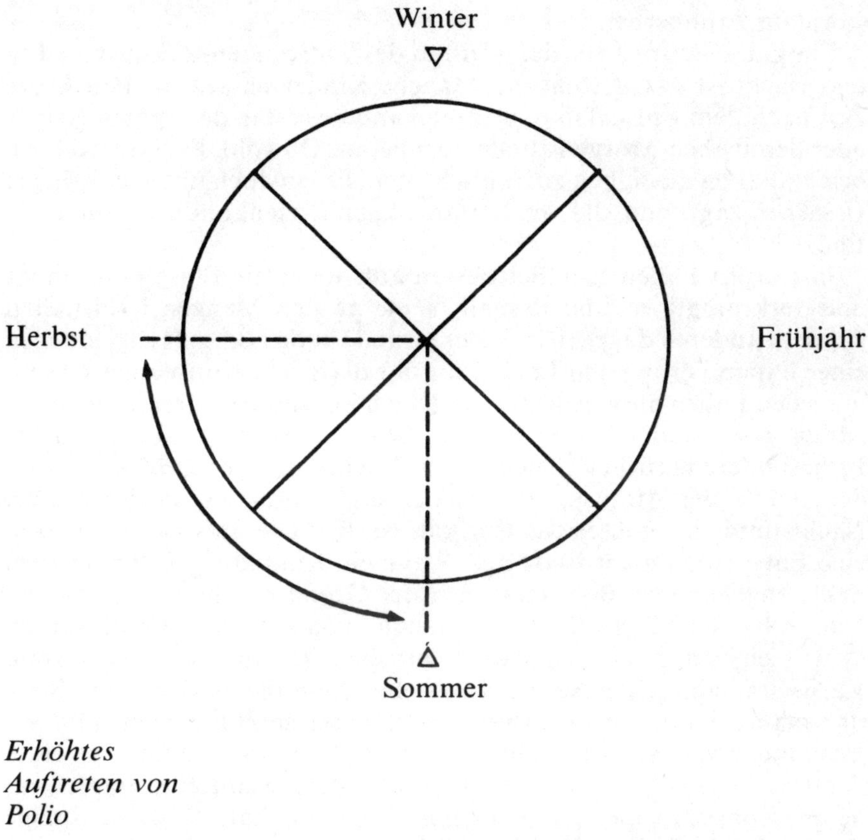

Abbildung 1. *Ji-Sō beschreibt den Einfluß des Wechsels der Jahreszeiten auf unseren physischen, emotionalen und psychischen Zustand. Die Abbildung veranschaulicht die Auswirkungen der Jahreszeiten auf das Auftreten von Polio. Polioerkrankungen häufen sich im Spätsommer und im Frühherbst. Dieses ist auf die akkumulierte Wirkung von extrem yinnigen Nahrungsmitteln wie Speiseeis, Limonaden u.a. zurückzuführen, die während der heißen Sommermonate für gewöhnlich in verstärktem Maße konsumiert werden.*

Nach der heißesten Zeit des Sommers gehen die Temperaturen langsam zurück und das Yin, das dem Körper während der Sommermonate zugeführt wurde — oder das sogar auch jetzt noch weiterhin zugeführt wird — hat sich zu überschüssigen Mengen angesammelt; es kommt so zu einem extrem yinnigen Zustand des menschlichen Körpers. Aufgrund dieses Prozesses entwickeln sich Polioerkrankungen besonders häufig in den Spätsommermonaten sowie im Frühherbst.

Ein gutes Beispiel für den Einfluß des 24-Stunden-Zyklus von Tag und Nacht ist das Bettnässen. Manche Kinder nässen ihr Bett kurze Zeit nach dem Einschlafen, während andere erst in den späten Nacht- oder den frühen Morgenstunden urinieren. Obwohl die Symptome in beiden Fällen die selben zu sein scheinen, liegen doch unterschiedliche Ursachen zugrunde, die von der jeweiligen Blasenkondition abhängig sind.

In einigen Fällen tritt Bettnässen auf, wenn die Blase kontrahiert und verkrampft ist und deshalb keine großen Mengen Urin halten kann; in anderen dagegen liegt der Grund für das Bettnässen jedoch in einer Expandierung und Lockerung der Blase. Die Konsequenzen sind in beiden Fällen die gleichen. In welchem Zeitraum während der Nacht ist es nun wahrscheinlich, daß sich die Blase zusammenzieht? Insbesondere natürlich in den späten Nacht- und frühen Morgenstunden, wenn die Atmosphäre dunkler und kälter ist. In den frühen Nachtstunden, wenn es weniger kalt ist, tritt eher das Gegenteil, d.h. eine Entspannung der Blase auf. Wenn ein Kind kurze Zeit nach dem Schlafengehen sein Bett näßt, liegt der Grund in einem Übermaß an Yin, d.h. der überhöhten Aufnahme von Wasser, Fruchtsäften, Gewürzen, verschiedenen Arten von Zucker, Limonadengetränken, Kaffee und ähnlichen Nahrungsmitteln. Die Fälle, in denen die Blase übermäßig verkrampft ist, sind auf eine extreme Zufuhr von yangigen Produkten wie Salz, Eier, Fleisch und Fisch zurückzuführen. Bei einer derartig übermäßig yangigen Blase sind Nahrungsmittel zu empfehlen, deren Konsum eine entspannende Wirkung hat. Extrem yinnige Produkte wie Zucker sind jedoch keinesfalls anzuraten, da diese zu einer allgemeinen Verschlechterung der Kondition des Kindes führen würden. Hochwertiges Yin in Form von gebackenen Äpfeln, heißem Apfelsaft oder jeder Art von gekochtem Obst der Saison aus der eigenen Region trägt zur Beseitigung dieses Problems bei. Bei einer übermäßig expandierten Blase sollte man den umgekehrten Weg gehen: Der betreffenden Person ist zu empfehlen, Obst, Zucker und andere yinnige Nahrungsmittel zu meiden, gleichzeitig die Flüssigkeitszufuhr zu drosseln und den Salzverbrauch geringfügig zu erhöhen.

2. Diagnose unter Einbeziehung der unmittelbaren Umgebung

Diese Methode basiert auf dem Verständnis der Bedingungen unserer unmittelbaren Umwelt. Hier werden Faktoren wie der Ort, an dem wir leben — ob auf dem Lande oder in der Stadt —, die Art unserer Familie und die Natur unserer Beziehungen zu anderen Menschen einbezogen. Nehmen wir zum Beispiel einmal an, ein Mann hat den Wunsch, seine Ernährungsweise zu ändern, seine Frau ist jedoch der Ansicht, dieses sei Unsinn und setzt ihm weiterhin Fleisch und Speiseeis vor. Verständlicherweise ist es für den Mann in einem solchen Fall sehr schwierig, sich richtig zu ernähren. Seine Kondition wird sich wahrscheinlich verschlechtern.

Um ein weiteres Beispiel zu geben, gehen wir einmal davon aus, daß eine ganze Familie beschließt, ihre Ernährung umzustellen, um auf diese Weise einem kranken Mitglied zu helfen. Eine der Großmütter gibt dem Patienten jedoch von Zeit zu Zeit Honig und Obst zu essen. Das kann zur Folge haben, daß sich der Zustand des Patienten nicht bessert. Damit ein kranker Mensch seine Gesundheit wiedererlangen kann, muß seine ganze Familie ihn unterstützen und ihm helfen. Mit einer derartigen Unterstützung und Ermunterung des Patienten können 98 Prozent aller Krankheiten — sogar viele, die sich im Endstadium befinden — geheilt werden. Andererseits ist es schwierig, Erkrankungen zu kurieren, wenn nicht die ganze Familie des Patienten das ihre dazutut.

Ein weiterer Aspekt dieser Art der Diagnose besteht darin, den Zustand der Wohnung oder des Hauses des Patienten als Hilfsmittel zur Diagnose heranzuziehen. So ist eine unordentliche, unaufgeräumte oder unsaubere Wohnung nichts anderes als ein Spiegelbild der physischen und psychischen Kondition ihres Inhabers. Die Brieftasche einer Frau gibt ebenfalls deutliche Hinweise auf den Gesundheitszustand ihrer Eigentümerin. Eine unordentliche Handtasche deutet auf eine gleichermaßen in Unordnung geratene Kondition hin.

Der wichtigste Raum im Haus ist die Küche. Ein Blick auf den Zustand der Küche verrät uns, in welcher Kondition sich die ganze Familie, die das Haus bewohnt, befinden muß. Wenn zum Beispiel im Kühlschrank Fleisch, Eier, Milch und Reste zu finden sind, die sich schon seit einigen Wochen dort befinden und wenn wir beim Öffnen dieses Kühlschranks einen muffigen, abgestandenen Geruch wahrnehmen, so können wir davon ausgehen, daß die Menschen, die in diesem Haus ihre Nahrung zu sich nehmen, häufig unter Problemen und Erkrankungen zu leiden haben.

Über die Kondition eines Menschen läßt sich auch sehr viel aus den Farben, die dieser zur Ausgestaltung seiner Wohnung wählt, herausle-

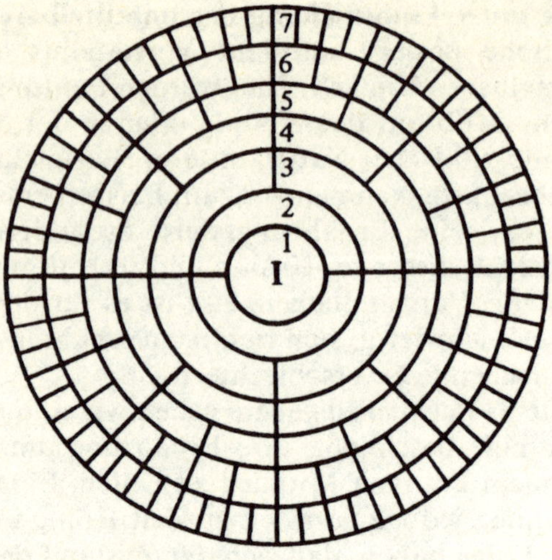

Abbildung 2: *Das Verhältnis, in dem wir zu unseren Vorfahren stehen, ist in der obigen Mandala dargestellt. Die Zeichnung umfaßt sieben Generationen, unsere eigene (I) eingeschlossen.*

sen. Jede Farbe hat eine ihr eigene Qualität und beeinflußt das Leben des Menschen, dessen Umgebung sie bestimmt. Ein Raum, der von der Farbe Rot dominiert wird, regt den Menschen auf, läßt ihn sich unruhig und gereizt fühlen. Die Farbe Blau hat dagegen den umgekehrten Effekt, d.h. sie wirkt beruhigend und entspannend. Diese Einflüsse sind auf die Wellen unterschiedlicher Länge oder auch Vibrationen, die jede Farbe ausstrahlt, zurückzuführen. Auch die Zirkulation der Luft ist von großer Bedeutung. Ein kranker Mensch sollte sich nicht in einem schlecht belüfteten Raum aufhalten, da stehende, unbewegte Luft der Gesundheit nicht zuträglich ist. Zur Erhaltung unserer Gesundheit und unseres Wohlbefindens sollten unser Heim und unsere Umgebung so einfach und natürlich wie möglich gehalten sein.

3. Diagnose unter Einbeziehung der Vorfahren und deren spiritueller Kräfte

A. Diagnose unter Einbeziehung der Vorfahren

Diese Art der Diagnose schließt die Fähigkeit ein, verschiedene Charakterzüge, die ein Mensch von seinen Eltern, Großeltern oder anderen Vorfahren geerbt hat, zu erkennen und auszuwerten. Abbildung 2 veranschaulicht das Verhältnis, in dem jeder einzelne von uns zu seinen Vorfahren steht.

Wir befinden uns im Zentrum der Abbildung (I) (Abb.2) und existieren im Ursprung als befruchtetes Ovum. Die Vereinigung des väterlichen Spermiums mit dem Ovum der Mutter (wie in Stufe 2 veranschaulicht) ist der Beginn der Kette der Einflußnahme. Jedes Elternteil steht nun wieder unter dem gleichen Einfluß seiner Eltern (3) und jeder Großelternteil ist ebenfalls dem Einfluß seiner Eltern (4) unterworfen. Diese Kette läßt sich beliebig fortsetzen (6, 7). Jeder von uns hat zwei Elternteile, vier Großeltern, acht Urgroßeltern und sechzehn Ur-Urgroßeltern. Mit deren Eltern wächst die Zahl der Vorfahren auf zweiunddreißig, mit der nächsten Generation auf vierundsechzig. Unsere eigene Generation eingeschlossen sind dieses insgesamt sieben Generationen. Jeder einzelne unserer Vorfahren beeinflußt uns in bestimmter Weise. Dieser Einfluß ist umso größer, je kleiner die Zeitspanne zwischen uns und der betreffenden Person ist und umso kleiner, je größer diese ist. Natürlich können wir unseren Stammbaum bis in die Unendlichkeit zurückverfolgen, aber nur die letzten sieben Generationen — unsere eigene eingerechnet — haben Einfluß auf unsere Kondition.

So ist zum Beispiel die rechte Gesichtshälfte im allgemeinen yangiger als die linke. Da das Ovum sich nach unten bewegt und relativ kompakt ist, ist es eher yang, d.h. es ist vor allem der Zentripetalkraft unterworfen. Umgekehrt sind Spermien aktiv und bewegen sich nach oben; sie werden durch einen Differenzierungsprozeß geschaffen und sind aus diesen Gründen eher yin. Der Einfluß, der von unserer Mutter auf uns augeübt wird, ist eher yang und drückt sich in der rechten Gesichtshälfte aus, während der mehr yinnige Einfluß des Vaters seinen Niederschlag in der linken Gesichtshälfte findet. Die Handlinien der rechten Handfläche lassen so ebenfalls auf den mütterlichen Einfluß schließen, die der linken dagegen auf den des Vaters.

Sobald wir dieses Phänomen verstanden haben, sind wir in der Lage, uns ein allgemeines Bild von den Eltern eines Menschen zu machen; wir wissen, was für eine Art Mensch sie waren, was für Nahrung sie bevorzugten und wer der dominierende Teil in ihrer Verbindung war.

Kein Mensch hat ein vollständig symmetrisches Gesicht; eine Hälfte ist immer stärker kontrahiert als die andere. Eine Gesichtshälfte ist also kleiner als die andere und die Nase eines Menschen hat für gewöhnlich eine leichte Neigung zu dieser kleineren Hälfte hin. Wenn man spricht, bewegt sich die Partie des Mundes, die zu der stärker kontrahierten Seite gehört, mehr als die andere. Die yangigere, kontrahiertere Seite des Gesichtes läßt auch Rückschlüsse darauf zu, welcher Elternteil der aktivere war.

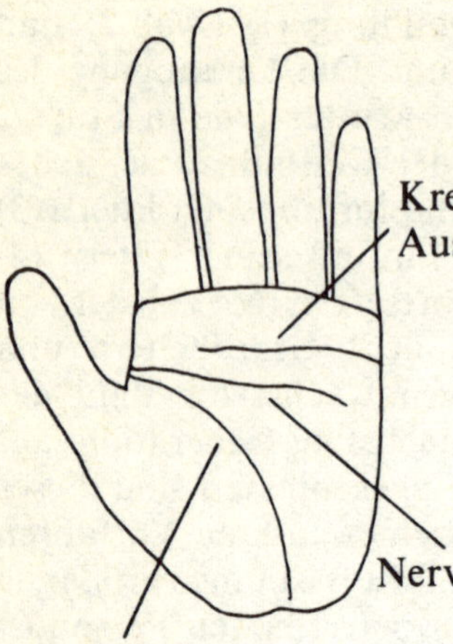

Abbildung 3: *Die drei Hauptlinien der Handfläche spiegeln die Kondition der wichtigsten Körperfunktionssysteme wider. Die Linien der rechten Handfläche entsprechen dem von der Mutter ausgeübten Einfluß, die der linken geben Aufschluß über den des Vaters.*

Wir können die Kondition unserer Eltern auch aus unserer Handfläche ablesen (vgl. Abbildung 3). Die drei Hauptlinien der Handfläche spiegeln die Kondition der drei Hauptfunktionssysteme des Körpers wider. Die Lebenslinie entspricht dem Verdauungs- und Atmungssystem, die Kopflinie dem Nervensystem und die Herzlinie dem Kreislauf und dem Ausscheidungssystem. Sind diese Systeme von Natur aus kräftig und gesund, werden die beschriebenen Linien tief und klar erkennbar sein. Die Linie des Verdauungssystems muß lang und durchgehend sein. Wenn die Linien der rechten Handfläche stärker ausgeprägt sind als die der linken, war unsere Mutter der aktivere Mensch in der elterlichen Beziehung. Umgekehrt gilt dieses für den Vater, wenn die Linien der linken Handflächen deutlicher hervortreten.

Wir können auch das Gesicht eines Menschen noch weiter unterteilen, um mehr über die Kondition seiner Großeltern zu erfahren (vgl. Abbildung 4). Wenn wir die beiden Gesichtshälften jeweils noch einmal der Länge nach halbieren, so weisen die inneren Hälften auf den mehr yangigen Einfluß der Großmutter hin, während die äußeren Partien vom eher yinnigen Einfluß des Großvaters geprägt sind.

Die rechte Seite läßt Rückschlüsse auf die Großeltern mütterlicherseits zu, während die linke Seite Hinweise auf die Großeltern väterlicherseits gibt.

Eine genaue Untersuchung der Augen eines Menschen zeigt, daß sich die Augenwinkel voneinander unterscheiden. In Abbildung 5

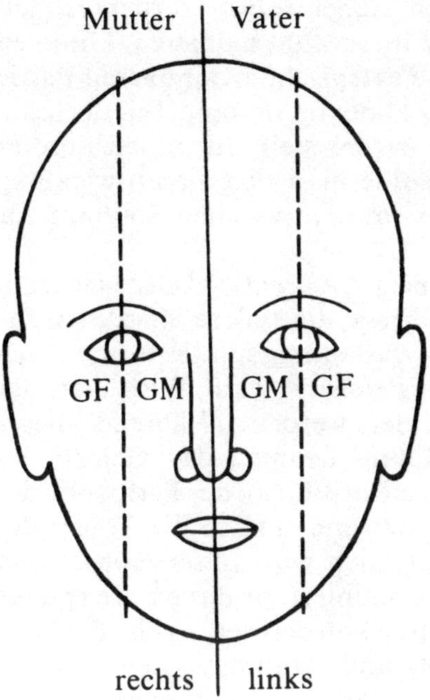

Abbildung 4: *Die rechte Gesichtshälfte ist vom Einfluß, den unsere Mutter auf uns ausübt, geprägt, die linke von dem unseres Vaters. Der innere Teil der jeweiligen Hälfte spiegelt den Einfluß der Großmutter wider, während der des Großvates sich in der äußeren manifestiert.*

sehen wir, daß ein Augenwinkel expandiert und offen ist (1); einer ist sehr kontrahiert (2), einer ist in keiner Hinsicht auffällig (3) und einer ist relativ eng geschlossen (4). Der innere Augenwinkel des rechten Auges deutet auf die Kondition der Großmutter mütterlicherseits hin; da er im Fall der Skizze am stärksten kontrahiert ist, heißt das, daß sie die stärkste in der Generation der Großeltern war. Der äußere Winkel des rechten Auges, der die Kondition des Großvaters mütterlicherseits wiederspiegelt, ist am stärksten expandiert und am meisten gelockert; das bedeutet, daß dieser Großvater von der Kondition her der schwächste der Großelterngeneration war. Das linke Auge läßt den Schluß zu, daß die Großeltern väterlicherseits bezüglich ihrer Kondition eine Mittelstellung einnahmen.

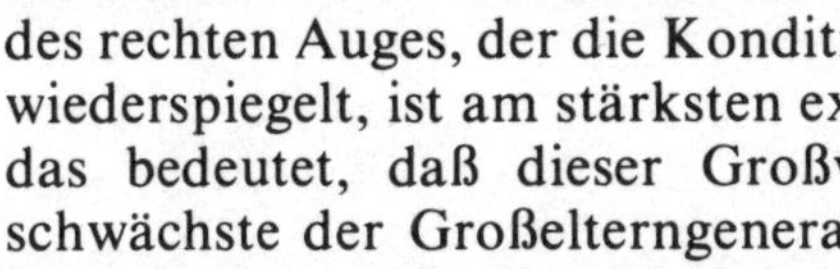

Abbildung 5: *Die Augenwinkel geben Aufschluß über die Kondition der Großeltern eines Menschen. Hier das Beispiel einer Person, bei der die Großmutter der stärkere, mehr yangige Teil der Großeltern war.*

Jeder von uns hat, wenn er sieben Generationen zurückrechnet, vierundsechzig Vorfahren. Wenn wir diese Zahl halbieren, kommen wir auf die Zahl zweiunddreißig. Diese entspricht in der oberen Partie unseres Körpers der Anzahl unserer Zähne, im unteren Teil der Zahl der Wirbel. Jeder Zahn und jeder Wirbel steht für einen unserer Vorfahren. Um dieses zu verstehen, sollte man sich die Entwicklung dieser Teile des menschlichen Körprs im embryonalen Stadium vor Augen halten (vgl. Abbildung 6).

Die innere Spirale unseres Körpers (A) entwickelt sich zum Verdauungs- und Atmungssystem, während die äußere Spirale (B) das Nervensystem bildet. Am Ende der Verdauungsspirale formen sich zweiunddreißig Zähne, während die gleiche Anzahl Wirbel an der Spirale des Nervensystems ausgebildet werden. Während dieses Stadiums der embryonalen Entwicklung nehmen das Gehirn des Menschen sowie das Nervensystem eine Position an der Peripherie des Körpers, d.h. also eine Yin-Position, ein und sind so die Träger des yinnigeren Einflusses des Vaters. Natürlich wird unser Körper von beiden Elternteilen beeinflußt, doch dominiert zu diesem Zeitpunkt der Einfluß des Vaters. Umgekehrt konzentriert sich der der Mutter vornehmlich im Verdauungs- und Atmungssystem, die die zentrale Position im Körper des Embryos einnehmen. Wenn ein Mann ein kräftiges Nervensystem und einen scharfen Intellekt hat, werden seine Kinder für gewöhnlich diese Eigenschaften von ihm erben, falls sie sich nicht selbst durch falsche Ernährung verderben. Ähnlich gilt, daß wenn eine Frau von Natur aus kräftig und aktiv ist, ein gesundes Atmungs- und Verdauungssystem besitzt, ihre Kinder ebenfalls diese Vorzüge für sich beanspruchen werden können.

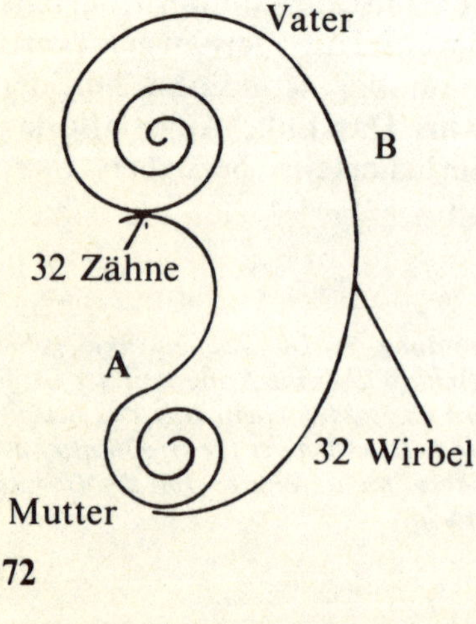

Abbildung 6: *Die innere Spirale des Körpers (A) entwickelt sich später zum yinnigen Verdauungssystem, während die äußere Spirale zum yangigen Nervensystem wird (B).*

Jeder der zweiunddreißig Wirbel läßt Rückschlüsse auf den Einfluß unserer zweiunddreißig Vorfahren der sieben Generationen väterlicherseits zu, während jeder Zahn den gleichen Vorfahren mütterlicherseits entspricht. Der Einfluß unserer Vorfahren macht sich auch in anderen Regionen unseres Körpers bemerkbar. So reflektieren die mehr yangigen, kompakten Organe den Einfluß unserer Vorfahren mütterlicherseits, und die eher yinnigen, hohlen Organe den der Vorfahren väterlicherseits. Die so etablierten Beziehungen stimmen genauestens mit denen überein, die in der Wissenschaft der Genetik untersucht werden. Anders ausgedrückt bedeutet das also, daß der Einfluß, der von Generation zu Generation über die Desoxyribonukleinsäure (DNS) ausgeübt wird, dem, der durch den Mechanismus von Yin und Yang weitergegeben wird, entspricht.

B. Rei-Sō (靈相) ***Diagnose unter Einbeziehung der spirituellen Kräfte unserer Vorfahren***

Im Japanischen bedeutet das Wort *Rei* „spirituelle Kräfte". Die Diagnose unter Einbeziehung der spirituellen Kräfte erfordert die Fähigkeit, die Einflüsse zu erfassen, die von Menschen, die bereits gestorben sind, ausgeübt werden. Um dieses einmal etwas zeitgemäßer auszudrücken, können wir den Begriff „spirituelle Kräfte" mit den Termini „Vibration", „Energie" oder „Bewußtsein" umschreiben. Wir wollen uns hier mit den verschiedenen Arten von Einflüssen, die Menschen aus der Sphäre der spirituellen Kräfte erhalten, beschäftigen, um auf diese Weise die genannte Art der Diagnose besser zu verstehen. Viele von uns haben einen Menschen, der für sie ein Ideal darstellt. Wir denken manchmal: „Ich wäre gern wie Jesus, Sokrates, Laotse oder Schweitzer" oder eifern anderen Personen nach. Aus diesem Grunde machen wir uns oft ein bestimmtes Bild von solchen Menschen, das uns begleitet und unser Bewußtsein sowie die gesamte Ausrichtung unseres Lebens prägt. Hier handelt es sich um eine Art des spirituellen Einflusses. Eine andere Form eines solchen Einflusses hängt mit der Verbundenheit zusammen, die wir Menschen, die uns zu ihren Lebzeiten nahestanden, jedoch bereits verstorben sind, gegenüber empfinden. Wenn man zum Beispiel zu einer bestimmten Person — wie zum Beispiel einem Elternteil, einem Vorfahren oder einem engen Freund — die gestorben ist, ein besonderes Verhältnis hatte, werden ihre spirituellen Kräfte in vielen Fällen in enger Verbindung mit einem stehen. Man kann für „spirituelle Kräfte" hier auch die Begriffe „Vibration" oder „Bewußtsein" einsetzen. Viele Menschen werden von solchen Kräften, die man auch „Geister" nennen kann, beeinflußt.

So kam zum Beispiel vor einigen Jahren ein junger Mann zu mir, der sich in einem Zustand größter Verzweiflung befand. Er litt nicht nur unter einer sehr schlechten physischen Kondition, sondern auch an emotionalen und psychologischen Störungen. Sein Zustand war derartig schlecht, daß die Atmosphäre, sobald er den Raum betrat, dunkel und deprimierend wurde. Seine Eltern waren bereits tot und seine Geschwister entweder geisteskrank oder auf unnatürliche Weise frühzeitig ums Leben gekommen. Als ich mich nach seinen Vorfahren erkundigte, erklärte er, daß diese in der amerikanischen Kolonialzeit Sklavenhändler gewesen seien. Da sich diese Vorfahren des jungen Mannes derartig betätigt hatten, übertrug sich ihr negativer Einfluß von Generation zu Generation und war die Ursache für das Unglück der Familie. Um seine Kondition zu reinigen, begann dieser junge Mann nun, sich makrobiotisch zu ernähren und zu seinen Vorfahren zu beten; er verlieh so seiner Wertschätzung ihnen gegenüber Ausdruck und bat die wandernden spirituellen Kräfte derer, die von ihnen in die Sklaverei gezwungen worden waren, in ihrem Namen aufrichtig um Vergebung. Nach einem Jahr war er zu einem glücklichen, kräftigen und gesunden Mann geworden.

Wandernde spirituelle Kräfte tauchen über der Schulter eines Menschen auf. Wenn sie über der linken Schulter entdeckt werden, handelt es sich entweder um männliche spirituelle Kräfte, wie zum Beispiel die eines verstorbenen Ehemanns, oder sie gehören zu einem Vorfahren väterlicherseits. Wenn sie aber über der rechten Schulter auftauchen, handelt es sich entweder um weibliche spirituelle Kräfte oder um solche der Vorfahren mütterlicherseits.

Wie der Fall dieses jungen Mannes aufzeigt, kann unser Gesundheitszustand davon abhängen, ob wir in der Lage sind, unsere spirituelle Kondition durch die Befriedigung dieser wandernden spirituellen Kräfte zu reinigen. Dazu sind Gebete, Selbstbesinnung und die „Wiederauferstehung unserer selbst" — ein Wandel des Blutes, der Zellen, des gesamten Wesens — notwendig. Letztendlich sollte diese Befriedigung der unglücklichen spirituellen Kräfte über die, deren Einflußnahme wir direkt ausgesetzt sind, hinausgehen und sich auf alle unglücklichen, irregeleiteten Wesenheiten erstrecken. Viele Menschen haben in der Geschichte der Menschheit Leid ertragen müssen und unsere moderne Zivilisation gründet sich wahrhaftig auf den Opfern und den Leiden von unzähligen Menschen. Wenn wir nicht beginnen, durch die oben beschriebenen Maßnahmen einen Wandel herbeizuführen, wird unsere Zivilisation zu großem Unglück führen und tragisch enden.

4. Sō-Sō: (想相) Diagnose unter Einbeziehung der Welt der Gedanken und der Vorstellungen

Das Wort *Sō* kann mit „Vorstellung", „Gedanke" oder auch „Bewußtsein" übersetzt werden. Diese Methode der Diagnose steht im Zusammenhang mit der Fähigkeit, die Gedanken und Vorstellungen, von denen ein Mensch geleitet wird, zu erkennen. Die beiden Hauptpole des menschlichen Bewußtseins liegen in der Erinnerung an die Vergangenheit und in der Antizipation der Zukunft. Die in die Zukunft gerichteten Denkprozesse, die eher yinnig sind, finden im vorderen Teil des Hirns statt, während die Erinnerung an die Vergangenheit, die eher yangig ist, im hinteren Teil des Hirns ihren Platz hat (vgl. Abb. 7).

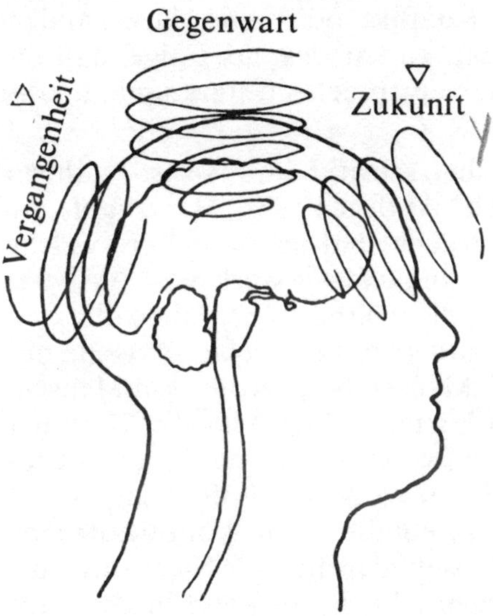

Abbildung 7: *Die auf die Zukunft gerichteten Denkprozesse finden in der eher yinnigen Cortex (Hirnrinde) statt, während die Erinnerungen an die Vergangenheit in der hinteren, mehr yangigen Sektion des Hirns hervorgerufen werden. Vorstellungen und Bilder betreffend die Gegenwart kommen in den zentralen Regionen des Hirns zustande.*

Die verschiedenen Arten der Denkprozesse werden durch die Aufnahme von verschiedenen Arten von Nahrungsmitteln gefördert. Wenn man zum Beispiel Nahrungsmittel wie Honig, Zucker, Gewürze, Salat und Obst zu sich nimmt, wird dadurch der vordere, yinnige Teil des Gehirns aktiviert. Auf diese Weise wird die Entwicklung von in die Zukunft gerichteten Gedanken und Konzepten stimuliert. Andererseits hat der Konsum von eher yangigen Nahrungsmitteln wie Steaks, Salz, Eiern u.a. zur Folge, daß der hintere Teil des Hirns aktiviert wird. Menschen mit einer derartigen Kondition sind oft sehr traditionsbewußt.

Die Gedanken treten in Form von Vibrationen oder Wellen,

einschließlich Alpha- und Betawellen, auf. Wenn man sich Gedanken über die Zukunft macht, sind die Vibrationen im vorderen Teil des Kopfes zu lokalisieren; beschäftigt man sich dagegen mit der Vergangenheit, treten die Vibrationen eher im hinteren Teil des Schädels auf. Vorstellungen und Gedanken, die die Gegenwart betreffen, führen zu Vibrationen auf beiden Seiten der mittleren Kopfregion. Die Frequenz und Intensität dieser Vibrationen ist durch die Art der Vorstellung, die heraufbeschworen wird, festgelegt. Wenn man zum Beispiel meditiert oder praktiziert, was allgemein „Nicht-Denken" genannt wird, sind die um den Kopf herum auftretenden Vibrationen sehr schwach. Wenn die Gedanken und Vorstellungen jedoch aktiver und bestimmer werden, wenn man zum Beispiel an das andere Geschlecht denkt, an seine geschäftlichen Tätigkeiten, seine finanzielle Lage, an irgendeinen Konflikt oder eine Auseinandersetzung, der man sich zu stellen hat, so hat das zur Folge, daß die Vibrationen um den Kopf herum dementsprechend stark und intensiv werden.

Wenn Sie von Ihrer Kondition her sensitiv sind, so ist es Ihnen möglich, diese Vibrationen durch Auflegen der Hand auf die verschiedenen Kopfpartien zu entdecken und so zu spüren, welche Teile des Hirns in Aktivität begriffen sind und wie stark diese Aktivität ausgeprägt ist. Es ist sogar möglich, diese Vibrationen ohne direkten Berührungskontakt zu fühlen, d.h. anders ausgedrückt zu wissen, mit welcher Art von Gedanken sich ein Mensch beschäftigt. Ein Mensch, der diese Fähigkeit besitzt, weiß, ob jemand lügt oder die Wahrheit sagt, oder inwieweit das, was ein Mensch sagt sich von dem, was er in Wirklichkeit denkt, unterscheidet. Um diese Methode der Diagnose zu praktizieren ist es notwendig, die sogenannte „nicht-konzentrierende Sichtweise" anzuwenden; es handelt sich hier um eine Sichtweise, die der von neugeborenen Kindern entspricht, bevor diese in der Lage sind, ihre Augen — also ihre Sicht — auf spezifische Objekte einzustellen und zu konzentrieren. Unsere Atmung sollte hierbei sehr ruhig sein, die Zeitspanne des Ausatmens vier bis fünfmal länger als die des Einatmens. Während des Ausatmens sollte begonnen werden, die Konzentrierung der Sicht abzubauen. (Siehe auch: Michio Kushis DO-IN-Buch).

5. Diagnose unter Einbeziehung des Ausdrucks

Da unsere Gewohnheiten, unsere Redeweise, unsere Bewegungen, Schrift und andere alltägliche Arten des Ausdrucks von der Nahrung, die wir zu uns nehmen, geprägt sind, zeigen alle Arten unseres Ausdrucks unsere Kondition auf. Wenn jemand zum Beispiel mit übereinandergeschlagenen Beinen dasitzt und dabei mit dem Fuß wippt, liegt eine Kondition vor, die der Polio (Kinderlähmung) entgegengesetzt ist und auf einen übermäßigen Konsum von yangigen Nahrungsmitteln zurückzuführen ist. Ein anderes Beispiel ist das Schlafwandeln. Auch dieses liegt in der übermäßigen Aufnahme von yangigen Nahrungsmitteln begründet und kann in einer einzigen Woche geheilt werden, indem alle tierischen Produkte aus dem Speisezettel gestrichen und durch pflanzliche ersetzt werden.

6. Diagnose unter Einbeziehung des Charakters und des Wesens

Diese Art der Diagnose ist der obigen sehr ähnlich und basiert auf dem Verständnis, welche Rückschlüsse die persönlichen Vorlieben, wie zum Beispiel die Art der Kleidung, die ein Mensch trägt, seine Hobbys, welche Bücher er bevorzugt, auf die Kondition dieses Menschen zulassen. Ein wichtiger Aspekt dieser Art der Diagnose gründet sich auf dem Verständnis der grundsätzlichen charakterlichen Unterschiede von Menschen aufgrund ihrer unterschiedlichen Geburtsdaten. Diese Art der Diagnose ist auch als „astrologische Diagnose" bekannt.

Ein Aspekt dieser Diagnose liegt in den konstituionellen Unterschieden, die auf die Jahreszeit der Geburt zurückzuführen sind. Ein Mensch, der im Mai geboren ist, wurde im Monat August gezeugt; seine embryonale Entwicklung fällt somit hauptsächlich in die kalten Wintermonate, während derer seine Mutter vor allem wahrscheinlich eher yangige Nahrung zu sich genommen hat — mehr gekochte Nahrung, mehr Salz und möglicherweise auch einen höheren Anteil an tierischen Produkten. Als Konsequenz daraus ist die Grundkonstitution dieses Menschen relativ yang. Andererseits erstreckt sich bei einem Menschen der im November, also in der entgegengesetzten Jahreszeit geboren worden ist, die embryonale Entwicklung vom Februar durch den Frühling, den Sommer und den Herbst hindurch. Da seine Mutter natürlich in dieser Zeit eher yinnige Nahrung zu sich nimmt, wird dieser Mensch eher eine yinnige Konstitution haben.

Allgemein gilt die Regel, daß Menschen, die im Frühjahr oder im Sommer, also zwischen dem 21. März und dem 21. September geboren sind, eher eine yangige Konstitution haben, während diejenigen, deren Geburtstermin im Herbst oder im Winter — also zwischen dem 21. September und 21. März — liegt, von Natur aus eher yin sind.

Die im Juni geborenen sind am meisten yang, während die im Dezember geborenen am ausgeprägtesten yin sind. Die yangigen Menschen neigen eher zu physischer und sozialer Aktivität, yinnige Menschen dagegen widmen sich lieber intellektuellen oder künstlerischen Aktivitäten.

7. Bo-Shin (望診) Visuelle Diagnose

In der fernöstlichen Medizin ist diese Art der Diagnose unter dem Namen *Bo-Shin* bekannt und basiert auf der Fähigkeit, die innere Kondition eines Körpers auf Grund der äußeren Merkmale zu erkennen. In vergangenen Zeiten war diese Kunst weit verbreitet; heute, nach einigen tausend Jahren, ist sie jedoch zunehmend in Vergessenheit geraten. Diese alte Kunst wird nun jedoch wieder zu neuem Leben erweckt und immer mehr Menschen beschäftigen sich mit ihr und wenden sie an. (Siehe auch das 1982 erscheinende Buch von Michio Kushi *Orientalische Diagnose*.)

Die Grundlage der visucllen Diagnose ist das Verständnis der verschiedenen komplementären und antagonistischen Beziehungen innerhalb des menschlichen Körpers. Zu nennen sind hier zum Beispiel die Beziehungen zwischen (1) den oberen und den unteren Körperregionen, (2) der Vorder- und der Rückseite des Körpers, (3) der linken und der rechten Seite, (4) der äußeren und der inneren Regionen und (5) der einzelnen Körperteile und dem Körper in seiner Gesamtheit.

A. Die oberen und die unteren Körperregionen

Als obere Körperregionen sollen hier die Partien oberhalb des Halses, als untere Regionen die unterhalb des Halses bezeichnet werden. Aus Gründen der Einfachheit werden im folgenden die ersteren als Kopf und die letzteren als Körper bezeichnet. Strukturell gesehen ist der Kopf kompakt und fest, damit also yang, während der Körper ausgedehnter und größer, also yin, ist. Da yin und yang jeweils die Umkehrung voneinander sind, existieren die Komponenten des einen in umgekehrter Form im anderen. Für den menschlichen Körper bedeutet das, daß das, was im Kopf in kompakterer Form vorhanden ist, auch im Körper — allerdings in der entgegengesetzten, expandierten Form zu finden ist. Aus diesem Grunde haben das Herz, die Lungen, der Darm und die anderen Organe ihre Entsprechung im Kopf des Menschen und ihre Kondition läßt sich im Gesicht des Menschen ablesen. Der Hals ist das Zentrum und die Mitte des menschlichen Körpers. Von ihm aus strebt der Kopf nach oben hin, während der Körper sich nach unten anschließt. Die Organe, die sich im unteren Teil des Körpers befinden, werden somit im oberen Teil des Gesichts reflektiert, die der zentralen Körperregionen in der Mitte des Gesichts und die der oberen Regionen im unteren Teil des Gesichtes (vgl. Abb. 8). Die bestehenden Wechselbeziehungen sollen nachfolgend im einzelnen untersucht werden.

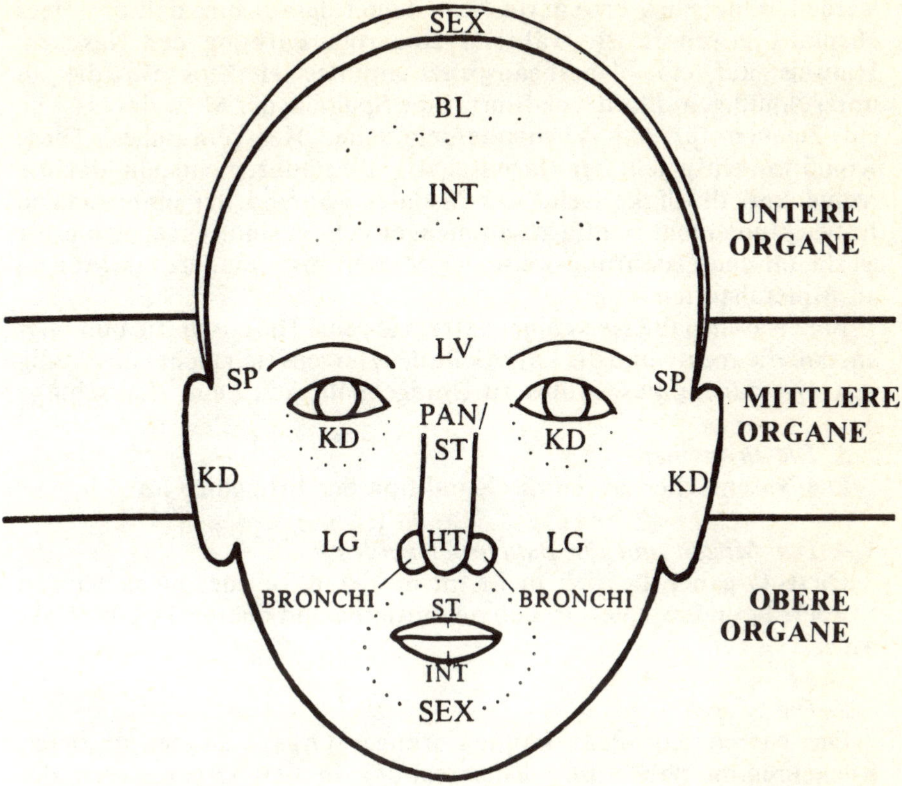

Abbildung 8: *Die Organe, die sich im unteren Teil des Körpers befinden, haben ihre Entsprechung im oberen Teil des Gesichts; die in den mittleren Regionen des Körpers im Mittleren Teil des Gesichts und die der oberen Regionen im unteren Teil des Gesichts. Der Mund spiegelt die Kondition des Verdauungstraktes sowie der Geschlechtsorgane wider.* (Verzeichnis der Abkürzungen S. 112)

1. Die Lungen

Die Lungen haben ihre Entsprechung in den Wangen des Menschen. Veränderung der Kondition der Lungen führt zu entsprechenden Veränderungen der Wangen, insbesondere ihrer Farbe. Es ist bekannt, daß im Falle von Entzündungen der Lungen die Wangen eine rötliche Färbung annehmen. Pickel auf den Wangen zeigen an, daß Schleim- oder Fettsäureablagerungen in den Lungen zu finden sind, bleiche Wangen dagegen deuten auf eine schwache Kondition der Lungen hin.

2. Das Herz

Die Kondition des Herzens kann an der Spitze der Nase abgelesen werden. Eine stark erweiterte Nase deutet darauf hin, daß das Herz ebenfalls erweitert ist, während eine rote Färbung der Nase ein Hinweis auf eine Überbeanspruchung des Herzens ist, die zu unregelmäßigem Blutdruck führt. Eine Spalte in der Mitte der Nase ist ein Zeichen für das Vorhandensein eines Herzgeräusches. Diese Kondition entspricht der Hasenscharte, die dadurch entsteht, daß die rechte und die linke Seite des Mundes während der embryonalen Entwicklung nicht richtig zusammengewachsen sind. Ursache hierfür ist die falsche Ernährungsweise der Mutter, insbesondere ein Mangel an Mineralstoffen.

Eine Nasenspalte ist weniger extrem als eine Hasenscharte und zeigt an, daß die rechte und die linke Seite des Herzens sich nicht vollständig vereinigt haben; dieses führt zu Unregelmäßigkeit beim Herzschlag.

3. Die Bronchien

Die Nasenlöcher zeigen die Kondition der Bronchien an.

4. Der Magen und die Bauchspeicheldrüse

Diese Organe, die sich mehr im mittleren Teil des menschlichen Körpers befinden, spiegeln sich im mittleren und oberen Teil der Nase wider.

5. Die Nieren

Die Nieren, ein Paar bohnenförmiger Organe in der mittleren Rückenregion haben ihre Entsprechung in den Organpaaren der Gesichts- bzw. Kopfregion, nämlich in den Augen und in den Ohren. Die Ohren zeigen ebenfalls die Gesamtkonstitution eines Menschen an (vgl. Abb. 9). Bis in die jüngste Vergangenheit wurden die meisten Menschen mit sehr großen Ohren geboren. Sogar heute haben viele Menschen, die älter als 45 sind, sehr große und gutentwickelte Ohren, die auf eine sehr gute, angeborene Konstitution schließen lassen. Viele Angehörige der jüngeren Generation haben dagegen kleinere Ohren, die darauf hinweisen, daß ihre Nieren sowie ihre allgemeine Konstitution geschwächt sind.

Wie schon im Abschnitt über die Diagnose unter Einbeziehung der Vorfahren dargestellt wurde, lassen die drei Hauptlinien der Handfläche Rückschlüsse auf die drei großen Systeme des Körpers zu. Gleichzeitig entsprechen sie auch den in der Ohrmuschel vorhandenen Unterteilungen. Die Begrenzung des innersten Teils der Ohrmuschel bildet so das Gegenstück zur untersten Handlinie und spiegelt die Kondition des Verdauungs- und des Atmungssystems wider. Die des mittleren Teils entspricht der mittleren Handlinie und damit der

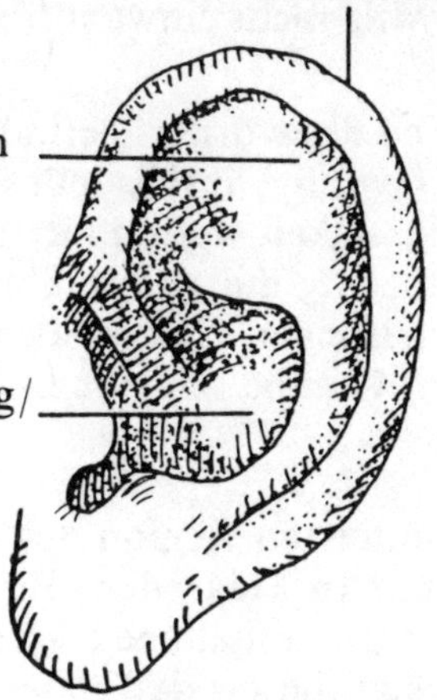

Abbildung 9: *Die innere Abgrenzung des Ohrs entspricht dem Verdauungs- sowie dem Atmungssystem, die mittlere Abgrenzung dem Nervensystem und die äußere dem Kreislauf und dem Ausscheidungssystem.*

Kondition des Nervensystems, der äußere Rand der Ohrmuschel der oberen Handlinie und so dem Kreislauf und dem Ausscheidungssystem.

In Fällen, in denen sich die Nieren auf Grund von übermäßiger Salzaufnahme kontrahieren und verkrampfen, verfärbt sich die Region unter den Augen oft dunkel. Dieses Symptom kann ebenfalls nach übermäßiger sexueller Aktivität auftreten. Wenn die Augenregion andererseits jedoch anschwillt oder expandiert — die Tränensäcke deutlich sichtbar werden —, liegt die Vermutung nahe, daß die Nieren aufgrund von übermäßiger Flüssigkeitsaufnahme ihre Arbeit nicht mehr bewältigen können. Gleichzeitig kommt es häufig zu einer Kondition, in der die Nieren geschwollen sind und in ihnen ein Wasserstau herrscht. Pickel in der Augengegend deuten darauf hin, daß Fett und Schleim begonnen haben, sich in den Nieren abzusetzen; verhärten sich diese Ablagerungen, kommt es zur Bildung von Nierensteinen.

6. Die Leber und die Milz

Die Leber ist yangiger als die Milz, da sie eine größere Dichte aufweist, rötlich gefärbt ist und eine große Anzahl roter Blutkörperchen enthält. Als Konsequenz daraus findet sie ihre Entsprechung in der stärker kontrahierten, mittleren Region des Gesichtes, unmittelbar über der Nase. Eine oder mehrere senkrechte Linien in diesem Teil des Gesichtes lassen darauf schließen, daß die betreffende Person Probleme mit der Leber hat. Da die Milz ihrerseits yinniger ist, spiegelt sie sich an beiden Seiten des Kopfes etwa in der Region, in der die Augenbrauen auslaufen, wider. Verfärben sich diese Partien im Gesicht eines Menschen, liegt nahe, daß seine Milz nicht einwandfrei arbeitet.

7. Der Darmtrakt und die Blase

Diese Organe, die sich im unteren Teil des Körpers befinden, treten in der oberen Gesichtspartie in Erscheinung, insbesondere auf der Stirn. Wenn man übermäßig viel Flüssigkeit aufnimmt, muß man übermäßig urinieren und beginnt gleichzeitig mit Schweißbildung auf der Stirn zu reagieren. Linien oder Vertiefungen auf der Stirn lassen so auf Funktionsstörungen der genannten Organe schließen.

8. Die Fortpflanzungsorgane

Diese Organe befinden sich in der untersten Region des menschlichen Körpers; ihr Zustand läßt sich somit am Haar, dem obersten Teil des Kopfes, ablesen. Wenn ein Mensch viele gespaltene Haarspitzen — eine sehr yinnige Kondition — hat, zeigt dieses, daß seine sexuellen Fähigkeiten nachlassen. Heutzutage haben viele Menschen sehr anfälliges Haar, das leicht bricht. Auch dieses deutet darauf hin, daß ihre Fortpflanzungs- und Geschlechtsfunktionen sehr schwach sind. Das menschliche Haar sollte stark und widerstandsfähig gegenüber Brechen sein. An jeder einzelnen Haarsträhne läßt sich unsere Vergangenheit ablesen. Die Spitze des einzelnen Haares deutet auf unsere Kondition in der Vergangenheit hin, während die Haarwurzel unserer gegenwärtigen Kondition entspricht. Kein einziges Haar ist von der Spitze bis zur Wurzel gleich. Jedes Haar hat dickere oder dünnere Partien, hellere und dunklere Teile, stärkere oder schwächere Abschnitte. Alle diese vielfältigen Erscheinungen lassen Rückschlüsse auf vorangegangene Änderungen unserer Ernährung und damit unserer physischen Kondition zu. Auf ähnliche Art und Weise lassen sich derartige Entwicklungen an unseren Fingernägeln ablesen.

9. Das Verdauungssystem

Der Mund des Menschen ist der Beginn und „Eingang“ des Verdauungssystems. Die Kondition des gesamten Verdauungssystems sowie die des Afters und der Geschlechtsorgane lassen sich an ihm ablesen (vgl. Abb. 10). Viele Menschen haben eine geschwollene oder vorstehende Unterlippe: Dieses ist ein Hinweis darauf, daß der untere Teil des Verdauungstraktes ebenfalls expandiert ist. Anders ausgedrückt bedeutet dies, daß der Darm zu stark gelockert ist, was zu unregelmäßiger Darmtätigkeit führt. Eine expandierte Oberlippe deutet darauf hin, daß der obere Teil des Verdauungssystems, nämlich der Magen, nicht ordnungsgemäß funktioniert.

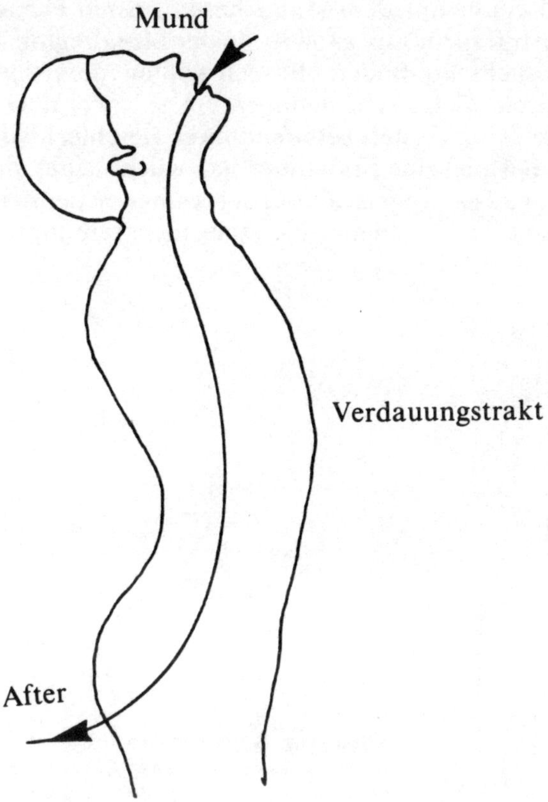

Abbildung 10: *Der Mund bildet den Anfang des Verdauungssystems und ist komplementär-antagonistisch zum After.*

Der innere Teil der Unterlippe gibt Hinweise auf die Kondition des Dünndarms, der äußere Teil auf die des Dickdarms. Die Mundwinkel beziehungsweise die Region zwischen Unter- und Oberlippe lassen Rückschlüsse auf den Zwölffingerdarm zu. Verfärbungen der Lippen deuten auf entsprechende Funktionsstörungen der Organe des Verdauungssystems hin. So sind zum Beispiel weiße Flecken auf den Lippen ein Anzeichen dafür, daß sich im Darmtrakt Schleim- oder Fettablagerungen bilden; dunkle Stellen deuten auf die Entwicklung von Magengeschwüren hin. Die Kondition der Verdauungsorgane kann ebenfalls an der Zunge eines Menschen abgelesen werden. Die Zungenspitze entspricht der unteren Partie des Verdauungstraktes, die Zungenwurzel der oberen Partie.

Der Mund und die Region um den Mund herum lassen ebenso Rückschlüsse auf die Fortpflanzungsorgane zu. In der Mundregion ist bei Männern der Bartwuchs zu finden. Frauen sollten derartigen Bartwuchs nicht aufweisen. Zeigt sich dennoch ein solcher, deutet dieses auf beginnende Schwierigkeiten beteffend ihrer Geschlechtsorgane hin. Wenn so zum Beispiel eine Frau unter Bartwuchs leidet, der an der linken Seite stärker ausgeprägt ist als auf der rechten Seite, so ist anzunehmen, daß insbesondere ihr rechter Eierstock nicht reibungslos arbeitet.

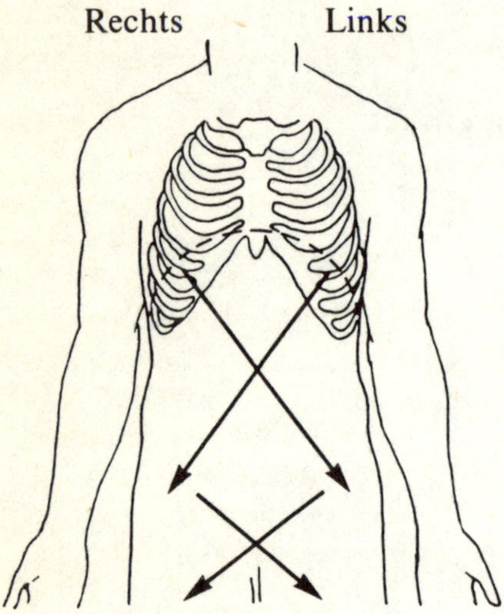

Abbildung 11: *Die rechts-links Entsprechungen des menschlichen Körpers überkreuzen sich im Zwerchfellbereich und ein weiteres Mal in der Beinregion.*

B. Die Vorder- und die Rückseite des Körpers

Die Beziehung zwischen der Vorder- und der Rückseite des menschlichen Körpers ist eine weitere der komplementär-antagonistischen Beziehungen, die in der Diagnose genutzt werden. Das Prinzip dieser Beziehung ist sehr einfach: Ungleichgewichte, die im vorderen Teil des Körpers auftreten — zum Beispiel bei den vorderen inneren Organen — treten gleichzeitig auch in der rückwärtigen Region auf. Wenn wir so die Kondition der Wirbelsäule oder der Haut des Rückens untersuchen — uns zum Beispiel mit der Krümmung der Wirbelsäule oder den verschiedenen Malen und Verfärbungen der Haut befassen — so ist es uns möglich zu bestimmen, bei welchen Organen Funktionsstörungen vorliegen.

C. Die rechte und die linke Seite des Körpers

Wir können das Rechts-Links-Gleichgewicht des Körpers nicht nur dazu nutzen, den Einfluß unserer Eltern und Vorfahren zu verstehen, sondern auch, um die Kondition unserer inneren Organe zu erkennen (vgl. Abb. 11). Wenn man einmal als Beispiel einen Menschen nimmt, dessen rechte Schulter höher oder expandierter als die linke ist, läßt sich über ihn die Aussage machen, daß seine rechte Lunge yinniger oder expandierter und damit auch schwächer als seine linke Lunge ist. Wenn die rechte Lunge schwächer ist, so transferiert sich dieser Einfluß zur entgegengesetzten Seite des Zwerchfells; somit sind unterhalb des Zwerchfells die linksseitig gelegenen Organe anfälliger. Diese Kondition wird sodann auf das gegenüberliegende Bein transferiert, so daß als Konsequenz das rechte Bein schwächer als das linke ist.

D. Das Innere (Zentrum) des Körpers und das Äußere (die Peripherie)

Obwohl wir nicht in der Lage sind, durch direkte Beobachtung von außen ohne künstliche Hilfsmittel zu einer Analyse der inneren Organe des menschlichen Körpers zu gelangen, so ist es doch möglich, ihre Kondition daran abzulesen, wie sie sich am Äußeren des Körpers manifestieren. Wenn es innerhalb des Körpers zu Störungen kommt, tauchen sofort Anzeichen für diese Störungen an der Außenseite auf. Hierzu gehören auch Symptome wie brüchige Fingernägel, übermäßige Körperbehaarung, Hautverfärbungen wie Muttermale oder Leberflecken und viele andere mehr, die alle früheren wie derzeitigen Störungen der inneren Organe des Menschen ausweisen. (Siehe auch Michio Kushis DO-IN-Buch)

E. Die Teile des Körpers und der Körper in seiner Gesamtheit.

Eine dieser Beziehungen wurde bereits im Fall des Zusammenhangs zwischen den Ohren und den Handflächen untersucht. Im folgenden soll nun analysiert werden, wie die Kondition des gesamten Körpers aus dem weißen Teil des menschlichen Auges abgelesen werden kann. Wenn man das Auge horizontal unterteilt, erhält man eine obere Sektion, die den Organen in der oberen Region des Körpers entspricht und eine untere Sektion, die die Kondition der Organe in den unteren Körperregionen widerspiegelt. Durch eine vertikale Unterteilung des Auges erhält man eine äußere und eine innere Hälfte. Die yangigere innere Sektion entspricht dem Teil des Körpers, der von seiner Struktur her kompakter ist — nämlich der Rücken- oder Wirbelsäulenregion. Umgekehrt gilt, daß die äußere, yinnigere Sektion die Entsprechung für die strukturell yinnigeren Teile des Körpers, nämlich der Vorderseite, die weich und expandiert ist, bildet. Dementsprechend

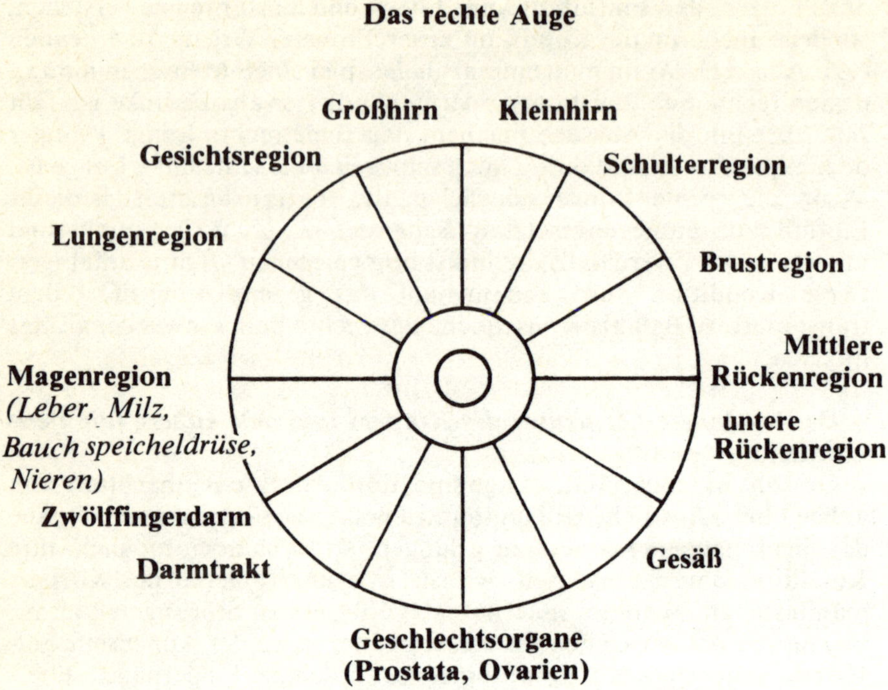

Abbildung 12: *Die Korrespondenz zwischen den Hauptorganen und Regionen des menschlichen Körpers und dem Weißen des Auges.*

kann das Auge in zwölf verschiedene Sektionen unterteilt werden, um auf diese Weise genauere Aussagen über die verschiedenen Organe machen zu können. Die bestehenden Beziehungen sind in Abbildung 12 dargelegt.

Wenn bestimmte Teile des Auges blutunterlaufen sind, so deutet dieses auf Störungen der entsprechenden Organe hin. Ist so zum Beispiel der Teil des Auges blutunterlaufen, der dem Gehirn des Menschen entspricht, bedeutet dieses, daß in dieser Region die Blutgefäße entzündet und expandiert sind. Sind die Sektionen blutunterlaufen, die zu den Geschlechtsorganen gehören, weist dieses darauf hin, daß die Gefäße in diesen Organen expandiert und zu stark durchblutet sind. Manchmal zeigen sich die letztgenannten Symptome bei Frauen während ihrer Menstruation; sie sollten jedoch nach deren Beendigung von selbst verschwinden. In den Fällen, in denen sich diese Kondition jedoch nicht verändert, liegt ein Hinweis auf chronische

Störungen der Geschlechtsorgane vor. Wenn in der oberen Region des Auges dunkle Verfärbungen auftreten, deuten diese auf die Entwicklung von kalkigen, steinartigen Ablagerungen in den Stirnhöhlen hin. Dunkle Stellen in der unteren Augenregion signalisieren dagegen die mögliche Bildung von Nierensteinen oder Eierstockzysten.

Wenn sich das Weiße des Auges gelblich verfärbt, zeigt diese Verfärbung an, das die Leber und die Gallenblase nicht ordnungsgemäß funktionieren. Beim Gesicht deutet eine graue Färbung darauf hin, daß Funktionsstörungen der Leber vorliegen; geht die Färbung mehr ins Bleiche, sind Lungen- und Dickdarmprobleme der Grund dafür und bei grünlicher Farbe ist die Entwicklung eines Krebses die Ursache. Eine Krebserkrankung kann sich ebenfalls so manifestieren, daß die dem betreffenden Organ im Auge entsprechende Sektion transparent wird. Ein weiteres, sehr häufig auftretendes Symptom ist die Bildung von weißen oder gelben Flecken auf dem Augapfel. Sind diese im unteren Teil des Augapfels zu finden, unterhalb des Unterlides, zeigen sie an, daß sich Fett und Schleim im unteren Teil des Körpers, vor allem in der Region der Geschlechtsorgane ansammeln. Bei Frauen bedeutet dieses, daß sie gleichzeitig unter chronischem Vaginalausfluß leiden, bei Männern sind Störungen der Prostata der Grund für diese Verfärbung.

8. Bun-Shin (聞診) Akustische Diagnose

Bun-Shin ist eine alte Kunst, eine Diagnose über die Kondition eines Menschen auf Grund des Klanges seiner Stimme zu stellen. Wenn man viele unterschiedliche Stimmen gehört hat, so wird man bemerken, daß einige Menschen sehr hohe, schrille Stimmen haben; bei manchen unterbrechen häufige Pausen den Redefluß, andere haben wässrig wirkende Stimmen, wieder andere verschwommene Stimmen. Jedes dieser Merkmale hat eine starke Aussagekraft über die Kondition eines Menschen. Eine wässrige Stimme läßt so zum Beispiel auf Nierenfunktionsstörungen schließen; ist der Redefluß durch häufige Pausen unterbrochen deutet dieses auf Herzstörungen hin. Wenn ein Mensch gequält und stagnierend spricht, liegt der Grund darin, daß die Lungen dieses Menschen von innen mit einer Schleimschicht ausgekleidet sind. Jede Art von Kondition — zum Beispiel Nierensteine, Fieber, Diarrhöe oder Verstopfung — macht sich auch in der Stimme eines Menschen bemerkbar. Menschen, die in dieser Kunst der Diagnose bewandert sind, können, wenn sie die Stimme eines anderen — sei es auch nur am Telefon hören — innerhalb von einer halben Minute dessen Kondition einschätzen und verstehen.

Die Kondition eines Menschen kann auch durch seine Handschrift diagnostiziert werden. Jeder Mensch hat seine ihm eigene Handschrift; wenn man die Unterschiede zwischen den einzelnen Handschriften analysiert, kann man bestimmen, unter welcher Krankheit ein Mensch leidet, welche seiner Organe am kräftigsten und welche am schwächsen sind und weitere Aussagen über die Kondition des betreffenden Menschen machen.

9. Geruchsdiagnose

Jeder Mensch hat seinen ihm eigenen Körpergeruch, der von der Art der Nahrung, die er zu sich nimmt, geprägt wird. Allgemein läßt sich die Aussage machen, daß Menschen, die richtig essen und gesund sind, keinen besonderen Geruch verströmen. Die industrielle Deodorant-Produktion ist ein Symptom unserer chaotischen Ernährungsweise, die zu starker Geruchsbildung führt, wenn unser Körper die aufgenommenen Gifte wieder ausscheidet. Parfüms sind in den westlichen Ländern weiter verbreitet als im Fernen Osten, da die Menschen im Westen eine schlechtere Kondition und als Konsequenz einen stärkeren Körpergeruch haben.

Unangenehmer Körpergeruch ist auf eine Ernährung zurückzuführen, die reich an Fleisch und tierischen Produkten sowie Milchprodukten ist. Unter normalen Umständen beginnt der tierische Körper unmittelbar nach dem Eintritt des Todes zu verwesen. Die vorhandenen Bakterien vermehren sich um ein Vielfaches und es entwickelt sich ein unangenehmer Geruch. Die modernen Techniken des Tiefgefrierens sowie der chemischen Haltbarmachung verhindern diesen Prozeß weitgehend. Sobald Fleisch jedoch den menschlichen Verdauungstrakt erreicht, beginnt es sich zu zersetzen und im menschlichen Darm breiten sich die Bakterien aus, die sich durch den Zersetzungsprozeß bilden. Da diese Bakterien die natürliche Darmflora zerstören, die Vitamin-B-Komplexe und andere Verbindungen synthetisiert, wird die normale Darmfunktion beeinträchtigt.

Die Zersetzung des tierischen Proteins im menschlichen Darm hat einen unangenehmen Geruch zur Folge, der sich zunächst einmal bei der Entleerung des Darms bemerkbar macht. Wenn die Ernährung nicht auf andere Produkte umgestellt wird, breitet sich dieser unangenehme Geruch in die Achselhöhlen und auf andere Teile des Körpers aus. Diese Kondition kann behoben werden, indem man vor allem Getreideprodukte und Gemüse zu sich nimmt und die Zufuhr von tierischen Produkten einschränkt.

Die verschiedenen Funktionsstörungen der inneren Organe führen zu der Entstehung von unterschiedlichen Gerüchen. So strömt zum Beispiel ein Mensch, dessen Leber oder Gallenblase nicht einwandfrei arbeiten, einen öligen oder fettigen Geruch aus. Ein Mensch mit Herz- oder Dünndarmfunktionsstörungen verbreitet einen verbrannten Geruch, während Milz-, Bauchspeicheldrüsen- oder Magenbeschwerden zu einem Röstgeruch führen. Erkrankungen der Lunge, wie etwa Tuberkulose, Husten und Bronchitis, sowie solche des Dickdarms haben einen fischigen Geruch zur Folge, Nieren- oder Blasenstörungen dagegen einen Verwesungsgeruch.

10. Meridiandiagnose

Die Meridiane sind Stromwege elektromagnetischer Energie und gehören keinem der Systeme unseres Körpers an. Es ist sehr interessant, festzustellen, daß die westliche Wissenschaft und Medizin sich bis in die jüngste Vergangenheit hinein ihrer Existenz nicht bewußt war, obwohl die Meridiane im Fernen Osten schon seit fünf oder sechstausend Jahren bekannt sind und in der Medizin benutzt werden. Überall in der ganzen Natur tauchen Meridiane auf. So deuten die Linienzeichnungen von Blättern ebenso auf das Vorhandensein von Meridianen hin wie vorspringende Kanten des Kaktus und die Erde selbst ist von einem Netz energietragender Linien durchzogen. Der menschliche Körper hat insgesamt zwölf Haupt-Meridianpaare.

Meridiane sind das Ergebnis der elektromagnetischen Ladung, die zwischen dem Himmel und der Erde besteht (vgl. Abb. 13). Das Universum, oder der Himmel, erzeugt eine zentripetale Kraft, die durch den Hauptwirbel in den menschlichen Körper gelangt, während die expandierende Kraft, die durch die Erdrotation entsteht, durch die Geschlechtsorgane in den Körper eintritt. Nach dem Eintritt durch den Hauptwirbel lädt die Himmelskraft das Mittelhirn auf. Die Ladung wird sodann auf die einzelnen Hirnzellen verteilt und führt so zur Entstehung von Vorstellungen und Gedanken; dieser Prozeß ist dem ähnlich, durch den beim Fernsehen Ton und Bild entstehen. Die Himmelskraft bewegt sich nun nach unten und lädt die Region tief im Rachenraum des Menschen auf und führt so zur Ausbildung der Uvula (Zäpfchen). Die Zungenwurzel wird ebenfalls aufgeladen, und, auf dem weiteren Wege in Richtung Erde werden die Stimmbänder sowie Schilddrüse und Nebenschilddrüse vitalisiert und aufgeladen.

Im weiteren erfolgt die Ladung des Herzens und des umgebenden Gebietes, was zu einer kontinuierlichen Expansion und Kontraktion dieses Organes sowie zu den Atembewegungen des Menschen führt. Die nächste wichtige Region, die von der Himmelskraft aktiviert wird, ist die Magenregion. Von dieser wird Energie an die Leber, die Milz, die Gallenblase, die Bauchspeicheldrüse und die Nieren abgegeben und damit ihre Funktion stimuliert.

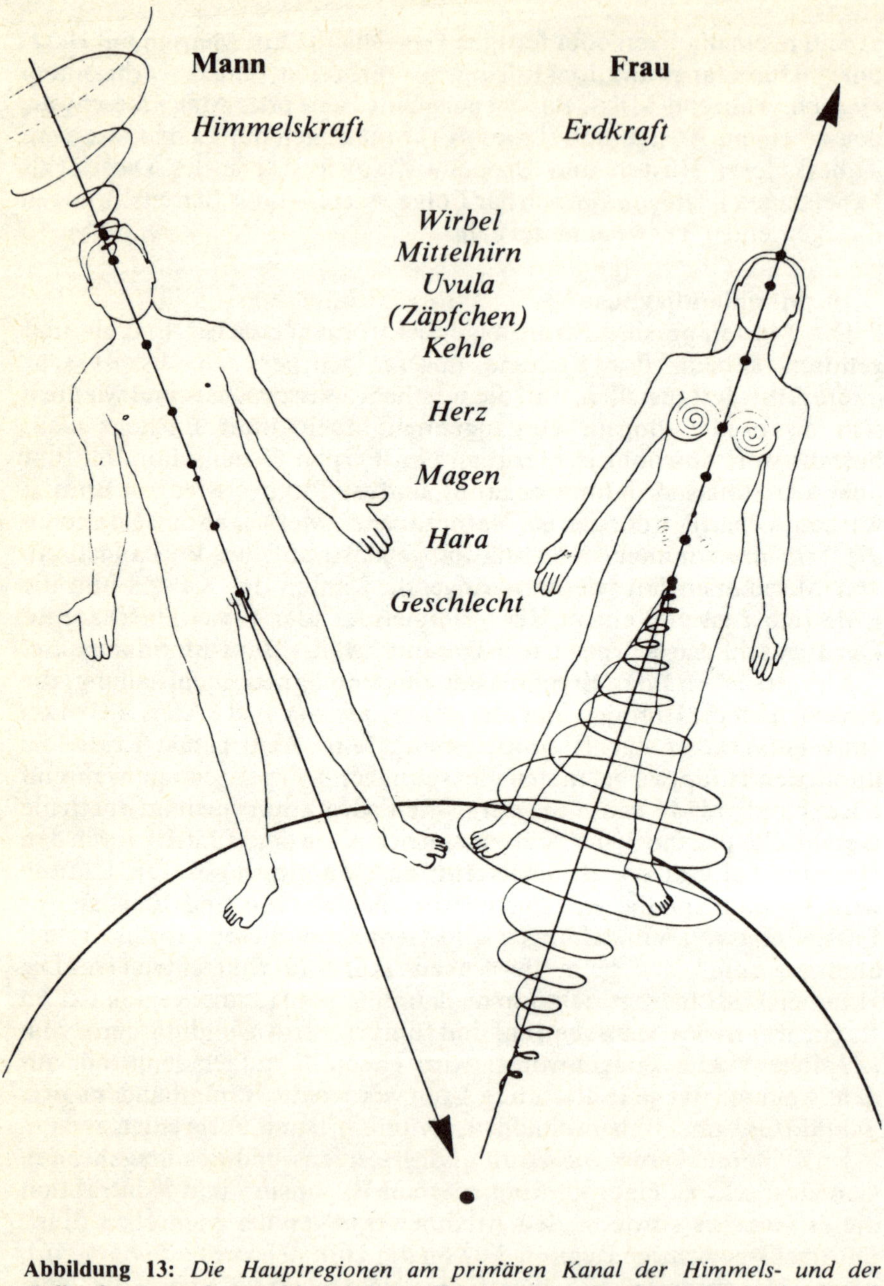

Abbildung 13: *Die Hauptregionen am primären Kanal der Himmels- und der Erdkraft, sowie die geschlechtliche Differenzierung, die durch die Vorherrschaft jeweils einer dieser Kräfte in bestimmten Regionen zustande kommt. Der Hauptkanal ist der Ursprung der zwölf Meridianpaare.*

Sodann lädt die Himmelskraft die Region tief im Inneren des Dünndarms auf — eine Region, die im Fernen Osten unter dem Namen „Hara" bekannt ist. Als Ergebnis der Aufladung kommt es zu rhythmischen Bewegungen des Dick- und des Dünndarms sowie zur Absorption der verdauten Nahrung durch die Darmzotten und zur Sekretion des Verdauungssaftes. Die Himmelskraft verläßt sodann den Körper in der Region der Geschlechtsorgane. Beim Mann schafft sie dort ein Organ, daß dem Zäpfchen ähnlich ist, nämlich den Penis.

Natürlich erfahren auch Frauen die Himmelskraft, doch wird ihre Energie in den unteren Bereichen des Körpers von der expandierenden Kraft der Erde überdeckt.

Daraus ergibt sich, daß Frauen in der unteren Körperregion nicht wie Männer ein ausgeprägtes, zäpfchenartiges Organ haben, sondern eine kleinere Form dieses Organs, die Klitoris. Gleichzeitig führt die aufwärts gerichtete Kraft der Erde zur Ausbildung der Vagina und des Uterus (Gebärmutter), die, im Vergleich zu den männlichen Geschlechtsorganen, nach innen und nach oben ausgerichtet sind. Die Erdkraft setzt sich dann weiter in die Hara-Region fort, wo sie auf die abwärts gerichtete Himmelskraft trifft; aus diesem Zuammentreffen entstehen zwei spiralförmige Organe, die Ovarien (Eierstöcke). In der Herzregion kommt es zu einer weiteren Kollision der beiden unterschiedlichen Kräfte, und die Spiralen, die hier entstehen, sind die Brüste. Da in der Frau die Erkraft stärker als die Himmelskraft ist, haben Frauen im allgemeinen höhere Stimmen als Männer. Normalerweise haben sie auch längere Haare, die aus dem Kopf nach oben wachsen, während die Kopfbehaarung bei Männern zumeist schwächer ausgeprägt ist, sie dagegen eine stärkere nach unten gerichtete Körperbehaarung aufweisen.

Zusammenfassend läßt sich also sagen, daß Frauen mehr von der zentrifugalen, yinnigen, expandierenden Erdkraft aufgeladen werden, während Männer stärker unter dem Einfluß der zentripetalen, kontrahierenden, yangigen Himmelskraft stehen. Dieser fundamentale Unterschied liegt der traditionellen Verbindung des Weiblichen mit der Erde und des Männlichen mit dem Himmel zu Grunde. Aus dieser grundlegenden konstitutionellen Differenz entwickeln sich sodann logischerweise unterschiedliche geistige, körperliche und emotionale Tendenzen. Von diesem Standpunkt aus verstehen wir, daß Sexualität nichts anderes ist als das Bestreben, diese beiden komplementären Kräfte zu vereinigen und zur Harmonie zu führen.

Die Meridiane sind zusätzlich vorhandene Kanäle, die vom zentralen Himmel-Erdkanal ausstrahlen. Ein ähnliches Phänomen finden wir bei Äpfeln, Aprikosen und anderem Obst sowie bei

Gemüsearten wie verschiedenen Kürbissen. Die Erhöhungen an der Außenseite des Kürbis zeigen den Verlauf seiner Meridiane an, die Oberflächenkanäle der elektromagnetischen Strömungen also, während der Himmel-Erdkanal im Inneren der Frucht verfolgt werden kann.

Im menschlichen Körper dienen die Meridiane der Überleitung elektromagnetischer Ladungen von und zu den einzelnen Organen. Im Mutterleib vollzieht sich die Entwicklung des Menschen spiralförmig. Der periphere Bereich dieser Spirale wird später zur Wirbelsäule und zum Nervensystem, während der innere oder zentrale Teil sich zur Vorderseite des Körpers formt. Diese hochgeladene embryonale Spirale wird durch die Umwelt permanent mit Energie versorgt, und zwar insbesondere durch die zwölf Hauptströme, die durch den rückwärtigen Teil des Körpers in diesen gelangen. Wenn diese Energie in die tiefsten und innersten Regionen des menschlichen Körpers gelangt, beginnt sie, sich aufzulösen und kleinere Unterspiralen zu formen. Aus diesen kleinen Spiralen entstehen dann später die verschiedenen Organe des Körpers. An dieser Stelle wird dann die Energie durch die Vorderseite des Körpes ausgeschieden. Diese Ausscheidung manifestiert sich vor allem in der Bildung von oberen und unteren Spiralen, die später zu Armen und Beinen werden. Die Kanäle, über die diese Ausscheidung erfolgt, werden später zu Meridianen (vgl. Abb. 14).

Die erste Art der Meridiandiagnose besteht darin, jeden Meridian im Hinblick auf die Beziehung zwischen unterschiedlichen Hautverfärbungen und Malen und der Kondition der entsprechenden Organe zu untersuchen. So haben viele Menschen zum Beispiel Hautmale auf dem Verlauf der Meridiane. Diese Male weisen darauf hin, daß der betreffende Mensch an einer Erkrankung des entsprechenden Organs gelitten hat, bei der gleichzeitig Fieber auftrat. Das Mal auf der Haut ist dafür ein Zeichen und wurde durch die Ausscheidung des Kohlenstoffs der durch den Verbrennungsprozeß des Fiebers entsteht, hervorgerufen (zur Meridiandiagnose siehe Michio Kuschis DO-IN-Buch).

Jeder Finger und jeder Zeh ist mit einem Meridian verbunden und wenn man diese Meridiane untersucht, ist man in der Lage, Aussagen über die Kondition der entsprechenden Organe zu machen (vgl. Abb. 15). So zeigt zum Beispiel eine Krümmung der Finger an, daß das Organ, daß diesem Finger entspricht, nicht reibungslos funktioniert. Wenn der Finger sich vom Daumen der Hand hin nach außen biegt, so ist die vorliegende Störung das Ergebnis einer übermäßigen Aufnahme

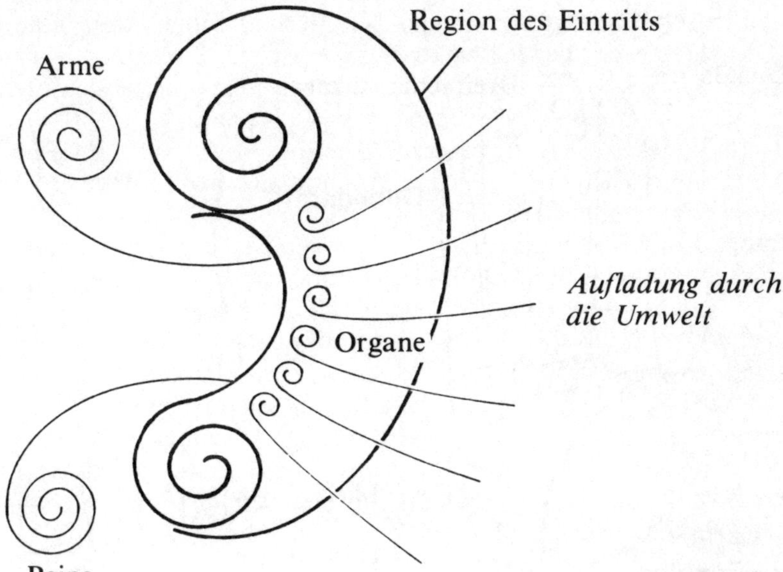

Abbildung 14: *Die Energie aus der Umwelt tritt in den Embryo durch den Rücken ein, führt zur Ausbildung der inneren Organe und verläßt den Körper an der Vorderseite, an Armen und Beinen.*

von Yin, krümmt er sich zum Daumen hin, liegt die Ursache in einem Überfluß an Yang. Gebogene oder gekrümmte Zehen lassen auf eine potentielle Schwäche der ihnen entsprechenden Organe schließen. Wenn der zweite Zeh den großen Zeh überragt, ist der Magen der betreffenden Person von seiner Anlage her yin und damit tendentiell anfällig.

Die Meridiane können auch dazu genutzt werden, bestimmte Konditionen wie zum Beispiel Krebs zu diagnostizieren. Die Region um die Daumenwurzel herum an der Innenseite der Hand entspricht dem Verdauungs- und Atmungssystem. Eine grünliche oder bläuliche Verfärbung der Hand an diesem Teil läßt auf Funktionsstörungen des Darmtraktes, möglicherweise sogar auf Krebs schließen. Diese Region der Hand sollte sich farblich nicht von den übrigen Teilen unterscheiden.

In Fällen, in denen das Kolon von Krebs befallen ist, nimmt der fleischige Teil der Hand zwischen Daumen und Zeigefinger häufig eine grünliche oder bläuliche Farbe an. Diese Farbveränderung wiederholt sich unter Umständen in den Partien, die entlang des Dickdarmmeridi-

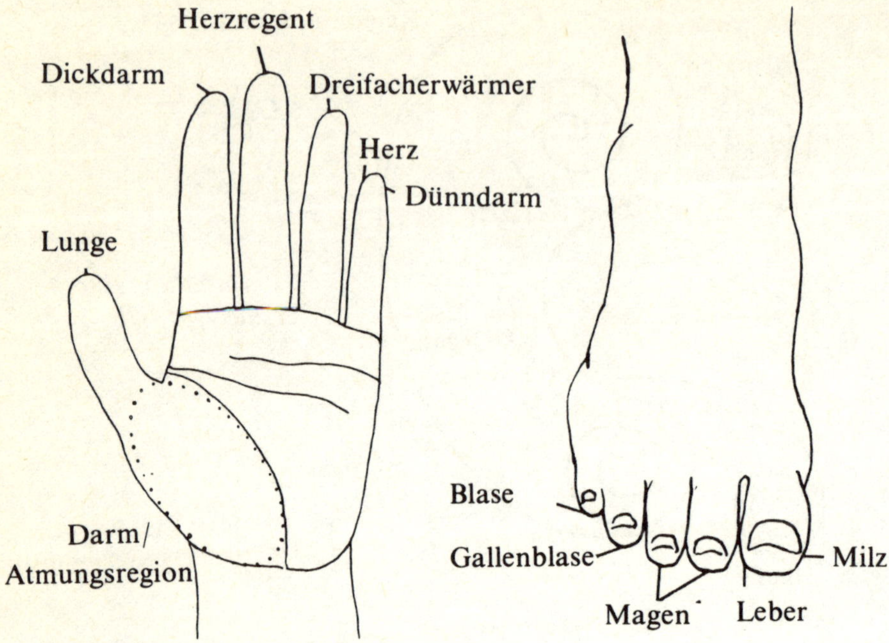

Abbildung 15: *Die Beziehung zwischen den Meridianen und den Fingern und Zehen des Menschen.*

ans liegen. Auch im Fall von Dünndarmkrebs tritt entlang dem entsprechenden Meridian eine blaue oder grünliche Verfärbung auf, insbesondere an der Außenseite der Hand zwischen dem Handgelenk und dem kleinen Finger (vgl. Abb. 16).

Krebsbefall der Leber oder der Milz manifestiert sich ebenfalls in einer bläulichen oder grünlichen Verfärbung in der Region der Meridiane dieser Organe. (Der Lebermeridian verläuft von der Innenseite des Beines, der Milzmeridian dagegen beginnt an der Außenseite des großen Zehs, setzt sich dann jedoch ebenfalls an der Innenseite des Beines fort). In Fällen von Leberkrebs zeichnet sich die oben erwähnte Verfärbung vor allem in der Region um das Knie herum ab, während bei Menschen mit Milz- oder Bauchspeicheldrüsenkrebs diese Farbveränderung an der Innenseite des Fußes auftritt. Wenn ein Mensch an Nierenkrebs leidet, können sich ähnliche Farbabwandlungen an allen Partien entlang des Nierenmeridians, der an der Fußsohle beginnt und sich über die Innenseite des Beines fortsetzt, zeigen. Am häufigsten treten solche Veränderungen der Hautfarbe jedoch am Mittelfuß auf oder an der Außenseite des Knöchels (vgl. Abb. 17).

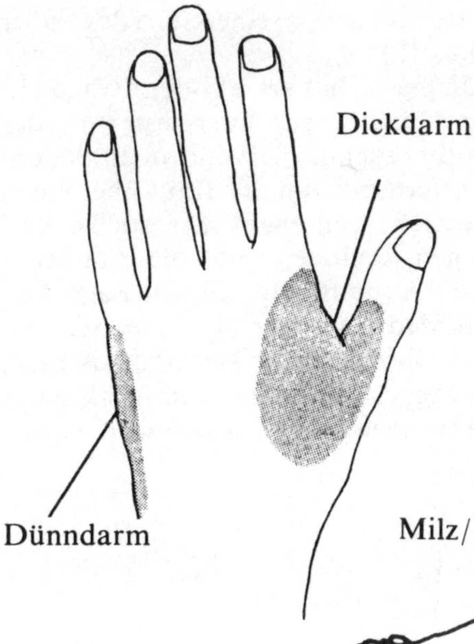

Abbildung 16.

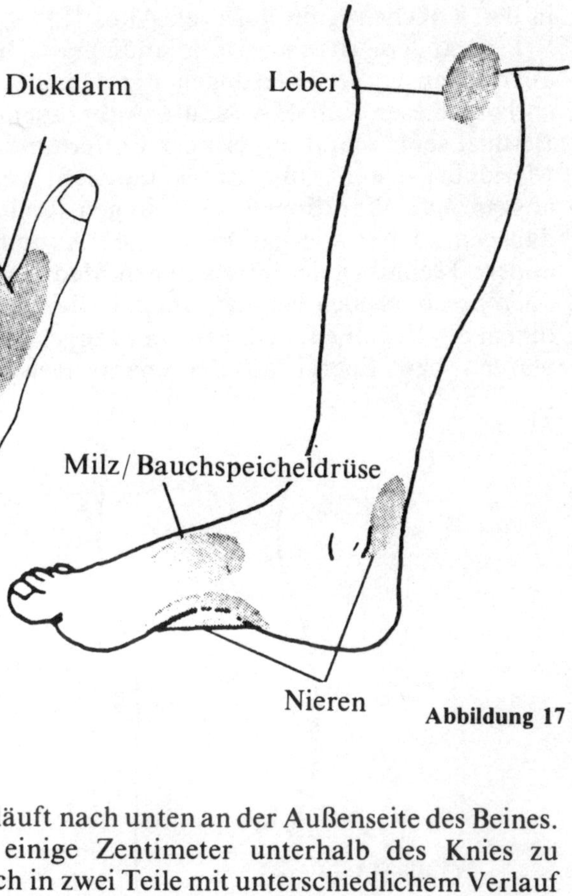

Abbildung 17

Der Magenmeridian verläuft nach unten an der Außenseite des Beines. An einem Punkt, der einige Zentimeter unterhalb des Knies zu lokalisieren ist, teilt er sich in zwei Teile mit unterschiedlichem Verlauf auf. Der Hauptteil des Meridians läuft weiterhin an der vorderen Außenseite des Beines nach unten bis zum zweiten Zeh hin, während der Verlauf des anderen Meridians ähnlich ist, jedoch am dritten Zeh endet. Wenn ein Mensch unter Magenkrebs leidet, verfärbt sich bei ihm zumeist die Region unterhalb des Knies. Wird die Gallenblase von Krebs befallen, kann eine derartige Verfärbung entweder an der Außenseite des Fußes, in der Region der Außenseite des Knies oder an irgendeiner Stelle entlang des Meridians der Gallenblase, der an der Außenseite des Beines bis zum vierten Zeh hin verläuft, auftreten. Verfärbungen im Gebiet des Blasenmeridians treten auf, wenn ein Mensch unter Blasen-, Gebärmutter- oder Prostatakrebs leidet oder seine Geschlechtsorgane von dieser Krankheit befallen sind. Der Blasenmeridian ist an der Rückseite des Beines zu finden und endet am kleinen Zeh; Verfärbungen treten hier zumeist an einer Seite des Fußes in der Knöchelregion auf (vgl. Abb. 18).

Eine andere Art der Meridiandiagnose basiert auf der Fähigkeit, auch kleinste Veränderungen der Qualität des Energiestroms, der entlang dieser Kanäle verläuft, wahrzunehmen. Wenn man so zum Beispiel seine Hand in geringer Entfernung von der Haut über einen Meridian gleiten läßt, ist es möglich, daß man sehr starke und ausgeprägte Vibrationen über einigen Regionen spürt, über anderen dagegen so gut wie gar keine. Die Akupunktur, die Massage und andere Techniken der fernöstlichen Medizin wurden in Fällen wie den oben beschriebenen benutzt, um das Gleichgewicht wiederherzustellen, indem die Regionen, in denen ein Mangel an Energie bestand aktiviert wurden, bzw. Energie aus den überaktiven Partien abgezogen wurde.

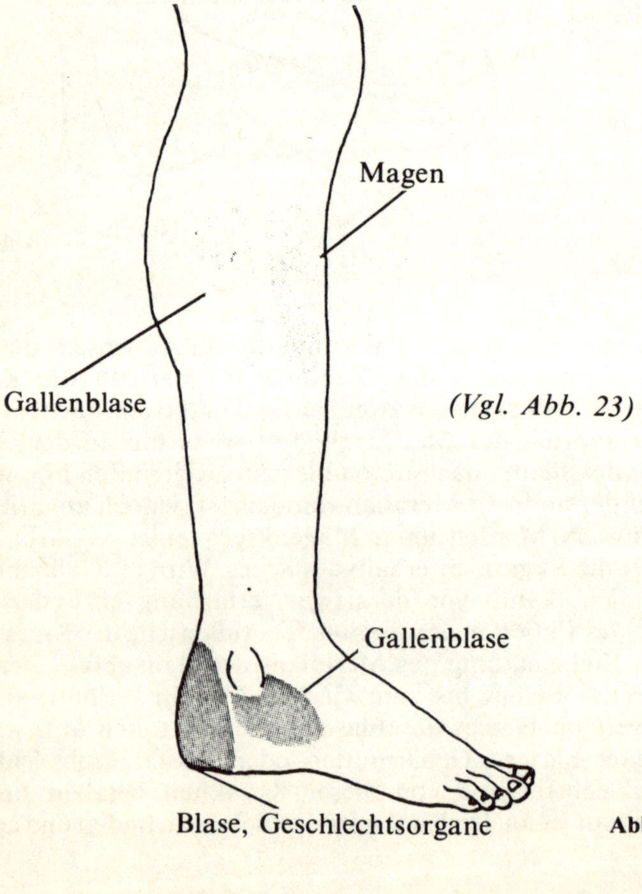

Abbildung 18

Bei einer anderen Art der Meridiandiagnose werden die Finger zur Untersuchung direkt am Meridian entlanggeführt. Wenn nun zum Beispiel bei einer derartigen Untersuchung des Lungenmeridians entdeckt wird, daß in einer bestimmten Region Verspannungen und Verkrampfungen bestehen, ist dieses ein deutliches Anzeichen dafür, daß Schleim- und Fettansammlungen beginnen, sich in der Lunge festzusetzen und daß die allgemeine Kondition dieses Organs geschwächt ist. Diese Untersuchungstechnik kann bei allen Meridianen angewandt werden.

11. Shoki-Shin (触診) Druckpunktdiagnose

Im folgenden sollen die wichtigsten Punkte auf den Meridianen untersucht werden, die benutzt werden können, um diagnostische Aussagen über die innere Kondition eines Menschen zu machen.

Der Punkt oberhalb der Augen, wie er in Abbildung 19 ausgewiesen ist, ist der Diagnose der Kurzsichtigkeit eines Menschen dienlich. Wenn ein Mensch bei Ausübung von Druck auf diesen Punkt Schmerz verspürt, leidet er möglicherweise an einer derartigen Kondition. Zur Diagnose von Astigmatismus können die beiden Punkte, die jeweils in der nach innen gewölbten Region neben der Nase liegen, benutzt werden. Entsprechend ist auch ihre Funktion bei der Untersuchung der Doppelsichtigkeit. In beiden Fällen ist die Richtigkeit der Diagnose gegeben, wenn die Person, bei der diese Methode angewandt wird, Schmerz verspürt. Ist eine Druckausübung auf die Punkte, die in der Mitte der gewölbten Regionen der Wangenknochen liegen, schmerzhaft, bedeutet das, daß sich in den Stirnhöhlen Schleimansammlungen bilden. Die Punkte in den nach innen gebogenen Regionen unterhalb der Ohrläppchen können zur Diagnose der Kondition des Innenohrs genutzt werden. Auch hier gilt, daß, wenn der Druck auf diese Punkte für die betreffende Person schmerzhaft ist, sich Schleim- und Fettansammlungen gebildet haben und die Hörfähigkeit abzunehmen beginnt.

Das Auftreten von Schmerzen in der Region der Schläfen deutet darauf hin, daß das Gehirn sich ausgedehnt hat und daß deshalb gehäuft Kopfschmerzen auftreten können. In vielen Fällen massieren Menschen diese Region intuitiv um so Erleichterung zu erfahren. Die Punkte, die in diesem Gebiet liegen, können verwendet werden, um Augenfunktionsstörungen zu diagnostizieren und zu heilen. Die Punkte in den gewölbten Regionen des Kiefers sind nützlich zur Diagnose aller Arten von Zahnerkrankungen. Auch hier kann die Ausübung von Druck dazu führen, daß Zahnschmerzen, an denen eine Person leidet, gelindert werden.

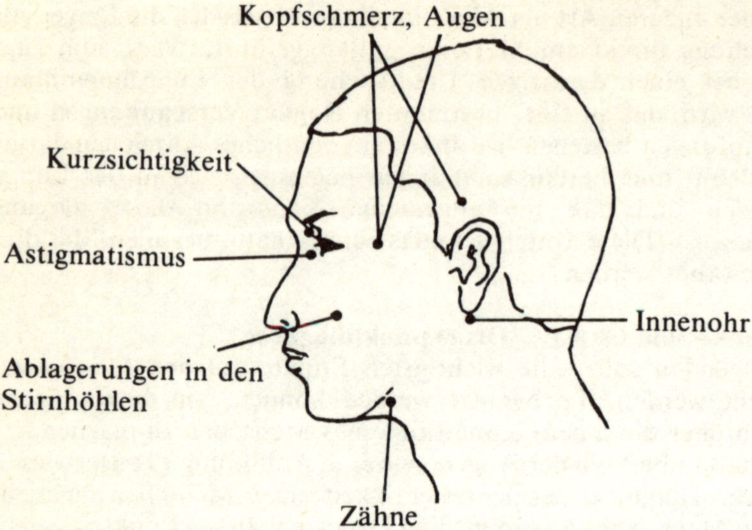

Abbildung 19: *Die wichtigsten Diagnosepunkte in der Gesichts- und Kopfregion*

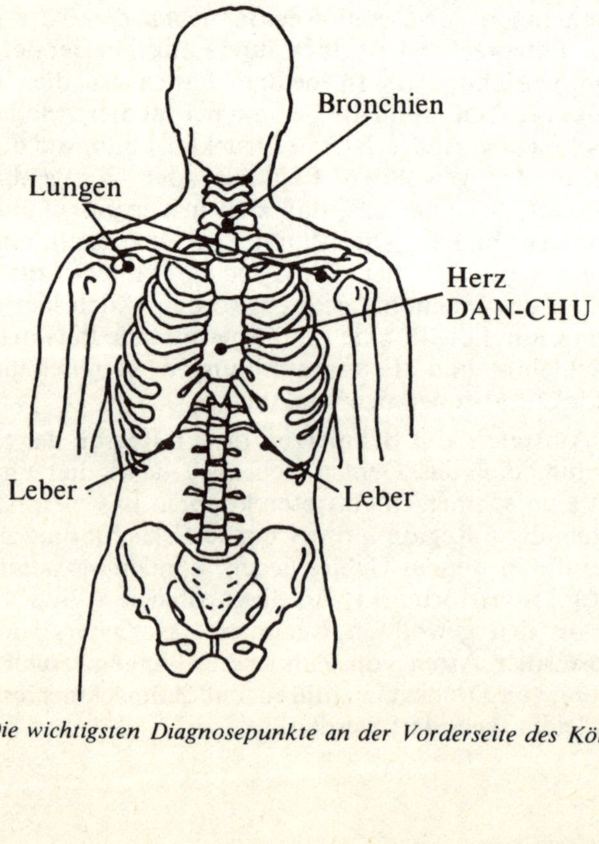

Abbildung 20: *Die wichtigsten Diagnosepunkte an der Vorderseite des Körpers.*

Auf der Vorderseite des menschlichen Körpers gibt es, wie Abbildung 20 demonstriert, einen Punkt, der etwa auf der Mitte des Brustbeins, ca. 3,7 cm über dem Punkt, wo der unterste Rippenbogen sich mit dem Brustbein vereinigt, liegt und der Dan-Chu heißt. Dieser Punkt kann zur Diagnose der Kondition des Herzens herangezogen werden. Wenn ein Mensch, bei dem Druck auf diesem Punkt ausgeübt wird, dabei Schmerzen verspürt, deutet dieses auf eine Vergrößerung des Herzens hin. Die gleiche Reaktion bei Druck auf die Punkte unterhalb des Schlüsselbeins läßt Funktionsstörungen der Lunge vermuten; Schmerzempfinden bei Druck auf den Punkt, der etwa 2,5 bis 3,7 Zentimeter oberhalb des Brustbeins liegt, weist auf eine beginnende Erkrankung der Bronchien hin. Dieser Punkt ist für gewöhnlich besonders sensitiv bei Menschen, die an Bronchitis oder Asthma leiden. Zur Lokalisierung der Leberdiagnosepunkte ist der abfallenden Linie der inneren Brustkorbseite zu folgen, bis man zu der in Abbildung 20 dargestellten nach innen gewölbten Region gelangt. Wenn bei Druckausübung nach oben und nach innen auf diese Punkte Schmerz verspürt wird, ist dieses ein Anzeichen dafür, daß die Leber sich erweitert und verhärtet hat und in ihrer Funktion gestört ist.

Wenn ein Mensch Schmerzen empfindet, wenn Druck auf den Punkt in der Mitte seiner Handflächen ausgeübt wird (vgl. Abbildung 21) bedeutet das, daß sein Kreislauf geschwächt ist, und zwar möglicherweise auf Grund einer übermäßigen Aufnahme von Flüssigkeit. Die erwähnten Punkte können ebenfalls zur Diagnose der Funktion der Geschlechtsorgane herangezogen werden. Der Punkt, der an der Innenseite des Oberarms in der Ellbogenregion liegt, gehört zum Lungenmeridian. Schmerzen bei Druck in diesem Bereich deuten auf Erkrankungen der Lungen hin. Der Diagnosepunkt für den Dickdarm liegt an der Außenseite der Hand im fleischigen Teil zwischen Daumen und Zeigefinger. Im Fernen Osten ist er unter dem Namen Go-Koku bekannt. Der Meridian des Dickdarms verläuft am Arm in aufsteigender Richtung und weist in der Ellbogengegend einen weiteren Diagnosepunkt auf. Schmerzen an jedem dieser Punkte sind ein Hinweis auf Dickdarmerkrankungen.

Der Nierendiagnosepunkt liegt, wie in Abbildung 22 veranschaulicht, an den Sohlen der Füße des Menschen. Er hat den Namen *Yu-Sen,* was so viel bedeutet wie „sprudelnde Quelle" und bildet den Beginn des Nierenmeridians.

Schmerzen in diesem Bereich sind ein Anzeichen für Funktionsstörungen der Nieren. An der Innenseite des Beines, etwa 6,5 cm oberhalb des Knöchels liegt ein Punkt, der den Namen *San-In-Ko* trägt, was

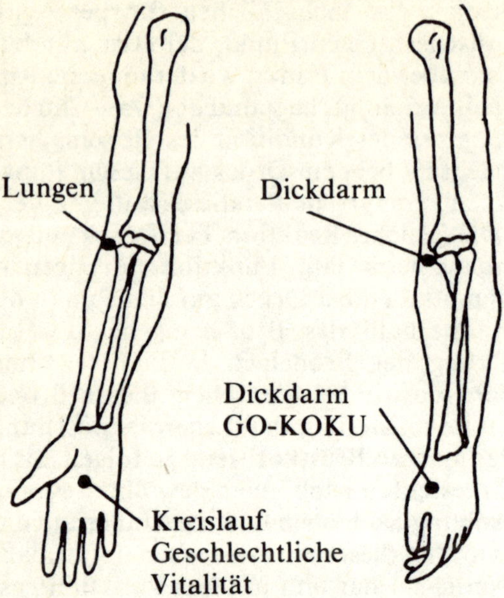

Abbildung 21: *Die wichtigsten Diagnosepunkte auf den Armen*

soviel wie „Drei-Yin-Kreuzungspunkt“ bedeutet. In diesem Punkt, der traditionell zur Diagnose von Milz-, Bauchspeicheldrüsen-, Leber- und Nierenerkrankungen sowie Funktionsstörungen der Geschlechtsorgane genutzt wurde, treffen sich die Meridiane der ersteren vier Organe. (Alle diese Organe sind yang, fest und kompakt; ihre Meridiane sind jedoch yin, daher der Name San-In-Ko). Wenn Druck auf diesen Punkt Schmerzen verursacht, heißt das, daß neben anderen Störungen die Geschlechtsorgane geschwächt sind. Ein anderer wichtiger Punkt liegt über dem obengenannten, ebenfalls an der Innenseite der Beine, etwa in der Höhe der größten Ausdehnung der Wade. Darm- und Blasenprobleme, die häufig auf eine Expansion oder übermäßige Lockerung, die durch überhöhten Konsum an Nahrung verursacht wird, zurückgehen, sind der Grund dafür, daß Druck auf diesen Punkt schmerzhaft ist. Der Leberdiagnosepunkt liegt ebenfalls an der Innenseite des Beines unterhalb des Knies, während der Milz-Bauchspeicheldrüsendiagnosepunkt sich einige Zentimeter oberhalb des Knies an der Innenseite des Oberschenkels befindet. Auch hier bedeutet Schmerzempfinden bei Druckausübung, daß die betreffenden Organe nicht ordnungsgemäß funktionieren.

Es gibt einen sehr bekannten Punkt, der etwa 7,5 cm unterhalb der Unterseite der Kniescheibe liegt (vgl. Abb. 23). Dieser Punkt hat den

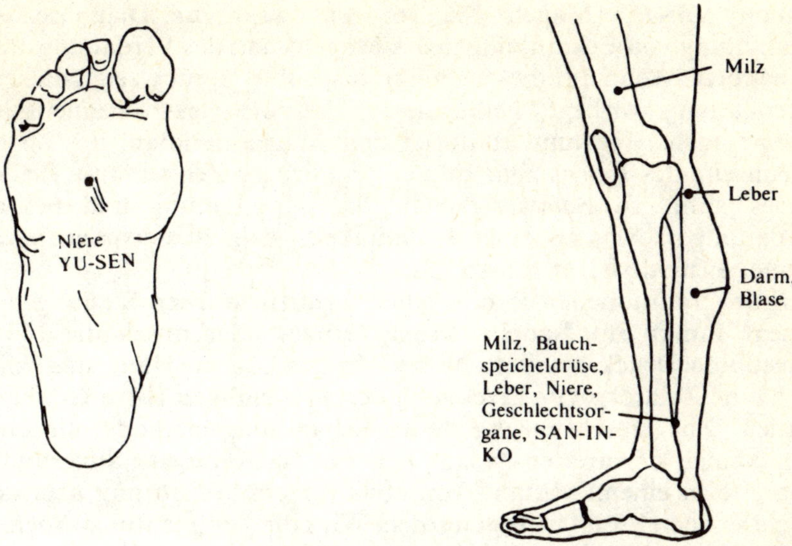

Abbildung 22: *Die wichtigsten Diagnosepunkte an der Innenseite des Beines.*

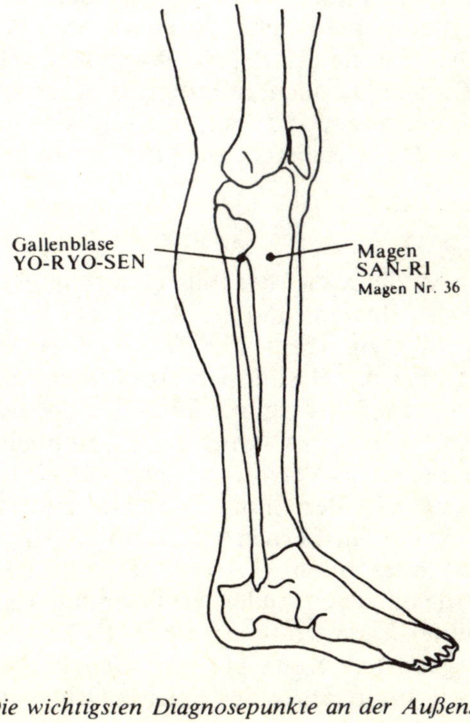

Abbildung 23: *Die wichtigsten Diagnosepunkte an der Außenseite des Beines.*

Namen *San-Ri* (Magen Nr. 36) und wird zur Diagnose und Behandlung von Erkrankungen des Magens und des Verdauungstraktes benutzt. Wenn auf diesen Punkt ausgeübter Druck zeigt, daß eine Verspannung vorliegt, heißt dieses, daß die elektromagnetischen Ströme nicht ungehindert durch den Magenmeridian, der an der Außenseite des Beines zum zweiten und dritten Zeh verläuft, fließen. Dieses kann zu Schwierigkeiten bei der Atmung und bei der Verdauung, sowie zu einer Unfähigkeit, sich zu entspannen und leichter Ermüdbarkeit führen.

In der traditionellen fernöstlichen Medizin wurden Stauungen an diesem Punkt mit Nadeln, Moxa (Hitze) oder durch die Finger ausgeübten Druck beseitigt. Wenn Moxa nicht zur Hand sind, kann auch eine Zigarette zur Erzeugung der notwendigen Hitze verwendet werden. Zur Durchführung dieser Behandlungsmethode, die unter dem Namen „Zigaretten-Moxa" bekannt ist, sollte eine angezündete Zigarette in einem Abstand von etwa 0,8 cm kreisförmig über dem beschriebenen Punkt bewegt werden. Wird die Temperatur zu hoch, ist die Zigarette zu entfernen, sodann dem Punkt wieder anzunähern und wieder zu entfernen sobald die Temperatur erneut zu hoch wird. Diese Prozedur kann drei bis fünfmal wiederholt werden. Der Gallenblasediagnosepunkt liegt etwa auf gleicher Höhe wie *San-Ri,* jedoch ca. 3,3 cm weiter an der Außenseite des Beines. Wenn hier Schmerz verspürt wird, arbeitet die Gallenblase nicht reibungslos. Auch an diesem Punkt kann Zigarettenmoxa angewandt werden um Verspannungen und Stauungen zu lösen. Das gleiche gilt auch für alle anderen beschriebenen Punkte.

12. Pulsdiagnose

In der modernen Medizin wird der Pulsschlag vor allem kontrolliert, um die Kondition des Herzens und des Kreislaufs zu untersuchen. In der fernöstlichen Medizin dient der Puls jedoch dazu, ein weit detaillierteres Bild über die Gesundheit eines Menschen zu erlangen. Diese verfeinerte Art der Pulsdiagnose kann dazu benutzt werden, die Kondition jedes der wichtigen Organe des menschlichen Körpers zu bestimmen. Um ein besseres Verständnis über diese Möglichkeiten zu erlangen, sollte man die Beziehung zwischen dem Puls und dem universellen Zyklus, der im Fernen Osten unter dem Namen „Fünf Transformationen" oder auch *Go-Gyo* bekannt ist, untersuchen. Dieser Prozeß wurde dazu verwendet, die Ordnung des Wandels, dem alle Phänomene unterliegen, zu beschreiben. Es handelt sich hier um eines der grundlegendsten Konzepte, auf denen die Medizin, die Kultur und auch die Philosophie des Fernen Ostens aufbauen.

Im folgenden wollen wir uns mit dem Prozeß des Wandels innerhalb der Welt der Materie befassen. Wenn dichte oder feste Materie beginnt, sich auszudehnen, wird sie zunächst zu Flüssigkeit, sodann zu Gas und dann zu Plasma, das uns in der Form von Feuer vertraut ist. Auf dieser Stufe setzt der umgekehrte Prozeß ein, wenn die Masse sich verfestigt und in das Stadium der festen Materie zurückkehrt. Dieser Prozeß hat kein Ende und umfaßt die Transformation von Materie zu Energie, von Energie zu Materie. Ein Beispiel, das uns allen wohlvertraut ist, ist der Kreislauf, in dem Wasser verdampft, kondensiert, zu Niederschlag wird, sich auf der Oberfläche der Erde sammelt und sodann wieder verdunstet. Die Völker des Altertums benannten diese verschiedenen Prozesse mit vertrauten Namen, um diesen universellen Kreislauf besser verstehen zu können. Das Stadium des Plasma erhielt den Namen *Feuer,* das der Verfestigung *Erde,* das der dichten Materie *Metall* und das der flüssigen Materie *Wasser;* die Materie im Gaszustand wurde *Holz* genannt. Man verstand diese verschiedenen Stadien als Manifestationen des ewigen Kreislaufes zwischen Expansion und Kontraktion, oder auch zwischen Yin und Yang, der sich im ganzen Universum vollzieht (vgl. Abb. 24).

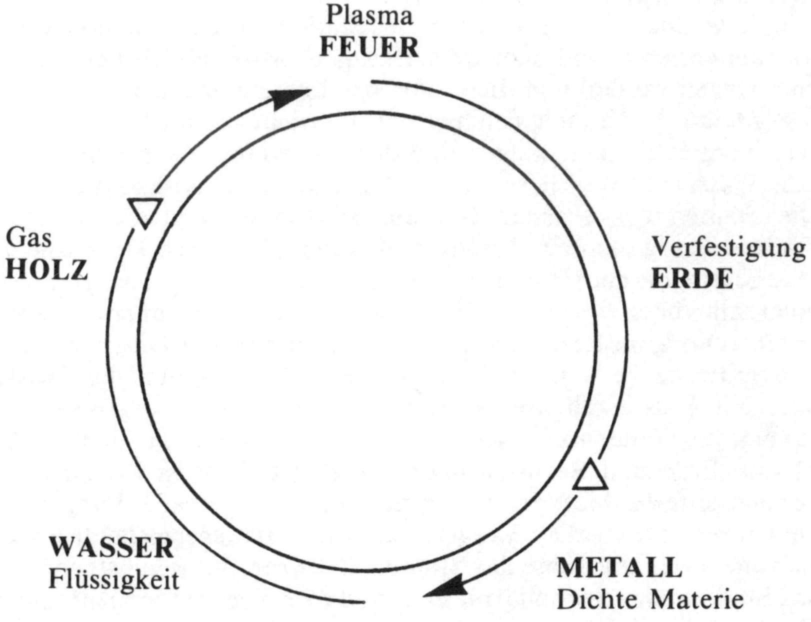

Abbildung 24: *Die Fünf Transformationen – Go-Gyo.*

Die Völker des Altertums waren sich außerdem der subtilen Unterschiede bei den verschiedenen Arten von Energie, die die Organe des menschlichen Körpers nähren und erhalten bewußt. In einigen Fällen ist die Energie kompakt und kondensiert, in anderen dagegen diffuser und expandierter. Die verschiedenen Energiearten wurden unter Heranziehung der Fünf Transformationen wie folgt beschrieben:

1. Holz: Diese Art der Energie expandiert, setzt sich nach außen hin fort und entspricht der Leber und der Gallenblase des Menschen.

2. Feuer: Diese Energie ist von doppelter Wesensheit. So passiert Materie, die im Prozeß begriffen ist, sich in Energie zu zersetzen, das Plasmastadium. In der fernöstlichen Medizin nannte man dieses das Stadium des primären Feuers, das im menschlichen Körper dem Herzen und dem Dünndarm entspricht. Gleichzeitig durchläuft auch Energie, die zu Materie kondensiert, dieses Plasmastadium. Der Herzregent und der Dreifache Erwärmer, zwei der umfassendsten Funktionsträger des Körpers, fallen in diese Kategorie, die Kategorie des sekundären Feuers. Herzregent ist die Bezeichnung für die Körperfunktionen, die den Fluß des Blutes und der Körperflüssigkeit im Inneren des Körpers regulieren; der Begriff Dreifacher Erwärmer bezieht sich dagegen auf die Funktionen, durch die die verdaute Nahrung in Energie umgesetzt wird.

3. Erde: Die Erde repräsentiert das Stadium, in dem Energie beginnt zu kondensieren und sich zu verfestigen. Milz, Bauchspeicheldrüse und Magen werden von dieser Art der Energie genährt.

4. Metall: Es handelt sich hier um eine dichtere, kondensiertere Art der Energie, die den Lungen und dem Dickdarm entspricht.

5. Wasser: Diese Energie ist die Energie der Blase und der Nieren. Die Stadien von Plasma, Gas und Flüssigkeit sind die yinnigeren Stadien des gesamten Zyklus (vgl. Abb. 25). Das Herz und der Dünndarm, die dem Primärplasma (1) entsprechen, sind die yinnigsten innerhalb dieser Gruppe. Die Leber und die Gallenblase, die ihre Entsprechung im Holz oder der gasförmigen Materie haben (2), haben eine mittelstarke Yin-Tendenz, während das Stadium des Wassers oder der Flüssigkeit am wenigsten yin ist. Die entgegengesetzten, yangigeren Tendenzen dieses Kreislaufs werden von den Stadien Metall, Erde und Sekundärplasma gebildet. Hier ist Metall (1) die kondensierteste Materie; es repräsentiert die Organe Lungen und Dickdarm. Mittelstark yangig sind Milz, Bauchspeicheldrüse und Magen, beziehungsweise das Stadium der Erde; am wenigsten yang ist das Stadium des Sekundärplasmas und damit der Herzregent und der Dreifacherwärmer.

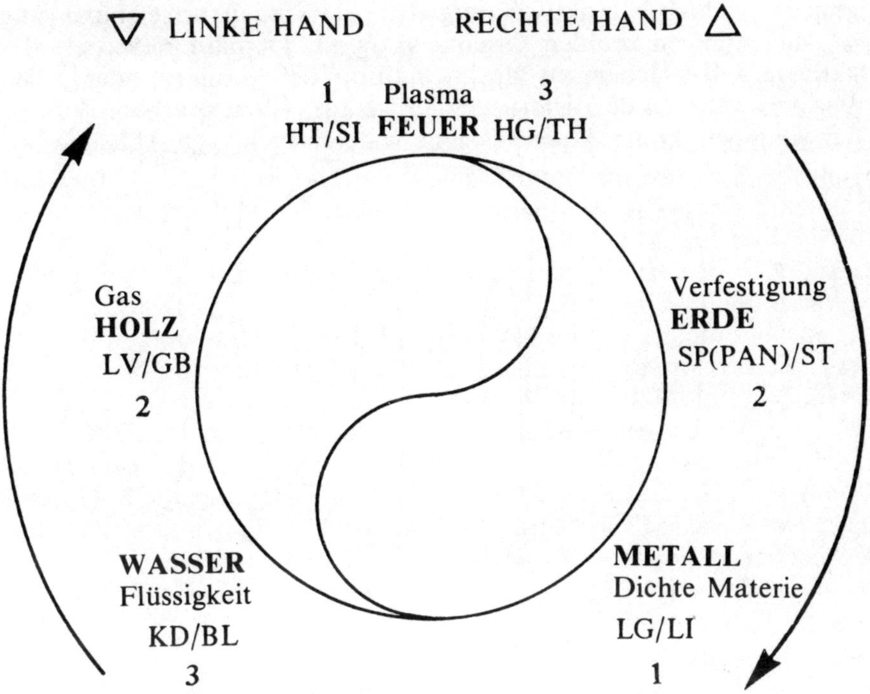

Abbildung 25: *Die fünf Transformationen und die ihnen entsprechenden Organe und Pulse. (Abkürzungen auf S. 112)*

Der Puls der Organe, der den eher yinnigen Transformationen entspricht, erscheint am vorwiegend yinnigen, linken Handgelenk, während am eher yangigen, rechten Handgelenk die Organe zu spüren sind, die den Yang-Transformationen zuzuordnen sind. In beiden Fällen ist der Puls in der Reihenfolge von am yangigsten zum am wenigsten yangigen beziehungsweise vom am yinngisten zum am wenigsten yinnigen in Übereinstimmung mit den Fünf Transformationen zu spüren (vgl. Abb. 26).

Unter den Organen, die in der linken Hand ihre Entsprechung haben, sind das Herz, die Leber und die Nieren dichter und kompakter, während der Dünndarm, die Gallenblase und die Blase eher hohle, ausgedehnte Organe sind. Die Lunge, die Milz und der Herzregent sind die konzentrierteren der Organe, die in der rechten Hand repräsentiert sind; Dickdarm, Magen und Dreifacher Erwärmer sind dagegen eher ausgedehnt. Die yangigeren, kompakteren Organe werden jedoch von der sich langsamer fortsetzenden, weniger aktiven Energie, die yin ist, gespeist, während die aktive Energie, die sich schnell fortsetzt und yang ist, die yinnigen, hohlen Organe aktiviert. Deshalb reflektiert der aktivere Oberflächenpuls die Kondition der yinnigen oder holen Organe, während der tieferliegende, weniger leicht spürbare Puls die der yangigen, kompakteren Organe widerspiegelt (vgl. Abb. 27).

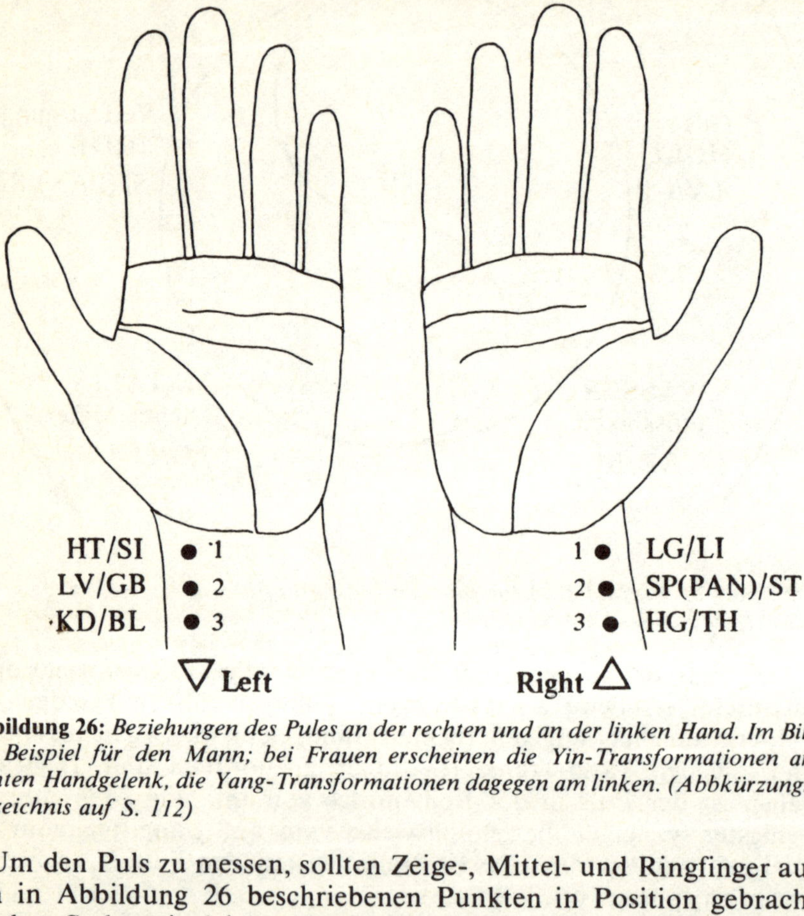

Abbildung 26: *Beziehungen des Pules an der rechten und an der linken Hand. Im Bild ein Beispiel für den Mann; bei Frauen erscheinen die Yin-Transformationen am rechten Handgelenk, die Yang-Transformationen dagegen am linken. (Abbkürzungsverzeichnis auf S. 112)*

Um den Puls zu messen, sollten Zeige-, Mittel- und Ringfinger auf den in Abbildung 26 beschriebenen Punkten in Position gebracht werden. Sodann ist leichter Druck auszüben, um auf diese Weise den Oberflächenpuls zu erfühlen. Um den Tiefenpuls zu spüren, sollte der Druck auf die angegebenen Punkte so stark wie nur irgend möglich sein. Nachdem sowohl der Oberflächen- als auch der Tiefenpuls an einem Handgelenk überprüft worden sind, ist das Verfahren an dem anderen Handgelenk zu wiederholen. Es gibt geringfügige Unterschiede im Pulsschlag, die es erlauben, bei den Organen des menschlichen Körpers eine Vielzahl von verschiedenen Konditionen

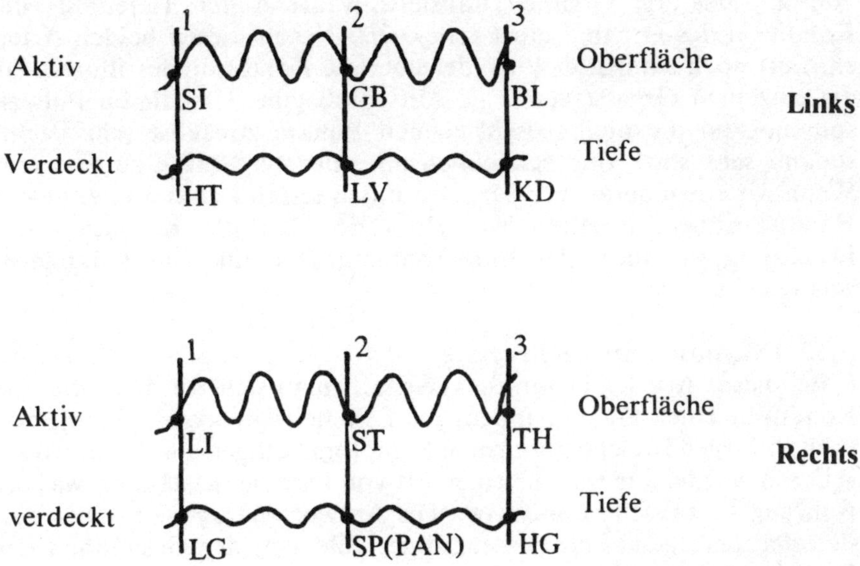

Abbildung 27: *Positionen des Oberflächen- und des Tiefenpulses (Abkürzungen S. 112)*

zu diagnostizieren. So fühlt sich bei manchen Menschen der Pulsschlag sprunghaft an, bei anderen hart oder verkrampft. Ebenso kann der Puls unregelmäßig oder aber stattdessen ruhig und gleichmäßig sein. Kenner der traditionellen Pulsdiagnose waren in der Lage, mit dieser Methode bis zu 140 verschiedenen Symptome voneinander zu unterscheiden.

Im Oberflächenpuls ist der Energiefluß aktiver und deshalb ist dieser Puls sogar in Fällen von ernsten Erkrankungen noch spürbar. Sehr oft ist der Tiefenpuls, sogar bei scheinbar gesunden Menschen, nicht zu erfühlen. In der fernöstlichen Medizin galt es als anerkannte Regel, daß in Fällen, in denen vier der sechs Tiefenpulse nicht mehr spürbar waren, keinerlei Aussicht auf Genesung mehr für den Patienten bestand, falls er nicht seine gesamte Ernährung umstellte. Sehr häufig liegt eine Kondition vor, in der einige der Tiefenpulse entweder nicht mehr spürbar sind oder aber unregelmäßig schlagen. Aus derartigen Anzeichen kann im einzelnen abgelesen werden, welche Organe ihre Funktion nicht mehr erfüllen.

Der Pulsschlag kann auch genutzt werden, um ein Bild von der Gesamtkondition des Körpers zu erhalten. Im allgemeinen gibt der Oberflächenpuls Hinweise auf die allgemeine Kondition des Flusses von Ki, das die Organe vitalisiert, während der Tiefenpuls die Kondition des Organs selbst reflektiert. Neben diesen beiden Arten existiert noch ein dritter Puls, der über die Kondition des Blutes, das die einzelnen Organe versorgt, Aufschluß gibt. Um diesen Puls zu spüren, sind die oben beschriebenen Punkte zunächst sehr leicht, sodann sehr stark und schließlich mit mittlerer Stärke zu drücken. Wenn wir einen derartigen Druck auf den ersten Punkt an der linken Hand ausüben, erhalten wir Hinweise über die Kondition der Ernährung, die durch den Blutstrom zum Herz und zum Dünndarm gelangt.

13. Diagnose durch Befragung

Bei dieser Art der Diagnose verschafft man sich Klarheit über die Kondition einer Person, indem man sie befragt, wo sie Schmerzen fühlt, ob irgendwelche abnormen Symptome aufgetreten sind, wo sie geboren wurde, aus was für einer Art von Familie sie stammt, was für Nahrung sie zu sich nimmt usw.. Die Antworten tragen dazu bei, daß sich der Befragende ein vollständiges Bild von der Gesundheit des Befragten machen kann.

14. Diagnose nach den Ausscheidungen

In diese Art der Diagnose sind auch der Körpergeruch und die Stimme eines Menschen einbezogen. Daneben können hierbei noch die Farbe, der Geruch und die Konsistenz der Exkremente sowie des Urins einbezogen werden. Gesunde Exkremente sind fest, lang und dunkelgolden in der Farbe. Im Fernen Osten beschreibt man diese Farbe als „altgold". Der Urin sollte etwas heller sein, oder wie man im Fernen Osten sagt „neugold". Die Beschaffenheit der beiden Substanzen ist unserer jeweiligen Kondition unterworfen. Wenn man sich zum Beispiel unausgewogen ernährt, ist oft das Auftreten von Diarrhöe (Durchfall) die Folge. Wird zu viel Salz aufgenommen, ist das Ergebnis eine dunkle Färbung des Urins, bei zuwenig Salz wird der Urin heller. Wird zuviel Flüssigkeit aufgenommen, ist häufiges Urinieren die Folge. Normalerweise sollte man drei bis viermal am Tage urinieren. Häufigeres Urinieren deutet darauf hin, daß zuviel Flüssigkeit aufgenommen wurde, weniger häufiges, daß nicht genug Flüssigkeit zugeführt wurde.

15. Diagnose durch allgemeinen Berührungskontakt mit dem Körper

Wenn man die Schultern, den Hals, die Stirn, das Haar, die Hände, die Füße und andere Teile des Körpers des Patienten berührt, ist es möglich, eine Aussage darüber zu machen, ob die betreffende Person

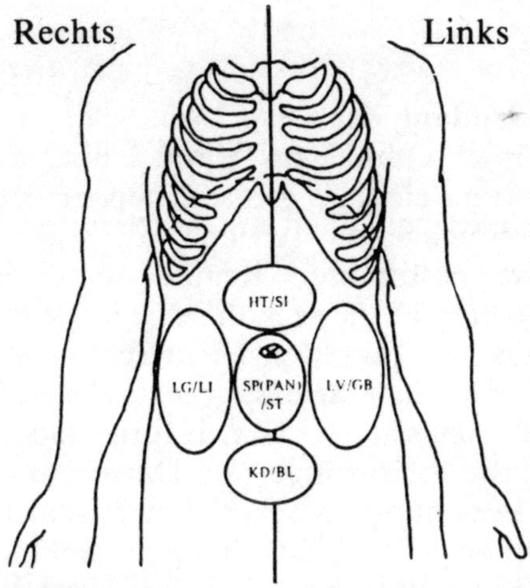

Abbildung 28: *Die Regionen des Abdomens (Unterleibs), die zur Diagnose bestimmter Organe genutzt werden können (Abkürzungen S. 112).*

angespannt oder entspannt, trocken oder feucht, warm oder kalt, ölig oder normal ist; zusätzlich können noch viele andere äußere Symptome, die die innere Kondition widerspigeln, festgestellt werden.

16. Diagnose durch die Unterleibsregion

Es ist möglich, sich ein Bild von allen wichtigen Organen des menschlichen Körpers zu machen, indem man Druck auf die entsprechenden Regionen des Unterleibs ausübt (vgl. Abb. 28). Die Region, die sich im Zentrum des Unterleibs, um den Nabel herum befindet, entspricht dem Herz und dem Dünndarm.

Bei dieser Methode muß sich der Patient mit angewinkelten Beinen bequem auf den Rücken legen. Er sollte sodann aufgefordert werden, tief durchzuatmen; beim Ausatmen ist nun behutsam starker Druck auf die zu untersuchende Region auszuüben. Wenn die entsprechenden Organe sich in guter und gesunder Kondition befinden, ist der Puls beim Ausüben des Drucks auf die betreffenden Partien zu spüren. Ist die Kondition jedoch schlecht, spürt man den Puls stärker, hämmernder sowie eine Verhärtung und Verkrampfung. Der Patient wird außerdem bei der Anwendung der oben beschriebenen Methoden Schmerzen empfinden.

Anhang

Die praktische Anwendung der Diagnose

Im folgenden soll noch einmal das Kapitel über die verschiedenen Diagnosemethoden mit einigen Ratschlägen zu ihren praktischen Anwendungen zusammengefaßt werden.

1. Wenn in einer bestimmten Region ein einzelnes Symptom auftaucht, sollte immer auch die gegenüberliegende Region untersucht werden. Wenn zum Beispiel ein Mensch an Schmerzen in der Schulter leidet, ist auch die komplementär-antagonistische Region — in diesem Fall der Darmtrakt — zu untersuchen. Häufig sind Schmerzen in der Schulter das Ergebnis von Störungen der Darmfunktion. Ein weiteres Beispiel bildet die Beziehung zwischen den Geschlechtsorganen und den Stirnhöhlen. Oft zeigen Schleimablagerungen in den Stirnhöhlen an, daß eine ähnliche Kondition bei den Geschlechtsorganen besteht, die zu Erkrankungen der Prostata oder zu vaginalem Ausfluß führen kann.

2. Wenn eine Vielzahl von Symptomen vorliegt, wie zum Beispiel Kopfschmerzen, die zusammen mit Erkrankungen des Ohrs auftreten, Übelkeit in Verbindung mit Durchfall sowie Schmerzen in der gleichen Region, sollte der entsprechende Meridian untersucht werden, um so die Verbindung der einzelnen Symptome untereinander zu verstehen. Derartige Erkrankungen können einen oder auch mehrere Meridiane betreffen.

3. Bei Erkrankungen der Kopf- oder Gesichtsregion sollte immer die Kondition des Darmtraktes untersucht werden, und zwar in Verbindung mit den entsprechenden Darmpunkten auf der Hand. Umgekehrt gilt, daß wenn zuerst Symptome im Darmtrakt auftreten, für gewöhnlich Erkrankungen in der Kopf- oder Gesichtsregion folgen. Wenn zum Beispiel der Darm wegen Verstopfung nicht mehr durchlässig ist, steigen die überschüssigen Stoffe oft nach oben und führen zur Ausbildung von Pickeln, Sehstörungen, Kopfschmerzen und ähnlichen Leiden. Derartige Störungen können ebenfalls zu Unregelmäßigkeiten bei der Menstruation führen.

4. Bei Erkrankungen der Haut sollte die innere Kondition des Patienten durch Druckpunktdiagnose, Augendiagnose oder andere Diagnosemethoden überprüft werden. Die Kondition der Körperoberfläche oder Peripherie spiegelt in jedem Fall auch die Kondition der Organe und des Inneren des Körpers wider.

5. Wenn ein Mensch an Depressionen leidet, sollte unter Anwendung der Methoden, die in den Abschnitten über die Diagnose unter Einbeziehung der spirituellen Kräfte sowie unter Einbeziehung der

Gedanken und Vorstellungen beschrieben sind, die geistige und emotionale sowie die physische Kondition des Betreffenden untersucht werden. Wenn ein Mensch reizbar ist, sich unwohl fühlt und häufig seine Meinung ändert, ist das Gleichgewicht zwischen seinen Eltern zu überprüfen; die beschriebenen Tendenzen sind oft auf einen Mangel an solchem zurückzuführen.

6. Ein Mensch, der sehr gesprächig ist, kann durch die Methode der akustischen Diagnose untersucht werden; bei ruhigeren Personen empfiehlt sich die visuelle Diagnose. Ist jemand sehr aktiv, kann die Diagnose auf seinen Bewegungen, seinen Verhaltensweisen und seiner Art, sich auszudrücken basieren. Bei weniger ausdrucksstarken Personen, die auf Fragen eher verschlossen reagieren, können ihre Gedanken und Vorstellungen die Grundlage der Diagnose bilden; die Druckpunkt-, Puls- oder Unterleibsdiagnose ist sehr wirksam bei bettlägerigen Patienten.

Die Beratung des Patienten

Wenn wir die Arten des Leidens eines Menschen erkannt haben, besteht der nächste Schritt darin, unseren Rat zur Überwindung der Erkrankung anzubieten. Es können folgende grundsätzliche Arten der Beratung und Hilfe unterschieden werden:

1. Beratung zur Linderung der Symptome. Diese Ratschläge können von der Anwendung von Ingwerkompressen über Tarokartoffelpflaster, andere äußere Anwendungen sowie Massagen, Moxa-Behandlung, bis zu Handauflegen und anderen Heilmethoden reichen. Die Behandlungsmethoden sollten einfach, natürlich, billig und ohne Nebenwirkungen sein. Künstliche Medikationen sind aus diesem Grunde weitestgehend zu vermeiden.

2. Ratschläge zur Beseitigung einer Krankheit durch Elimination ihrer Ursachen: Als Beispiel wollen wir einen Patienten nehmen, der an Krebs leidet und infolgedessen Schmerzen und Wasserstauungen im Unterleib hat. Ein Tarokartoffelpflaster trüge in einem solchen Fall zur Linderung der Schmerzen bei, ein Buchweizenpflaster würde ein Abschwellen des Unterleibs bewirken. Da Krebserkrankungen jedoch eine Folge einer ungesunden Kondition des Körpers im allgemeinen und des Blutes im besonderen sind, würden die Wurzeln der Krankheit mit diesen Methoden nicht erreicht werden. Um dieses zu gewährleisten, muß die erkrankte Person die Qualität ihres Blutes und ihrer Zellen durch die richtige Ernährung wieder herstellen. In vielen Fällen sind besondere Behandlungsmethoden oder äußerliche Anwendungen unnötig und sollten nur dann zum Tragen kommen, wenn Schmerzen oder Unwohlsein dieses angeraten erscheinen lassen. In jedem Fall sollte jedoch die richtige Ernährungsweise die Grundlage für die Behandlung der Krankheit sein.

3. Ratschläge zur dauerhaften Befreiung von Problemen und Schwierigkeiten. Das Ziel dieser Art von Beratung liegt darin, einen Menschen dazu zu bringen, seine Art zu leben und zu denken zu ändern. Ein Mensch, der solchen Rat bieten kann, ist nicht mehr nur Arzt und Heilender — er ist vielmehr ein Lehrer, der die richtige Art des Lebens, die auch die Selbstbesinnung einschließt, vermittelt.

Verzeichnis der Abkürzungen:

Englische Abkürzung	*Deutsche Abkürzung*	*Bedeutung*
Sex	Go	Geschlechtsorgane
INT	D	Darmtrakt
LV	LE	Leber
SP	MI	Milz
KD	N	Nieren
PAN	PAN	Pankreas (Zwölffingerdarm)
ST	MA	Magen
HT	H	Herz
LG	LU	Lungen
Bronchi		Bronchien
TH	DE	Dreifacher Erwärmer
GB	G	Gallenblase
BL	BL	Blase
LI	DI	Dickdarm
SI	DÜ	Dünndarm
HG	HR	Herzregent

KAPITEL VIER

Das Verdauungssystem

Das Verdauungssystem nimmt im sich entwickelnden Embryo eine relativ zentrale Position ein, und zieht daher eher yinnige Fette und Proteine aus den Nährstoffen des mütterlichen Blutes an. Als Folge dessen ist die Struktur des Verdauungssystems bei der Geburt hohl und expansiv. Das Verdauungssystem stellt eine Art expandierender Spirale dar, die von einem Punkt ausstrahlt, der zentral liegt und das Hara genannt wird. Dieses Gebiet, das etwa drei Fingerbreit unterhalb des Nabels, tief im Bereich des Dünndarms, lokalisiert ist, repräsentiert eines der wichtigsten vitalen Zentren des Körpers und ist wahrscheinlich einer der Hauptbildungsorte von roten Blutkörperchen. Dieses Gebiet wird im Fernen Osten *ki-kai* genannt, das „Meer des ki".

Der Verdauungstrakt sollte möglichst langgestreckt sein und immer warm gehalten werden. Aus diesem Grunde entwickelte man im Fernen Osten das sogenannte *hara maki,* eine spezielle Baumwollbinde, die um den Bauch gewickelt getragen wurde.

Das Verdauungssystem findet sein Gegengewicht im Nervensystem (vgl. Abb. 1). Dieses System nimmt ursprünglich eine eher periphere Position ein und nimmt während der Schwangerschaft die yangigen Nahrungsbestandteile wie Mineralstoffe und die eher yangigen Proteine aus dem Blut der Mutter auf. Infolgedessen ist es bei der Geburt in seiner Struktur kompakter, kürzer und härter. Das Verdauungssystem resorbiert und verarbeitet eher yangige Nahrung in Form von physischer oder materieller Nahrung. Das Nervensystem dagegen verarbeitet eher yinnige Stoffe in Form von Wellen oder Vibrationen. Zwischen diesen beiden befindet sich das Kreislaufsystem, das auch das Lymph- und Ausscheidungssystem umfaßt. Vom Yin und Yang ausgehend kann dieses dritte System als ausgewogen bezeichnet werden. Das Atmungssystem kann als Teil des Verdauungssystem angesehen werden. In seiner Struktur ist es kompakt und konzentriert, es nimmt den yinnigen Sauerstoff auf und gibt das eher yangige Kohlendioxyd ab. Das Verdauungs- und das Atmungssystem ergänzen einander sowohl in ihrer Struktur als auch in ihrer Funktion. Das erstere ist vom Aufbau her yin und verarbeitet Yang-Nahrung, während das letztere yang ist und Yin in der Form von Gasen verarbeitet.

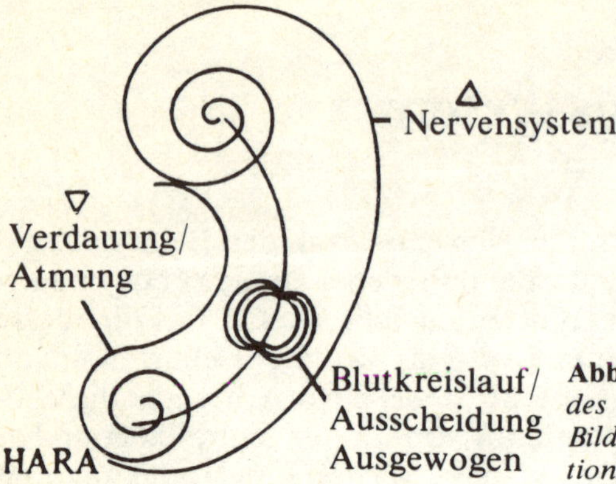

Abbildung 1: *Die spiralige Bildung des menschlichen Embryos mit der Bildung der hauptsächlichen Funktionssysteme des Körpers.*

Die Physiologie der Verdauung

Die Nahrung tritt in den Körper durch den Mund ein und wird im Prozeß des Kauens sowohl spiralig als auch auf- und abwärts bewegt (vgl. Abb. 2). Normalerweise hat der Speichel einen pH-Wert von 7,2, d.h. daß die Nahrung leicht alkalisch wird, bevor sie durch die Speiseröhre in den Magen hinabtransportiert wird. Im Magen sezernieren ca. 30 bis 40 Millionen Drüsen Magensäfte. Die beiden wichtigsten Sekrete im Magen sind (1) Pepsin, das von rundgeformten, yangigen Magendrüsen ausgeschüttet wird und (2) Salzsäure, die von eher yinnigen, dreiecksförmigen Zellen im oberen Teil des Magens gebildet wird. Im allgemeinen haben die Magensäfte pH-Werte im Bereich zwischen 0,9 und 1,5, d.h. es sind relativ starke Säuren. Der Einfluß der Verdauungssekrete wechselt zwischen saurem und alkalischem Milieu nach dem folgenden Muster:

—Mund, alkalisch
—Magen, sauer
—Pankreas und Duodeum, alkalisch
—Dünndarm, sauer

Abgebaute Nahrungspartikel werden von den Dünndarm- und Duodenumzotten resorbiert. Am zahlreichsten sind die Darmzotten im Jejunum, dem oberen Teil des Dünndarms. Die Zotten im Duodenum sind etwas grober in ihrer Struktur und besitzen eine größere Fähigkeit, alkalische Substanzen zu resorbieren. Die Zotten der Dünndarmwand sind kleiner und besser für die Aufnahme saurer Substanzen geeignet.

∇ Yin

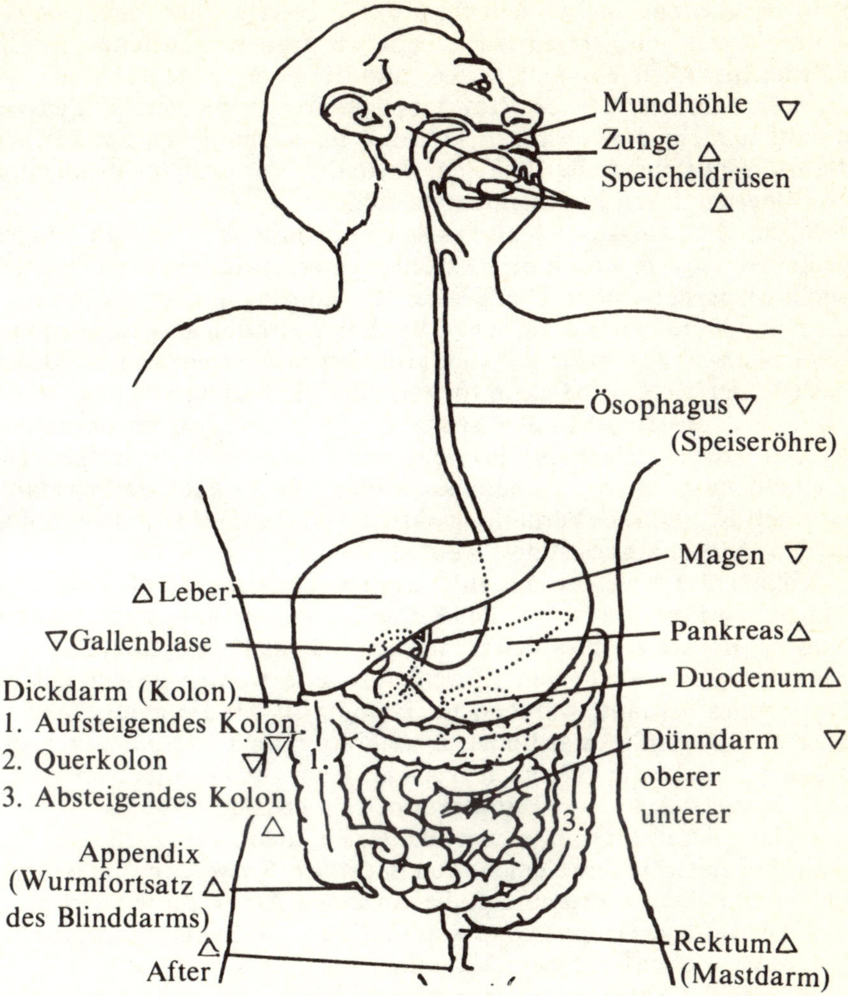

Abbildung 2: *Das Verdauungssystem in der Einteilung nach yin und yang*

Wenn man ein starkes Yin, wie Aspirin, Alkohol oder raffinierten Zucker zu sich nimmt, beginnt die Resorption direkt im Mund auf Grund der salzigen bzw. alkalischen Beschaffenheit des Speichels. Feines, weißes Brot und andere Mehlprodukte werden im Magen resorbiert, während das volle Korn, insbesondere wenn es mit Salz zusammen gekocht wird, erst von den Darmzotten aufgenommen wird. Wenn ein bestimmtes Nahrungsmittel von diesen Darmzotten resorbiert wird, erfolgt seine Umwandlung in Blutkörperchen ohne

Schwierigkeiten. Speisen jedoch, die resorbiert werden, bevor sie die Zotten erreichen, treten zu einem zu frühen Zeitpunkt in die Körperflüssigkeit ein und lassen eine dünnere, mindere Blut- und Lymphqualität entstehen. Um daher gesund zu bleiben, sollten wir darauf achten, daß unsere Ernährung im wesentlichen auf solchen Nahrungsmitteln basiert, die dem normalen Vorgang der Resorption von Speisen durch die Darmzotten folgen.

Wenn Nahrungsmittel alkalischer Beschaffenheit in den Magen gelangen, so wird durch die Sekretion yinniger Säuren das Gleichgewicht wiederhergestellt. Die „gesäuerte" Nahrung wandert dann weiter ins Duodenum, wo es alkalischen Verdauungssäften ausgesetzt ist und schließlich weiter in den Dünndarm, der wieder ein saures Milieu besitzt. Der wichtigste Faktor für eine gute Verdauung ist die Frage, ob die Speise ausreichend alkalisch gemacht worden ist, bevor sie den Magen erreicht, oder nicht. Erreicht wird dieser ausreichend alkalische Zustand durch gutes, gründliches Kauen, das ja auch dafür verantwortlich ist, daß die Verdauungssäfte im Magen, im Duodenum und im Dünndarm ausgeschüttet werden.

Kohlehydrate werden mit Hilfe des Speichels im Mund zerlegt. Im Magen wird die Verdauung der Kohlehydrate fortgesetzt, die Säuren jedoch, die dort produziert werden, dienen hauptsächlich der Verdauung von Proteinen (Eiweißen). Fette werden großenteils im Duodenum verdaut, während im Dünndarm der endgültige Abbau aller Nahrungsmitel stattfindet. Dieser Vorgang wird unterstützt und ergänzt durch die Tätigkeit verschiedener Mikroorganismen des Darms, die sich in zwei Hauptgruppen unterteilen lassen:

1. Die yinnige Gruppe von Bakterien dient zur Zerlegung der Nahrungsmittel in ihre elementaren Baustoffe. So werden zum Beispiel mit ihrer Hilfe die Proteine in die einzelnen Aminosäuren zerlegt.
2. Die yangige Gruppe von Bakterien dient zur Synthese chemischer Baustoffe wie Enzyme oder Vitamine.

Pflanzliche Nahrungsstoffe sind nicht leicht verderblich und stören aufgrunddessen normalerweise nicht die wichtige und wirksame Aktivität der Darmflora. Tierische Eiweiße hingegen beginnen sich sofort nach dem Töten des Tieres zu zersetzen. Dieser Prozeß wird durch Einfrieren oder den Zusatz von Konservierungsstoffen etwas verzögert, er setzt aber sofort wieder ein, wenn das tierische Eiweiß verzehrt wird und ist normalerweise schon in vollem Gange, wenn diese Speisen den Darm erreichen. Dieser Fäulnisprozeß bleibt unbedenklich und ohne langfristige Folgen, wenn man nur gelegentlich und in kleiner Menge Tierprodukte zu sich nimmt, oder wenn die Mahlzeit gleichzeitig viele pflanzliche Anteile enthält. Wenn man jedoch regelmäßig Tierprodukte ißt oder sie in großen Mengen genießt, verbleiben die Bakterien aus diesem Fäulnisprozeß im Darm und stören das sinnvolle und wichtige Wirken der dort ansässigen Mikroorganismen.

In der fernöstlichen Medizin wurden traditionell das Herz und der Dünndarm, die Lungen und der Dickdarm als Organpaare behandelt. Man hatte erkannt, daß Probleme, die an dem einen Organ auftauchen, immer auch eine Störung in der Funktion des anderen anzeigten. Ein gutes Funktionieren des Verdauungsapparates ist von eminenter Bedeutung für die allgemeine körperliche Gesundheit; wenn es Störungen gibt, so werden die Funktionen des Herzens, der Lunge und anderer wichtiger Organe des Körpers in Mitleidenschaft gezogen. Der Darmbereich steht in ebenfalls enger Verbindung zum Gehirn. Die Gehirnwindungen entsprechen in Zahl und Windungsgrad den Windungen des Darmes, und die Gewebsarten beider Organe sind einander sehr ähnlich. Wie für den Darm, so gilt auch für das Gehirn, daß es in seiner Kondition eher yang oder konzentriert, kompakt sein soll. Wenn die Zellen des Gehirns expandieren, sich ausweiten, so entsteht Schizophrenie oder chaotisches Denken. Entsprechend gilt, daß wenn die Därme anschwellen oder sich ausdehnen, das Funktionieren des Gehirns nachläßt, und es häufig zu Stumpfsinnigkeit, Unentschlossenheit und Gedächtnisverlust kommt.

Der Zustand der Darmzotten spiegelt sich in der Beschaffenheit des Kopfhaars wider. Wenn etwa die Darmzotten nicht ihre Funktion ausüben, so wie sie es sollten, weil der Darm geschwollen und expandiert ist, wird auch das Kopfhaar beginnen, lose zu werden und schließlich auszufallen. In beiden Fällen ist die Störung auf ein Übergewicht an Yin-Nahrung zurückzuführen.

Die makrobiotische Behandlung von Verdauungskrankheiten

1. Würmer

Wir werden uns hier mit drei Grundtypen von Würmern beschäftigen, die nach ihrem Aussehen benannt sind.

A. Bandwürmer. Bandwürmer geraten in unseren Körper, wenn wir infiziertes Fleisch oder befallenen Fisch essen. Besonders häufig treten sie in Rind- und Schweinefleisch auf. Bandwürmer finden sich oft in Fleisch, das zuwenig gekocht wurde und etwa in verdorbenem Schellfisch. Wenn Fleisch oder Fisch in dicke Scheiben geschnitten sind, werden sie oft beim Kochen nicht vollständig gar, vorhandene Würmer bleiben am Leben und werden mitgegessen.

B. Fadenwürmer.

1. Hakenwürmer. Diese Wurmart gelangt meistens durch die Oberfläche der Füße in den Körper. Von dort aus werden sie mit dem Blutstrom in die Lungen getragen, von wo sie beim Atmen durch die Luftröhre nach oben kommen und dann geschluckt und in den Verdauungstrakt transportiert werden.

2. Nadelwürmer. Nadelwürmer finden sich im allgemeinen im Dickdarm und werden häufig durch den Anus (After) wieder ausgeschieden. Sie werden oft etwa auf dem Laken eines Säuglingsbettchens aufgefunden.

C. Peitschenwürmer. Peitschenwürmer leben ebenfalls im Dickdarm, ihre Eier werden zum Beispiel mit rohem Gemüse aufgenommen. Aus diesem Grund wurden im Fernen Osten Gemüse traditionell nur gekocht verzehrt oder zur Herstellung von Pickles (süß-sauer Eingelegtes) verwendet, nie aber roh gegessen. Würmer dieser Art sind, aus offenkundigen Gründen, am häufigsten in biologisch angebauten Gemüsen zu finden.

Zu den Symptomen des Wurmbefalls gehören:

1. Allgemeine Müdigkeit, Trägheit oder mangelnde Vitalität.
2. Besonderes Verlangen nach bestimmten Speisen, oft verbunden mit einem ständigen, schwer zu stillenden Hungergefühl. Menschen mit dieser Krankheit bleiben dünn, selbst wenn sie enorme Mengen an Nahrung zu sich nehmen.
3. Periodisches Auftreten anämischer Zustände.
4. Ein gelegentliches Gefühl von Übelkeit, verbunden mit krampfartigen Schmerzen in der Duodenumgegend, die häufig einige Stunden nach der letzten Mahlzeit auftreten. Im Fernen Osten nennt man dieses Symptom das „Wurmweinen".
5. Reizbarkeit, oft begleitet von Hysterie, Schreikrämpen und Jähzorn. Besonders Kinder entwickeln dieses Verhalten, wenn sie Würmer haben.
6. Nägelkauen.
7. Eine Einkerbung in der Mitte des Daumennagels oder eine allgemeine Rauhigkeit der gesamten Nagelfläche.
8. Eine gelbliche Verfärbung der Sklera (weißer Teil des Auges) in der Nähe der Nase. In etwa 50 Prozent der Fälle ist das Auftreten einer solchen Verfärbung Anzeichen für einen Wurmbefall.
9. Zerfallender Kot.

Zur Ausheilung einer Wurmerkrankung ist es zunächst notwendig, sich auf die makrobiotische Standardernährung, ohne jegliche Rohprodukte, umzustellen. Die Nahrung sollte leicht salzig schmecken, damit ein stärker alkalischer Zustand geschaffen wird, in dem die Würmer nicht überleben können. Innerhalb der makrobiotischen Standardernährung sind zur Behandlung des Wurmbefalls besonders die folgenden Nahrungsmittel zu empfehlen:

1. Roher Vollkornreis
2. Samen (Kürbisarten, Wassermelone etc.). Diese sollten, ohne Beigabe von Salz, einfach geröstet werden.
3. Soba (Buchweizennudeln). Diese können täglich gegessen werden.
4. Mochi (süßer Vollkornreis).

Wenn man vermutet, man könne Würmer haben, empfiehlt es sich, jedesmal, wenn man Hunger verspürt, eine Handvoll rohen Reis und einige Samen zu essen. Jede Portion sollte sorgfältig gekaut werden. Als zusätzliche symptomatische Behandlung kann auch Beifußtee getrunken werden. Beifuß ist eine wilde Pflanze, die in vielen Gegenden natürlich wächst, und in fernöstlichen Ländern hat man ihn traditionell häufig mit Mochi vermischt. Auch korsische Algen fördern die Heilung, man erhält sie normalerweise in orientalischen Lebensmittelgeschäften. Diese Algenart sollte bei Hungergefühl in Wasser gekocht und als Tee getrunken werden. Man kann sie auch anstelle von Banchatee oder anderen Getränken verwenden. Eine andere Methode zur Heilung eines Wurmbefalls ist, mehrere Tage hintereinander das Frühstück auszulassen. Zum Mittagessen sollte man dann eine reichliche Handvoll rohen Vollkornreis mit rohen Samen von Kürbis oder Sonnenblume essen, mit zerschnittenen rohen Gemüsen wie Knoblauch, Zwiebeln oder Schalotten. Am Abend wird dann ein normales Mahl verzehrt. Nach mehreren Tagen werden auf diese Weise dem Körper genügend für die Würmer ungenießbare bzw. giftige Stoffe zugeführt, und die Parasiten verlassen den Körper.

Wenn Säuglinge oder Kinder auf Grund eines Nadelwurmbefalls unter Juckreiz leiden oder wund werden, vermische man Sesamöl mit frischgeriebenem Ingwer etwa im Verhältnis 1:1. Mit einem Baumwoll-Läppchen wird diese Mischung auf die juckenden Hautstellen aufgetragen und darüber wird ein angewärmtes Handtuch gelegt. Wenn ein makrobiotisch ernährtes Kleinkind Würmer hat, so ist dies darauf zurückzuführen, daß seine Ernährung zu viele öl-, fett- oder mehlhaltige Speisen enthält.

2. Magenkrankheiten

A. Ulcus ventriculi (Magengeschwür). Die beiden Grundtypen von Geschwüren des Verdauungsapparates sind das Magengeschwür und das Zwölffingerdarmgeschür (Ulcus duodeni). Während des Verdauungsvorganges sezeniert der Magen hochkonzentrierte Salzsäure, und wenn zuviel von dieser Säure produziert wird, entsteht ein Ulcus. Schwach alkalische Gemüse regen den distalen (unteren) Magen zur Sekretion von Pepsin an und tragen so zur Erhaltung des Säure-Basen-Gleichgewichtes im Magen bei. Extrem alkalische Nahrungsmittel jedoch, wie etwa raffinierter Zucker, stimulieren die Ausschüttung höher konzentrierter Säuren im oberen Magenabschnitt. Wenn dies ständig herausgefordert wird, wird die Schleimhaut der Magenwand gereizt und bricht auf.

Säure-produzierende Nahrungsmittel wie Fleisch und Eier zwingen das Duodenum zu einer beschleunigten und verstärkten Sekretion von alkalischen Verdauungssäften. Zu einem Ulcus in diesem Gebiet kann es durch die Überproduktion dieser Säfte kommen. Generell gilt, daß Geschwüre im kompakteren Duodenum durch einen Überschuß an Yang-Nahrung erzeugt werden, während die Ursache für einen Ulcus im Magen, der selbst von seiner Anlage her yin ist, im übermäßigen Konsum von yinnigen Nahrungsmitteln verschiedenster Art zu suchen ist.

Häufig wird zur Heilung eines Ulcus eine Fastenkur angeraten. Dies ist jedoch unnötig, während gründliches Kauen unabdingbar ist. Bei jeder Art von gesundheitlicher Störung im Bereich des Verdauungsapparates, also auch bei Geschwüren, sollte der Patient jeden Bissen mindestens 200 mal kauen.

Wer ein Magengeschwür hat, sollte sich an die makrobiotische Standardernährung halten. Etwa 80 Prozent der täglichen Nahrungsaufnahme sollten aus den Grundnahrungsmitteln bestehen, d.h. Vollkorngetreide und gekochtes Gemüse, während die restlichen 20 Prozent die zusätzlichen Speisen enthalten können. Unter den Gemüsen sollten die kompakteren Wurzelgemüse bevorzugt verwendet werden. Die makrobiotische Standardernährung stellt die Basis für die Behandlung eines Ulcus duodeni (Zwölffingerdarmgeschwür) dar. Das Essen sollte jedoch immer mild gewürzt und leicht gekocht werden. Salz sollte sparsam verwendet werden und der Speiseplan sollte einen hohen Anteil an blättrigen grünen und an Bodengemüsen enthalten. Bei Magengeschwüren haben zusätzlich heiße Anwendungen wie Ingwerkompressen oder warme Salzpackungen eine heilsame Wirkung, während für das Zwölffingerdarmgeschwür kühle Kompressen wie Chlorophyll- oder Tofupflaster besser sind. Ingwerkompressen allerdings können auch bei Zwölffingerdarmgeschwüren gewisse Heilerfolge erzielen. In diesem Fall sollte man aber die heiße Ingwerkompresse selbst auf den Magen auflegen und dicht daran anschließend einen kühlen Umschlag auf die Duodenumgegend machen.

B. Magenkrebs. Dieses Thema wird im Zusammenhang mit einer generellen Abhandlung zum Thema Krebs im Kapitel *Die progressive Entwicklung der Krankheit* besprochen.

C. Magenkrämpfe und Schwellungen. Magenkrämpfe werden durch ein Übermaß an Yin-Nahrungsmitteln hervorgerufen, die eine Expansion des Gewebes erzeugen, wodurch ein Druck auf die Magennerven entsteht. Sie ähneln den Krämpfen in den Beinen oder anderen Körperteilen, und werden durch extrem yinnige Lebensmittel wie Limonaden, Kaltgetränke, Speiseeis, süße Nachspeisen und Süßigkeiten aller Art verursacht. Neben der Einhaltung der Standardernährung sollte ein Mensch mit dieser Kondition, um vorübergehende Erleichterung zu erhalten, eine Handvoll Gomasio essen, einen kleinen Schluck Umeboshi-Saft trinken oder sich einen Banchatee mit wenigen Tropfen Tamari zubereiten. Ebenso können heiße Anwendungen wie Ingwerkompressen oder Umschläge aus geröstetem Salz helfen.

Zu viele expandierende Speisen sind auch der Grund für eine Schwellung des Magens. Innerhalb der makrobiotischen Standardernährung sollte deswegen besonderes Gewicht auf kompaktere Wurzelgemüse wie Klettenwurzel und Karotten gelegt werden. Besonders wirksam sind diese Gemüsesorten, wenn sie in der Art des *kinpira* zubereitet werden.

3. Erkrankungen der Leber und der Gallenblase

Zu Schwierigkeiten mit der Leber kommt es, wenn dieses Organ anschwillt, sich verhärtet und seine Funktionsfähigkeit einbüßt. Diese Kondition kann diagnostiziert werden, indem man versucht, auf der rechten Körperseite die Finger unter den unteren Rand des Brustkastens zu schieben. Gelingt dies nicht oder bereitet der Versuch Schmerzen, so bedeutet es, daß die Leber geschwollen ist. Normalerweise sollte es möglich sein, mit vier Fingern unter die Rippen zu greifen, ohne daß Schmerzen auftreten.

Die Leber ist ein sehr wichtiges Organ, so wichtig, daß im Fernen Osten eine sehr wichtige Gelegenheit als *Kan-Jin* (Kan — Leber, Jin — Niere) bezeichnet wird. Bezüglich der Emotionen ging man davon aus, daß die Leber den Zorn regiert. Im Fernen Osten ist die Bezeichnung für Zorn *Kan-Shaku,* also „Leber-Schmerz". Wie schon im Kapitel über Diagnose besprochen, spiegeln Lebererkrankungen sich im Gesicht wider, in dem Gebiet über der Nasenwurzel und zwischen den Augenbrauen. Eine oder mehrere senkrechte Linien an dieser Stelle zeigen Störungen der Leberfunktion an. Wenn die Linien tief eingegraben und durch ein Zusammenziehen erzeugt sind, so ist die Störung die Folge einer Ernährung mit zu hohem Salz- und Tierproduktanteil. Wenn die Linien jedoch durch Expansion entstanden sind, d.h. wenn die Haut um die Linien herum aufgedunsen ist, liegt dies an zu stark yinniger Nahrung.

Im allgemeinen gilt für die Behandlung von Störungen der Leberfunktion, die häufig ein Ergebnis zu reichlichen Essens sind, daß eine mehrtägige Fastenkur oder die Beschränkung auf sehr geringe Nahrungsmengen Abhilfe schafft. Ebenso wichtig ist gründliches Kauen — bis zu 200 mal pro Bissen — außerdem sollten Menschen, die Schwierigkeiten mit der Leber haben, überhaupt keine tierischen Produkte zu sich nehmen, bis ihr Zustand sich gebessert hat. Nach einigen Fastentagen oder einer Zeit sehr geringer Nahrungsaufnahme sollte der Patient mit Leberstörungen nur Vollkornreissuppe mit grünen Blattgemüsen essen. Wenn Miso dazugegeben wird, so nur in winzigen Mengen. Nach einigen weiteren Tagen kann der Speiseplan erweitert werden; alle Bestandteile der makrobiotischen Standardernährung sind erlaubt, ohne jegliche tierische Produkte jedoch, zumindest bis die Leberstörung behoben ist.

Äußerliche Anwendungen können notwendig werden, wenn der Patient Schmerzen hat. Es wird zunächst eine heiße Ingwerkompresse aufgelegt, dann ein Taro-Kartoffelpflaster. In einigen Fällen kann es auch zu einem Anschwellen des Bauches kommen, auf Grund einer Flüssigkeitesretention im Körper. Hier sollte nach der Ingwerkompresse ein Buchweizenpflaster auf die geschwollene Region aufgelegt werden. Wenn der Patient zusätzlich Fieber hat, kann ein Tofu- oder ein Chlorophyllpflaster auf die Stirn gelegt werden; bei Übelkeit kann der Patient eine kleine Portion Gomasio oder gekochte Algen zu sich nehmen.

A. Gelbsucht. Normalerweise fließt die in der Leber produzierte Galle entweder in die Gallenblase oder ins Duodenum, wo sie den Verdauungsprozeß unterstützt. Wenn aber die Gallengänge obstruiert (verstopft) sind, wird die Gallenflüssigkeit ins Blut absorbiert. Diese Kondition, die Gelbsucht genannt wird, führt häufig zu einer gelblichen Verfärbung der Gesichts- und Körperhaut, weil sich der Gallenfarbstoff in der Haut und in den Schleimhäuten ansammelt. Der

Urin nimmt in manchen Fällen eine nahezu schokoladenbraune Färbung an. Die Hauptgründe für die Obstruktion der Gallengänge sind in Nahrungsmitteln zu suchen, die Fett und Schleimabsonderungen erzeugen. Ein Gelbsuchtpatient sollte alle derartigen Speisen meiden, vor allem Eier, Fleisch, Milchprodukte, Zucker, ölige oder fette Speisen, und er sollte sich auf eine makrobiotische Standardernährung umstellen. Wie bei Störungen der Leberfunktion gilt auch hier, daß die Nahrung rein pflanzlicher Natur sein sollte, bis sich der Zustand des Patienten bessert; in vielen Fällen können auch vier bis fünf Fastentage eine günstige Wirkung zeigen. Unter den empfehlenswerten Gemüsesorten ist besonders der Daikon-Rettich wichtig, hiervon sollte täglich gegessen werden, damit die Ablagerungen sich allmählich auflösen. Außerdem sollten bis zur Besserung des Zustandes alle anderen Getränke durch Beifußtee ersetzt werden.

Heiße Ingwerkompressen unterstützen ebenfalls die Auflösung der Ablagerungen, sie können jeden Tag angewendet werden, und zwar im Bereich der Leber und Gallenblase, solange bis eine Besserung eintritt. Wenn ein Juckreiz auftritt, kann man ein Handtuch in das Wasser eintauchen, das für die Ingwerkompresse verwendet wird, und damit die juckenden Hautstellen waschen. Um die volle Wirksamkeit zu erreichen, sollte das Wasser relativ heiß sein.

Wenn ein Säugling, der noch gestillt wird, Gelbsucht bekommt, sollte die Mutter sich nach den oben angegebenen Empfehlungen ernähren. Verschwinden die Symptome, so kann sie die normale makrobiotische Ernährung wieder aufnehmen.

B. Leberkrebs. Vergleiche die Abhandlung über den Krebs im Kapitel *Die progressive Entwicklung der Krankheit.*

C. Gallensteine. Der Vorgang, der zur Bildung von Gallensteinen führt, ist demjenigen ähnlich, der die Bildung von Nierensteinen erzeugt, wie im Kapitel *Die progressive Entwicklung der Krankheit* beschrieben wird. Gallensteine treten auf (1) wenn die Galle und andere Körperflüssigkeiten viel klebrigen Schleim und Fettsäuren enthalten und (2) wenn der Konsum von yin, in Form von kalten Speisen und Getränken diese Gebilde zu Steinen kristallisieren. Um dieses Problem zu bewältigen, ist es notwendig, (1) keine Nahrungsmittel mehr zu verwenden, die die Schleim- und Fettbildung fördern, und (2) die Auflösung und Ausscheidung der schon entstandenen Steine zu beschleunigen. Innerhalb der makrobiotischen Standardernährung sollte bei der Auswahl der Speisen und bei ihrer Zubereitung ein leichtes Yang-Übergewicht gewahrt werden. Besonders viel Wert sollte auf die Verwendung von Gemüsen wie Großer Klette (Klettenwurzel) und verschiedenen Kürbisarten gelegt werden. Daneben sind heiße Ingwerkompressen sehr wirkungsvoll für das „Einschmelzen" eines Gallensteines auf eine Größe, die es ihm erlaubt, die abführenden Gallengänge zu passieren. Das Passieren des Steines kann sehr schmerzhaft sein. In diesem Fall sollte auf den schmerzenden Bereich sofort eine heiße Ingwerkompresse aufgelegt werden, und der Patient sollte mehrere Tassen heißen Banchatee trinken. Dadurch werden die Gänge erweitert, und eine schnelle Passage des Steines wird erleichtert.

5. Krankheiten im Bereich des Darmes

A. Appendizitis (Blinddarmentzündung). Der Appendix (Wurmfortsatz des Blinddarms) ist ein eher yangiges Organ, da es in der unteren Körperhälfte liegt und in seiner Stuktur klein und dicht ist. Die kompakteren Organe werden in ihrer Funktion leicht durch zu yanghaltige Nahrungsmittel gestört, und Appendizitis wird durch überstarken Fleischkonsum hervorgerufen, insbesondere von gegrilltem Fleisch, wobei das Grillen eine außerordentlich yangige Zubereitungsart ist. Ebenso schädlich sind Eier, Geflügel, Fisch und andere, ähnliche Nahrungsmittel. Interessanterweise macht sich diese Erkrankung häufig nach einem Picknick oder einem besonderen Festessen bemerkbar, weil ihr Auftreten durch den Genuß von Alkohol und durch das überreichliche Essen gefördert wird. Die moderne Medizin behandelt diese Krankheit durch das Entfernen des Appendix. Dies führt jedoch im allgemeinen zu einer Verringerung der Lebenskraft und speziell zu einer Schwächung der Beine. Menschen, die eine Blinddarmoperation hinter sich haben, können häufig kaum schnell laufen oder weite Wege zu Fuß gehen.

Die makrobiotische Therapie der Appendizitis ist relativ einfach. Was die Ernährung betrifft, so sollte der betroffene Patient entweder mehrere Tage lang fasten, oder aber sehr bescheiden essen, d.h. eine Diät einhalten, die derjenigen für Leberfunktionsstörungen ähnlich ist. Für eine Appendizitisbehandlung sind zusätzlich die folgenden Maßnahmen zu empfehlen:

1. Da die Blinddarmentzündung eine Folge einer zu yang-betonten Kondition ist, helfen kalte Anwendungen, das Gleichgewicht wiederherzustellen. Zuerst wird jedoch eine heiße Ingwerkompresse auf die Bauchgegend aufgelegt, um die Blutzirkulation anzuregen. Darauf folgt dann ein kaltes Taro-Kartoffelpflaster. Die geriebene Tarokartoffel wird in ca. 1 cm Dicke aufgetragen und alle zwei Stunden erneuert. Die Anwendung der

heißen Ingwerkompresse kann zwischendurch mehrmals am Tage wiederholt werden.
2. Wenn der Patient Schmerzen hat, so sollte ein Buchweizenpflaster von ca. 1 cm Dicke auf den Bauch aufgelegt werden. Darauf kann zusätzlich ein heißes Pflaster aus geröstetem Salz gelegt werden.
3. Wenn der Patient sehr hohes Fieber hat, bringt ein Tofupflaster auf der Stirn Erleichterung. Das Pflaster sollte alle eineinhalb Stunden gewechselt werden, und man kann auch ein weiteres Tofu-Pflaster auf den Bauch, in der Region des Appendix, auflegen.

Solange der Appendix nicht durchbrochen ist, ist eine Operation überflüssig. Da dieser Darmabschnitt eine entscheidende Rolle in der Aufrechterhaltung des Gleichgewichts im gesamten Darm spielt, sollte auf eine Operation wirklich nur als letzter Ausweg zurückgegriffen werden.

B. Enteritis (Dünndarmentzündung). Symptome wie Diarrhöe (Durchfall), Verstopfung, Bauchschmerzen und Fieber sind häufig Anzeichen für diese Erkrankung. Die Enteritis kann entweder in chronischer oder in akuter Form auftreten, verursacht werden kann sie sowohl durch extreme Yin- als auch extreme Yang-Ernährung.

Bei der akuten Form hat der Patient Schmerzen, die von Durchfällen oder Fieber begleitet sein können. Wenn diese Kondition aufgrund extremer Yin-Ernährung entsteht, sind heiße Anwendungen wie Ingwerkompressen oder Umschläge aus geröstetem Salz zu empfehlen. Natürlich sollte der Patient gleichzeitig jegliche extreme Ernährungsweise vermeiden und sich strikt an die makrobiotische Standardernährung halten. Wenn, andrerseits, die Kondition durch den Konsum zu yangiger Speisen entstanden ist, sollte ein Taro-Kartoffelpflaster oder andere kalte Anwendungen verwendet werden, und der Patient sollte vorübergehend alle tierischen Produkte aus seinem Speiseplan streichen.

Die chronische Enteritis entwickelt sich allmählich, und ihre Ursache ist in einem wiederholten Genuß extrem yinniger oder yangiger Nahrungsmittel zu suchen. Viele Menschen leiden unter dieser Krankheit — in den Vereinigten Staaten sind es womöglich über 75 Prozent der Bevölkerung. Das am häufigsten zu beobachtende Symptom ist eine Störung der gesunden, unproblematischen Stuhlgangfunktion. Menschen mit dieser Kondition haben einen sehr unregelmäßigen Stuhlgang, zum Teil leiden sie unter Verstopfung, zum Teil unter Durchfällen. Diagnostisch ist diese Kondition im

Gesicht, an einer geschwollenen Unterlippe abzulesen. Wenn man die Gesichter von Fotomodellen auf den Titelseiten von Modezeitschriften betrachtet oder ganz allgemein sich die Unterlippen von Leuten anschaut, wird man sich klar darüber, wie weit verbreitet diese Kondition ist.

Um diesen chronischen Verdauungsstörungen abzuhelfen, sollte man sich auf die makrobiotische Standardernähung umstellen. Dadurch erhält der Darm seine natürliche Elastizität und Funktionsfähigkeit zurück. Menschen mit chronischen Verdauungsbeschwerden sollten ihren Brotkomsum einschränken, ebenso wie ihren Verbrauch an anderen Mehlprodukten, an Nußbutter und andern öligen oder fetten Speisen, sowie an Fruchtsäften und anderen sehr yinnigen Speisen. Nahrungsmittel wie Miso und Tamari, in denen lebende Bakterien enthalten sind, die für den Verdauungs- und Resorptionsvorgang von großer Bedeutung sind, sollten täglich in einer Suppe verzehrt werden. Andere verarbeitete oder fermentierte Lebensmittel wie Pickles oder Umeboshi-Pflaumen tragen ebenfalls zur Stärkung des Darmes bei. Selbstverständlich ist gründliches Kauen zur Heilung jeder Art von Verdauungskrankheit unerläßlich.

1. Dysenterie (Ruhr). Dysenterie kann durch Amöben, Würmer, Bakterien oder chemische Gifte hervorgerufen werden, die den Darm reizen. Diese Krankheit tritt häufig bei Reisen in Gegenden auf, in denen Wasser und Speisen verunreinigt sind. Meist macht sich eine Dysenterie durch Diarrhoe, Krämpfe, Bauchschmerzen und zuweilen auch Schleim oder Blut im Stuhl bemerkbar. Oft wird diese Kondition chronisch und zieht sich über mehrere Monate hin.

Innerhalb der makrobiotischen Standardernährung ist das beste Heilmittel für diese Kondition die Umeboshi-Pflaume, oder der Saft, der aus ihr gewonnen wird. Wenn man die Absicht hat, eine längere Reise durch Länder wie Afrika, Indien oder Südamerika zu machen, sollte man einen reichlichen Vorrat an Umeboshi-Pflaumen mit sich führen, so daß man jeden Morgen eine bis zwei davon essen kann, in Verbindung mit einer Tasse Banchatee. Die Umeboshi-Pflaume wirkt neutralisierend auf schädliche Bakterien und kann so als Schutz vor Dysenterie und Cholera dienen. Wenn man jedoch Dysenterie bekommt, mische man Umeboshisaft mit Banchatee und trinke alle paar Stunden davon. Wenn man keine Umeboshi-Pflaumen hat oder bekommen kann, kann man Salz mit gekochtem Reis oder einem anderen Vollkorngetreide mischen und gründlich durchkauen. Salate, Obst und rohe Lebensmittel jeder Art sollten gemieden werden, bis sich der Zustand des Patienten bessert; getrunken werden sollte möglichst wenig. Bleibt man noch in seinem Reiseland, so muß man unbedingt das Wasser, das man zum Trinken oder Kochen verwendet, vorher abkochen. Sobald man sich besser fühlt, kann man die makrobiotische Standardernährung wieder aufnehmen.

2. Cholera. Zu den Symptomen der Cholera gehören hohes Fieber, Durchfall, Erbrechen und in einigen Fällen, Gehunfähigkeit. Von der Ernährung her ist der Behandlungsansatz derselbe wie für die Dysenterie. Gegen das Fieber kann ein Tofu- oder Chlorophyllpflaster auf die Stirn aufgelegt werden, und auf den Bauch, um die Widerstandskraft des Darmes zu erhöhen, eine Packung aus geröstetem Salz. Wenn der Patient über Übelkeit klagt oder sich wiederholt erbricht, soll er Umeboshisaft mit etwas geriebenem Ingwer trinken. In Fällen, in denen es zu Krämpfen in den Beinen kommt, hilft ein warmes Sitzbad. Dem heißen Badewasser sollte getrockneter Daikon-Rettich, Rüben- oder andere grüne Blätter und Senfpulver zugesetzt werden. Wenn diese Zusätze jedoch nicht vorhanden sind, kann auch etwas Salz ins Wasser gegeben werden. Dadurch wird die Durchblutung der unteren Körperhälfte verbessert. Besteht keine Möglichkeit, ein Sitzbad zu nehmen, so sollten eine heiße Inwerkompresse, ein Senfpflaster oder einfach ein Umschlag mit in heißem Wasser getränkten Tüchern auf dem Bauch und anderen schmerzenden Körperteilen gemacht werden.

3. Escherichia-Infektion (Kinder-Dysenterie). Dieser Kondition kann dadurch vorgebeugt werden, daß man Baumfrüchte wie Pfirsiche, Äpfel und Bananen meidet. Erdbeeren und andere eher yangige Früchte, die nahe am Boden wachsen, führen dagegen normalerweise nicht zu dieser Erkrankung, die durch ein Übermaß an Yin in der Nahrung erzeugt wird. Kinder, die diese Infektion haben, sollten solange kein rohes Gemüse oder Obst essen, bis sich ihr Zustand bessert. Was die Ernährung betrifft, so gelten hier dieselben Empfehlungen wie für die oben besprochenen Krankheiten, und auch hier können auf die Stirn aufgelegte Tofu- oder Chlorophyllpflaster Erleichterung bringen, wenn das kranke Kind Fieber hat. Anstelle von heißen Sitzbädern, die bei Kindern ja schwer durchzuführen sein können, können auf die schmerzenden Bezirke heiße Tücher gebracht werden. Wenn es den Patienten besser geht, können sie wieder auf die makrobiotische Standardernährung übergehen. Da Kinder sehr viel weniger Salz brauchen als Erwachsene, sollte man darauf achten, daß dem kranken Kind nur geringe Mengen an Umeboshisaft oder Salz verabreicht werden.

D. Colitis (Dickdarmentzündung). Es handelt sich hier um eine Entzündung des Dickdarmes, die häufig von einer exzessiven

Schleimabsonderung begleitet ist. Eine Besserung wird schnell erzielt, wenn man sich auf die makrobiotische Standardernährung umstellt und im Darmbereich heiße Bauchwickel macht. Auch ein heißes Getränk aus Tamari und Bancha unterstützt den Heilungsprozeß. Ursache für das Entstehen einer Colitis ist der übermäßige Konsum von extrem yinnigen oder extrem yangigen Nahrungsmitteln, die das Blut und den gesamten Körer in ein saures Milieu bringen.

E. Hernie („Bruch"). Eine Hernie entsteht, wenn die Magen- oder Darmwand locker wird, expandiert und sich senkt. Die übliche Behandlungsweise besteht in einer Operation, aber dies beseitigt weder den Grund für die Entstehung der Hernie, noch verändert es die überstark expandierte Kondition der betroffenen Organe und Gewebe. Der normale Spannungszustand und die Elastizität der Organe und Gewebe kann nur durch eine angemessene Ernährung wiederhergestellt werden. Eine Hernie kann normalerweise in vier bis sechs Monaten ausgeheilt werden, wenn man sich an die makrobiotische Standardernährung mit den folgenden speziellen Komponenten hält:

1. Brunnenkresse, Kohl, besonders Grünkohl, Lauch, Daikon-Rettich und die grünen Blätter der Karotte sollten häufig gegessen werden, um die Muskeln der Magen- und Darmwand zu stärken.
2. Eine Beilage aus *hijiki*-Algen, die viele Mineralstoffe enthalten, sollte täglich verzehrt werden.
3. Salz ist notwendig, damit sich das Gewebe der Magen- und Darmwand wieder zusammenzieht. Es sollte dazu graues Meersalz beim Kochen verwendet werden, ebenso wie qualitativ hochwertiges Pflanzenöl.
4. Übergewichtige Patienten sollten versuchen, ihr Normalgewicht wieder zu erreichen.
5. Alle yinnigen Nahrungsmittel wie Speiseeis, Obst, Zucker, zuviel Flüssigkeit und anderes sollten vermieden werden. Schon eine halbe Orange kann zu einer Auflockerung und Expansion der Magen- und Darmwände führen.
6. Es sollten keine heißen Bäder oder Duschen genommen werden, da sie dem Körper Mineralstoffe entziehen.
7. Im Falle einer Rektozele, d.h., wenn die Mastdarmschleimhaut sich nach außen vorwölbt, sollte ein heißes, dampfendes Tuch auf den After gelegt werden, gefolgt von einer Sesamölanwendung. Darauf kann man den vorgewölbten Gewebsteil mit dem Finger an seinen Platz zurückschieben.

Zucker alkalisch

8. Es sollte ein Redressionsverband angelegt werden; außerdem ist viel körperliche Aktivität anzuraten.

Wenn die Hernie verschwindet, kann die betroffene Person wieder zur makrobiotischen Standardernährung übergehen. Dies verhindert ein erneutes Auftreten des Leidens.

F. Hämorrhoiden. Hämorrhoiden entstehen aus zwei Hauptgründen: (1) übermäßiger Genuß verschiedener Arten von yinnigen Speisen, die zu einer Erweiterung und zum Platzen der Kapillargefäße im Rectum (Mastdarm) führen, und (2) übermäßiger Konsum von Lebensmitteln wie Eiern, Fleisch und Fisch, die eine Kontraktion und Blutungen aus den Kapillaren hervorrufen. Um durch Yin erzeugte Hämorrhoiden zu heilen, beginne man eine makrobiotische Standardernähung unter Ausschluß von Obst, Salaten, großen Flüssigkeitsmengen und anderen expandierenden Nahrungsmitteln. Bei Yang-Hämorrhoiden sollte man alle tierischen Produkte meiden und den Salzverbrauch auf ein Minimum zurückschrauben. In beiden Fällen kann die makrobiotische Standardernährung wieder aufgenommen werden, sobald eine Besserung des Zustandes eintritt.

Anhang

Die Wirkung des Zuckers

Im Hinblick auf den raffinierten Zucker müssen zunächst die Wirkungsmechanismen der drei hauptsächlichen Vorkommensformen von Zucker geklärt werden: es gibt Einfachzucker oder Monosaccharide, die in Obst und Honig vorkommen; Doppelzucker oder Disaccharide, die sich im Rohrzucker und in der Milch finden; und Mehrfachzucker oder Polysaccharide, die natürlicherweise in Getreiden, Hülsenfrüchten und Gemüsen vorkommen.

Im normalen Verdauungsprozeß werden die Polysaccharide zunächst durch den Speichel im Mund zerlegt, dann im Magen weiter abgebaut und schließlich im Duodenum und Dünndarm vollständig verdaut.

Wenn raffinierter Zucker dagegen in den Magen gelangt, so löst er dort die sogenannte „Zuckerreaktion“ aus, durch die der Magen vorübergehend in seiner Funktion gelähmt wird. Schon 1/4 Teelöffel voll raffinierten Zuckers löst diese Reaktion aus. Da der raffinierte Zucker stark alkalisch ist, schüttet der Magen überproportional viel Magensäure aus, um dies zu kompensieren, und dies kann, wenn es sich häufig und über einen längeren Zeitraum wiederholt, zur Bildung eines Ulcus in der Magengegend führen. Normalerweise ist unser Blut ständig leicht alkalisch; wenn nun aber stark alkalischer, raffinierter Zucker zugeführt wird, kommt es zu einer sogenannten „Säurereaktion“ und das Blut wird stark übersäuert. Zur Kompensation dieses Zustandes werden die im Körper vorhandenen Mineralstoffvorräte aktiviert, die das Gleichgewicht wiederherstellen sollen. Die Mineralstoffe, die in unserer normalen Nahrung vorkommen und im Körper gespeichert sind, reichen aus, um eine solche Reaktion aufzufangen, wenn sie hin und wieder eintritt. Wenn wir jedoch täglich raffinierten Zucker zu uns nehmen, reicht dies nicht mehr aus, und der Körper muß auf festgelegte Mineralreserven zurückgreifen, insbesondere auf das in Knochen und Zähnen gespeicherte Kalzium. Setzt sich dieser Mechanismus über eine längere Zeitspanne fort, führt dieser dauernde Kalziumentzug schließlich zu einer Schwächung und einem Verfall von Zähnen und Knochen.

Überschüssiger Zucker wird im Körper in verschiedenen Organen gespeichert, vor allem in Form von Glykogen in der Leber. Wenn die Glykogenmenge die Speicherkapazität der Leber, die bei etwa 50 Gramm liegt, überschreitet, wird es in Form von Fettsäuren ins Blut abgegeben, und dieses Fett wird dann an den am wenigsten aktiven Stellen des Körpers gespeichert, nämlich am Gesäß, den Oberschenkeln und um den Bauch. Wenn dann die Zufuhr von raffiniertem Zucker immer noch fortgesetzt wird, entstehen schließlich auch solche Fettdepots an den aktiveren Körperpartien, wie Herz und Nieren, die auf diese Weise allmählich von einer festen Schicht aus Fett und Schleim umgeben werden. Diese Stoffe dringen auch ins Innere der Organe ein und behindern dort das normale Funktionieren oder führen, im Extremfall zu einem völligen Ausfall der Organfunktion. Wie groß der Anstieg im Verbrauch von raffiniertem Zucker in unserer modernen Welt ist, läßt sich an einer ständig wachsenden Zahl von Degenerationskrankheiten, wie etwa Herzkrankheiten, an denen heute zwei von fünf Amerikanern leiden, ablesen. Raffinierter Zucker beeinträchtigt auch direkt unsere intellektuellen Fähigkeiten, weil er die Darmbakterien zerstört, die für den Aufbau von B-Vitaminen notwendig sind. Diese Vitamine wiederum sind beteiligt an der Synthese von Glutaminsäure, die ihrerseits direkt eine Rolle spielt in den Vorgängen im Gehirn. Das Fehlen dieser Komponente kann zu Gedächtnisschwäche und Unklarheit des Denkens führen.

Generell gilt, daß der Genuß von raffiniertem Zucker, der ein stark verändertes und verarbeitetes Produkt tropischer Klimazonen ist, zu einer allgemeinen Yinnisierung unserer körperlichen und geistigen Kondition führt, wobei besonders der Parasympathikus und die von ihm gesteuerten Organe angegriffen werden. Daraus entsteht auch die oben erwähnte, sogenannte „Zuckerreaktion“ des Magens.

Produkte zur Süßung von Speisen wie Honig und Ahornsirup haben eine ähnliche, wenn auch etwas schwächere, Wirkung wie der raffinierte Zucker, und sie sollten im täglichen Gebrauch weitgehend gemieden werden.*

*Weitere Informationen über die physiologische und psychologische Wirkung von raffiniertem Zucker sind dem Buch *Sugar Blues* von William Dufty, Verlag Chilton Press, zu entnehmen.

KAPITEL FÜNF

Das Atmungssystem

Die menschliche und tierische Atmung dient dazu, die Zellen des Körpers mit Sauerstoff zu versorgen und die Ausscheidung von Kohlendioxyd zu erleichtern. Man unterscheidet zwischen (1) innerer Atmung, ein Begriff, der den Austausch von Sauerstoff und Kohlendioxyd zwischen den Gewebszellen und der sie umgebenden Flüssigkeit umfaßt, und (2) äußerer Atmung, womit der Gasaustausch zwischen dem Körper und der ihn umgebenden Atmosphäre bezeichnet wird. Da die Tiere yang sind, besteht eine Anziehungskraft gegenüber dem Sauerstoff, der yin ist, das eher yangige Kohlendioxyd dagegen wird abgestoßen. Die Hauptbestandteile des menschlichen Atmungssystems sind (1) die Nasenwege, Stirnhöhlen und Nasennebenhöhlen; (2) der Kehlkopf und die Stimmbänder; (3) die Trachea (Luftröhre), die dem Ösophagus (Speiseröhre) vorgelagert ist; (4) die Bronchien und Bronchiolen; (5) die Alveolen (Lungenbläschen); und (6) die Lunge.

Die beiden Lungenflügel sind, wie alle paarig vorliegenden Organe des Körpers, asymmetrisch (vgl. Abb. 1). Die linke Lunge besteht aus zwei Lappen, die rechte dagegen aus drei. Zwei Bronchialarterien führen in die linke Lunge, nur eine in die rechte. Diese Arterien folgen in ihrem Verlauf den Verzweigungen der Bronchien, und ihre einzelnen Äste stellen die Versorgung des Lungengewebes sicher. Die Bronchialvenen verlaufen ebenfalls entlang der Bronchien, aber in entgegengesetzter Richtung zu den Arterien.

Durch die Pulmonalarterien, die im rechten Herzen entspringen, gelangt sauerstoffarmes Blut in die Lunge. Die Verästelungen dieser Arterie enden schließlich in einem Netz von Kapillaren, von dem jede Alveole umschlossen wird.

Wenn das Blut wieder mit Sauerstoff angereichert ist, wird es in den Pulmonalvenen gesammelt und zum linken Herzohr transportiert, um von dort aus in den Körperkreislauf einzugehen und den gesamten Körper mit Sauerstoff zu versorgen. Die Lungenflügel sind von der Pleurahöhle (oder Pleuraspalt) umgeben, die nach außen und innen von der Pleura, einer dünnen, feuchten Membran abgeschlossen wird.

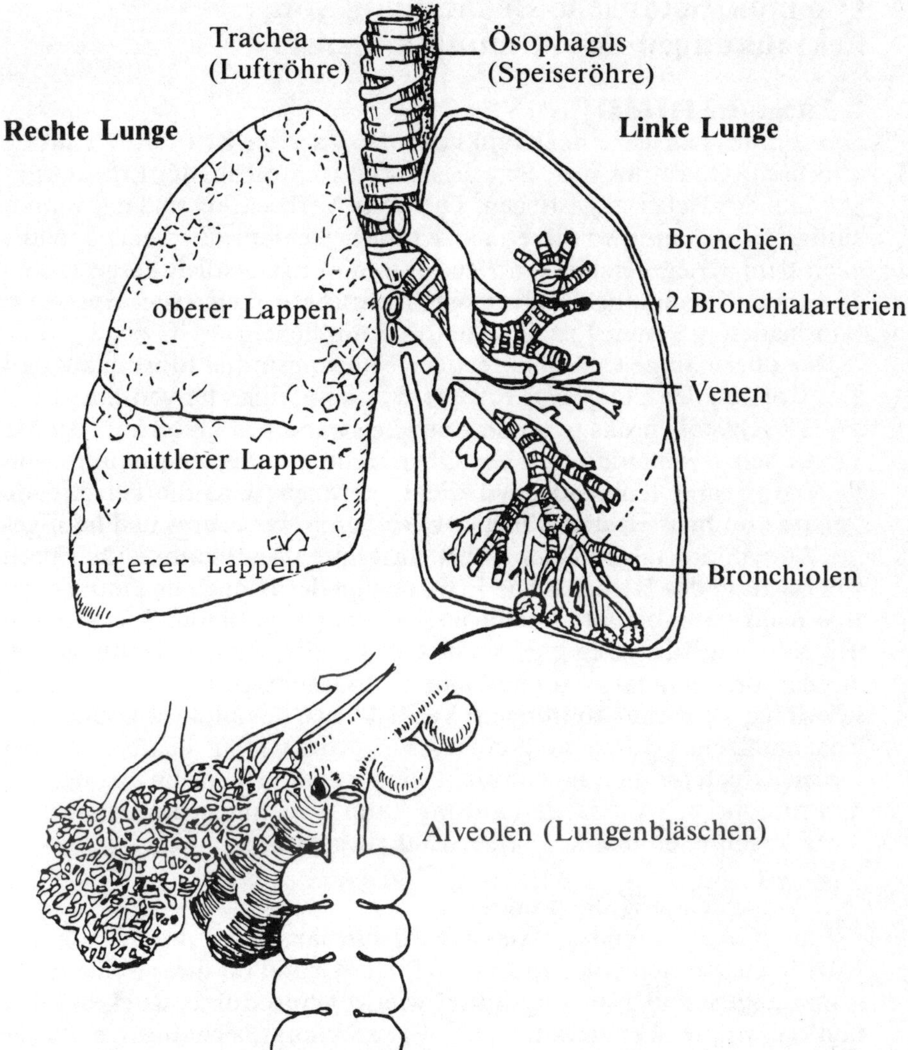

Abbildung 1. *Das Atmungssystem*

Die makrobiotische Behandlung von Erkrankungen des Atmungssystems

1. Lungenemphysem
Das Emphysem ist eine Krankheit, die bis zum Zweiten Weltkrieg praktisch unbekannt war. Seit dieser Zeit ist die Zahl der Erkrankungen immer rascher angestiegen. Die weite Verbreitung und das immer häufigere Vorkommen dieser Yin-Krankheit entsprechen der ebenfalls nach dem Krieg verstärkten Produktion von künstlich hergestellten und mit Chemikalien versetzten Nahrungsmitteln wie Speiseeis, Limonaden, geeisten Fruchtsäften und ähnlichem.

Der übermäßige Genuß derartiger Nahrungsmittel führt dazu, daß die Alveolen der Lunge sich erweitern und miteinander verschmelzen, so daß schließlich das gesamte Lungengewebe sich auflockert. In der Lunge selbst wird dadurch die Oberfläche, die dem Austausch von Sauerstoff und Kohlendioxyd dient, geringer, und die betreffende Person kompensiert dies üblicherweise durch schnelleres und häufigeres Atmen. Im allgemeinen führt das Emphysem zum Tode durch Überlastung des Herzens. Die Erweiterung der Bronchien kann durch eine mehr yang-betonte Ernährung und einen größeren Salzanteil in der Nahrung rückgängig gemacht und geheilt werden. Wenn jedoch die Alveolen einmal begonnen haben zusammenzufließen, ist es sehr schwierig, sie wieder zu trennen. Verdickt sich das Blut, so können die verschmolzenen Lungenbläschen zwar schrumpfen, in den meisten Fällen jedoch trennen sie sich nicht wieder aus der Verschmelzung. Die makrobiotische Standardernährung kann aber immerhin dem weiteren Fortschreiten der Krankheit Einhalt gebieten.

2. Verschleimung der Lunge
Ein tiefes, pfeifendes Atmen wird hörbar, wenn die Wände der Bronchien mit Schleim bedeckt sind. Der Grund für diese Schleimansammlungen sind Nahrungsmittel wie Milchprodukte, Zucker, Obst und gesättigte Fettsäuren. Der Entwicklungsmechanismus dieser Kondition ist in dem Kapitel *Die progressive Entwicklung der Krankheit* beschrieben worden. In ernsteren Fällen beginnen auch die Alveolen, sich mit Schleim zu füllen, und es kommt zu Atembeschwerden. Gelegentlich kann es sogar dazu kommen, daß die gesamten Lungenbläschen von einer Schleimschicht umhüllt werden und damit die Blutversorgung unterbrochen wird. Schleim in den Bronchien kann gelöst und durch Husten ausgeschieden werden; wenn sich aber einmal eine derartige Schleimumhüllung um die Alveolen gebildet hat, so setzt sie sich sehr fest und ist unter Umständen über Jahre hinweg

nicht lösbar. Gelangen dann Schmutzstoffe der Luft oder Zigarrettenrauch in die Lunge, so werden ihre festen Bestandteile in dieser klebrigen, schleimhaltigen Umgebung abgelagert. In sehr schweren Fällen können diese Ablagerungen die Entwicklung eines Lungenkrebses auslösen. Luftverschmutzung und Zigarrettenrauch sind aber nicht als Gründe dieser Krankheit zu sehen. Das wirkliche Problem liegt im Zustand der Alveolen und der sie umgebenden Blutgefäße.

Vor kurzem wurde in einem abgelegenen Dorf in Südamerika eine Studie durchgeführt, und man stellte fest, daß es dort keinen Lungenkrebs gibt, obwohl die Dorfbewohner schon im Alter von fünf Jahren anfangen zu rauchen. Natürlich ist unbegrenztes Rauchen nicht empfehlenswert, aber ebensowenig empfiehlt es sich, ständig stark verschmutzte Luft einzuatmen. Der wirkliche Grund für Lungenkrankheiten liegt jedoch in der schlechten Beschaffenheit des Blutes auf Grund ungesunder Ernährung, und die beste und grundlegendste Möglichkeit, diese Krankheit zu verhindern bzw. zu behandeln, ist eine vernünftige Ernährung.

3. Asthma

Gekennzeichnet ist das Asthma durch beständiges Husten und Atemnot, wobei es häufig zu heftigen Anfällen kommt. Die Ursache dafür ist eine Obstruktion der Atemwege, entweder durch spastische Kontraktionen der Bronchialäste oder durch eine überstarke Absonderung von zähem Schleim. Da das Asthma sich in feuchten Klimazonen besonders stark äußert, ist für Personen mit dieser Kondition ein Aufenthalt in trockener Luft gesünder.

Die beste Methode zur Behandlung von Asthma ist die makrobiotische Standardernährung, wobei allerdings die Flüssigkeitszufuhr beschränkt werden muß, ebenso wie zum Kochen nur geringe Mengen von Wasser verwendet werden sollten. Außerdem sollte natürlich auf yinnige Nahrungsmittel wie Obst und Salat weitgehend verzichtet werden. Auf diese Weise ist es möglich, eine Linderung des Asthmas innerhalb weniger Wochen herbeizuführen. Interessanterweise ist Asthma häufig bei Personen zu beobachten, die seit Jahren an einer Überlastung der Nieren leiden, die durch ein Übermaß an Flüssigkeit verursacht worden ist.

Asthma wird heute von den Ärzten mit sehr starken Medikamenten behandelt, die eine Erweiterung der Bronchien erzeugen und so das Atmen erleichtern. Da die Ursache für das Asthma aber in einem Übermaß an Yin zu suchen ist, kann eine derartige Behandlung die Krankheit nur verschlimmern. Um das Asthma zu heilen, ist es notwendig, eine Verengung oder Kontraktion der Bronchien herbeizuführen, und dies kann nur durch die richtige Art der Ernährung geschehen.

Wenn ein Asthmatiker die ersten Anzeichen eines Anfalls verspürt, sollten wiederholt heiße Ingwerkompressen auf die Brust aufgelegt werden, um die Stärke des Anfalls zu lindern. Außerdem sollte der Kranke dann sofort eine kleine Handvoll Gomasio oder einige Umeboshi-Pflaumen zu sich nehmen, die zu einer sofortigen Kontraktion der Alveolen führen. Der Kranke kann auch immer etwas Gomasio oder ein paar Pflaumen bei sich haben, falls er unterwegs einen Anfall bekommt.

4. Bronchitis und Pneumonie (Lungenentzündung)

Um diese beiden Krankheiten zu verstehen, sollte man sich die Ähnlichkeit zwischen dem Aufbau des Atmungssystems und einem Baum vor Augen führen (vgl. Abb. 2).

In vielfältiger Weise ähneln die Lungen einem umgekehrten Baum. Wurzeln und Stamm des Baumes sind kompakt und konzentriert, die Blätter sind eher expandierend. Die Blätter ziehen, da sie yin sind, Kohlendioxyd an und stoßen Sauerstoff ab. In der Lunge gilt das Umgekehrte: die Trachea (Luftröhre), die dem Stamm des Baumes entspricht, ist hohl, während die Alveolen, die die Entsprechung der Blätter darstellen, eher kompakt sind. Da die Alveolen yang sind, ziehen sie den Sauerstoff an und scheiden Kohlendioxyd aus.

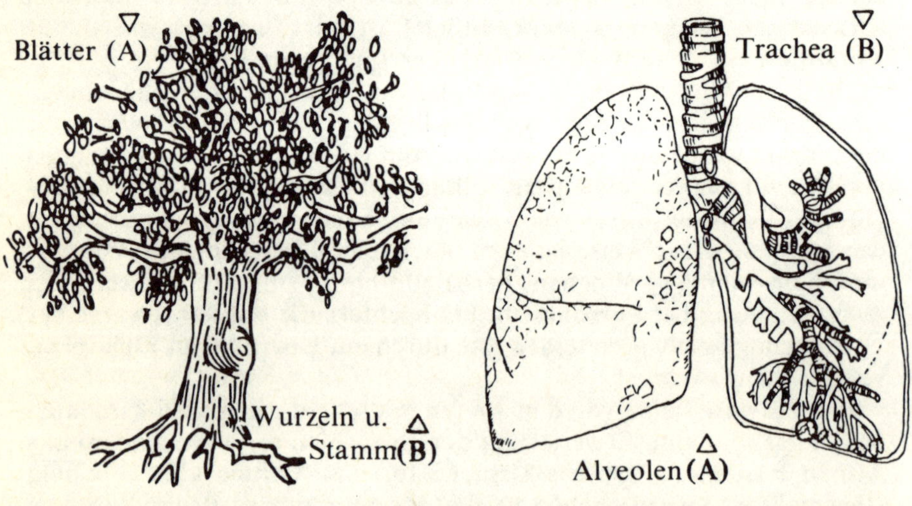

Abbildung 2. *Die Blätter des Baumes (A) entsprechen den Alveolen oder Lungenbläschen (A), während Wurzeln und Stamm (B) der Trachea (B) entsprechen.*

Die Bronchitis ist eine Krankheit der Trachea und der Bronchien, also der yinnigen Anteile der Lunge. Wenn die Krankheit tiefer liegt — also die Alveolen mitbetroffen sind — handelt es sich um eine Pneumonie (Lungenentzündung). Menschen mit einer eher schwachen Konstitution tendieren dazu, Bronchitis zu bekommen, während kräftigere, stabilere Menschen - und häufig starke Fleischesser — eher zu einer Erkrankung an Pneumonie neigen. Die Bronchitis ist ihrem Charakter nach eine Yin-Krankheit — sie zieht sich über längere Zeit hin — während die Pneumonie das gegenteilige Bild zeigt: sie tritt normalerweise plötzlich auf und stellt sich als akute Erkrankung dar.

A. Bronchitis. Eine Bronchitis ist normalerweise von Husten und Schmerzen in der Brust begleitet, viele sogenannte „Erkältungskrankheiten“ sind in Wirklichkeit leichte Formen von Bronchitis. Wie schon gezeigt wurde, ist die Bronchitis eine Yin-Krankheit, da (1) sie normalerweise über eine längere Zeit verläuft und auch die Heilung etwas Zeit braucht, (2) sie häufig im Herbst auftritt, (3) die Ausscheidung der krankhaften Absonderungen durch Husten erfolgt, und (4) das sie begleitende Fieber meist nur niedrige Werte erreicht.

Die Ursache einer Bronchitis liegt im übermäßigen Konsum von Süßgetränken, Obst, Speiseeis und Zucker. Um also eine Besserung des Zustandes herbeizuführen, sollten diese Speisen gemieden und druch eine makrobiotische Standardernährung ersetzt werden. Im Normalfall ist bei Bronchitis auftretendes Fieber positiv zu werten, da sich darin der Versuch des Körpers zeigt, Überschüsse auszuscheiden oder zu verbrennen. Wenn das Fieber jedoch gefährlich hohe Werte annimmt, sollte es durch ein Tofu- oder Chlorophyllpflaster auf der Stirn gesenkt werden. Wenn die beschriebenen Symptome auftreten, sollte der Patient nur warme, gekochte Nahrung zu sich nehmen. Zudem sollten regelmäßig heiße Umschläge aus Ingwer oder Senfpflaster zur Linderung der Beschwerden auf die Brust aufgelegt werden.

B. Pneumonie (Lungenentzündung). Die Lungenentzündung ist eine eher yangige Krankheit, da (1) sie plötzlich auftritt und, wenn keine entsprechende Behandlung erfolgt, innerhalb weniger Tage zum Tode führen kann, (2) sie eher im Frühjahr als im Sommer zu beobachten ist, (3) seltener als bei der Bronchitis als Begleitsymptom Husten auftritt, und (4) sie sehr hohes Fieber mit sich bringt. Wenn ein Mensch an dieser Krankheit stirbt, so ist die direkte Ursache ein Verkleben der Lungenlappen und damit eine nicht mehr tolerierbare Belastung des Herzens.

Hervorgerufen wird die Pneumonie durch wiederholten Verzehr

extremer Nahrungsmittel wie Fleisch, Eier und andere tierische Produkte. Obwohl der ursprüngliche Grund für die Krankheit yang ist, werden die Symptome durch Yin verstärkt, durch Yin in Form von Fruchtsäften, Limonadengetränken, Zucker und ähnlichem. Aus diesem Grund bekommen Menschen, die kein Fleisch essen, normalerweise keine Lungenentzündung. Wer aber an Lungenentzündung erkrankt ist, sollte sofort aufhören, die oben beschriebenen Nahrungsmittel zu sich zu nehmen und sich auf die Standardernährung umstellen. Auch die im Zusammenhang mit der Bronchitis genannten äußerlichen Anwendungen können eine Besserung herbeiführen.

Die Methoden der modernen Medizin sind im allgemeinen bei der Bekämpfung der Begleitsymptome dieser Krankheit erfolgreich. Sie sollten allerdings nicht als Heilungsmethode verstanden werden, da sie die eigentliche Ursache der Krankheit weder berücksichtigen noch zu beseitigen suchen. In der Tradition der fernöstlichen Medizin behandelten die Ärzte die Symptome der Lungenentzündung — neben Empfehlungen zur Modifikation der Ernährung — mit kalten Anwendungen im Bereich der Lunge. Das wirkungsvollste dieser Mittel ist das Karpfenpflaster. Der Karpfen ist ein sehr yinniger Fisch, und es hat sich gezeigt, daß sich dies sehr positiv auf die Fiebersenkung und Beseitigung der überstarken Yang-Kondition bei Pneumonie auswirkt.

Wenn es Ihnen gelingt, einen lebenden Karpfen zu bekommen, so sprechen Sie ihm zunächst Ihren Dank und Ihre Anerkennung aus, und entnehmen Sie, nachdem Sie das Tier getötet haben, eine kleine Menge Blut. Von diesem Blut sollte eine kleine Tasse (etwa in der Größe einer Sake-Tasse) genommen werden. Für Kleinkinder genügt 1/8 Tasse, Kinder sollten 1/4 Tasse trinken, und Erwachsene eine halbe. Dies unterstützt die Senkung des Fiebers. Inzwischen sollte man den Karpfen in ein Handtuch einwickeln und mit einem Hammer zertrümmern, so wie man es mit einem Stück Eis tun würde. Dieses Karpfenplaster wird auf die Brust des Kranken gelegt, und die Körpertemperatur muß dann alle halbe Stunde überprüft werden, weil sie sehr schnell absinkt. Der Umschlag sollte abgenommen werden, wenn die Temperatur bei etwa 36° C liegt. Dies kann, je nach Fall, eine bis drei Stunden dauern, unter Umständen auch etwas länger. Es kann auch notwendig werden, noch einmal ein frisches Pflaster aufzulegen, aber schließlich sinkt das Fieber und der Patient kann leichter atmen. Es handelt sich hierbei um eine der wirksamsten Methoden, der Pneumonie beizukommen, selbst in fortgeschrittenem Stadium.

Wenn man keinen frischen Karpfen bekommen kann, kann man sich mit einem Tofu-, Chlorophyll- oder Kartoffelplaster behelfen, und selbst Eisumschläge oder Pflaster aus rohem Hackfleisch sind wirkungsvoll. Da diese Sorte Fleisch sehr viel Fett enthält, kann sie gut zur Fiebersenkung verwendet werden, während sie zum Essen nicht zu empfehlen ist.

Da die Symptome von Bronchitis und Lungenentzündung sich häufig ähnlich sind, muß sehr vorsichtig und akkurat diagnostiziert werden, an welcher der beiden Krankheiten die betreffende Person leidet. Wenn die Diagnose falsch ist, und die falsche Behandlung angewendet wird, kann dies den Tod des Patienten zur Folge haben.

5. Tuberkulose

In der Vorstellung der Medizin ist die Tuberkulose eine Infektionskrankheit, die durch ein säureresistentes Bakterium, das *Mycobacterium tuberculosis,* hervorgerufen wird. Dieser spezielle Bakterientypus ist relativ schwach, denn die Krankheit hat eine recht lange Inkubationszeit, und das Bakterium kann durch Sonnenlicht leicht zerstört werden. Es gibt in allen Teilen des Körpers wie Knochen und Gelenken, in den Nieren, der Blase, im Darm, in den Lymphknoten mögliche Tuberkuloseherde; die verbreitetste Form jedoch ist die Lungentuberkulose. Es gab eine Zeit, in der die Tuberkulose in den Vereinigten Staaten unter den Todesursachen die erste Stelle einnahm.

Beim Primäreffekt, d.h. dem Auftreten einer Tuberkulose im frühesten Kindesalter, erweitern sich die Lymphknoten im zentralen Bereich der Lunge und calcifizieren. In diesem Stadium wird die Krankheit als nicht infektiös angesehen. Im Sekundärstadium (Sekundäreffekt), das im Erwachsenenalter auftritt, bilden sich Infiltrate und Kavernen. Die Wände dieser Kavernen verkalken langsam und die Kavernen werden größer, so daß allmählich das innere Lungengewebe zersetzt wird. In diesem Stadium ist die Krankheit aktiv infektiös, da mit dem Atem die Bakterien, die die Lungenkavernen besiedeln, übertragen werden.

In der Vergangenheit hat es verschiedene Ansätze in der Medizin gegeben, um diese Krankheit zu behandeln. Eine Zeitlang empfahl man eine fleischhaltige Diät. Später ging man dazu über, den Kranken Sonnenbäder zu verschreiben. Wie bereits gesagt wurde, ist die Tuberkulose eine Yin-Krankheit, und die Bakterien können vom Sonnenlicht abgetötet werden. In einem fortgeschrittenen Stadium der Krankheit werden jedoch die Blutgefäßwände in der Lunge geschwächt und brechen auf, und der Patient hat beim Husten blutigen Auswurf. Diese Kondition aber kann durch das Sonnenlicht noch verstärkt werden, und aus diesem Grund ist es besser für den Patienten, sich im Haus aufzuhalten und nur leichte körperliche Tätigkeiten auszuüben.

Später gingen die Ärzte in der Behandlung dazu über zu punktieren, und durch Luftinjektion in jeweils eine Lungenseite therapeutischen Pneumothorax zu setzen. Eine andere Methode besteht in der Thoraxplastik, wobei ein Teil der Rippen entfernt wird, um die Form der Lunge zu verändern. Der neueste Therapieansatz besteht in Antibiotika-Gaben über einen längeren Zeitraum hinweg. Inzwischen muß der Patient, sofern seine Krankheit im infektiösen Stadium ist, in einem Sanatorium isoliert werden, wo sein Zustand überwacht wird. Wenn nach mehreren Tests festgestellt ist, daß er keine Bakterien mehr emittiert, wird er für geheilt erklärt und entlassen.

Um die Tuberkulose heilen zu können, muß man sich zunächst ihrer Ursache bewußt werden. Die Tuberkulose entwickelt sich als Folge einer Ernährung, die zuviel extremes Yin und extremes Yang enthält. Wie schon im Kaptiel über *Die progressive Entwicklung der Krankheit* beschrieben wurde, erzeugt der Verzehr extremer Nahrungsmittel wie Fleisch und Zucker im Blut eine starke Übersäuerung, wodurch eine Pufferreaktion ausgelöst wird, die die Mineralstoffreserven des Körpers angreift. 40 Prozent der im Körper gespeicherten Mineralstoffe bestehen aus Kalzium, und gerade dieses Mineral ist an der Pufferreaktion in besonders starkem Maße beteiligt. Wenn täglich nur eine geringfügige Acidose entsteht, so reicht der Puffer aus, um das notwendige alkalische Milieu des Körpers aufrechtzuerhalten, und es kommt im allgemeinen nicht zu ernstlichen Auswirkungen. Wenn jedoch die Aufnahme von Überschüssen die Neutralisierungskapaziät des Blutes übersteigt, beginnen sich Ablagerungen aus Fettsäuren und Schleim in der Lunge, den Nieren, den Lymphknoten und anderen Organen zu bilden. Um diese zusätzlichen sauren Ablagerungen zu neutralisieren, laufen lokale Pufferreaktionen ab. Die Folge davon ist, daß Bezirke des betroffenen Organes zu verkalken beginnen, und in diese stark übersäuerten Bezirke dringen Bakterien ein. Diese Kondition nennt man Tuberkulose.

Um Abhilfe zu schaffen, muß in der Ernährung des Patienten auf Zucker, Obst, Fleisch, Milchprodukte, Limonaden, Eier, Fisch, ausgemahlenes Mehl und andere derartige Produkte verzichtet werden. Anstattdessen sollte der Patient sich streng makrobiotisch ernähren, mit besonderer Betonung auf gut gekochten Wurzelgemüsen wie Karotten und Große Klette (Klettenwurzel). Es sollte kräftig und mit relativ viel Salz gekocht werden. Zusätzlich sollten Tuberkulosepatienten darauf achten, daß sie nicht zuviel Flüssigkeit zu sich nehmen.

6. Keuchhusten

Im Fernen Osten wird diese Krankheit als „100-Tage-Husten" bezeichnet, da sie üblicherweise etwa so lange dauert. Der Keuchhusten steht in Beziehung zu den Symptomen der Ausscheidung, die zu einer bestimmten Jahreszeit gehören und etwa 100 Tage andauern.

Die Wirkung der Nahrung, die wir essen, bleibt über etwa drei Monate im Körper erhalten, da die roten Blutkörperchen, die ja aus der Nahrung synthetisiert werden, eine Lebensdauer von 120 Tagen haben. Um zu illustrieren, wie ein Keuchhusten entsteht, stelle man sich vor, daß eine bestimmte Person Anfang März ein extremes Nahrungsmittel wie Speiseeis oder Tomaten zu sich nimmt. Da die Jahreszeit ihrem Charakter nach eher yin ist, entsteht ein Ungleichgewicht, und der gebildete Überschuß ist erst nach 120 Tagen wieder vollständig abgebaut. Keuchhusten entsteht dann, wenn dieser Überschuß über die Lunge ausgeschieden wird, und zwar als Husten. Wenn es dann Sommer wird, d.h. wenn eine Zeitspanne vergangen ist, die etwa derjenigen entspricht, über die der Überschuß im Körper bleibt, ist die Ausscheidung beendet und die Krankheit verschwindet. Es ist jedoch nicht unbedingt notwendig, diese Zeitspanne von 100 Tagen abzuwarten. Durch eine kräftiger gekochte Diät kann dieses innere Ungleichgewicht innerhalb einiger Wochen beseitigt werden.

7. Heuschnupfen (Allergien)

Der Heuschnupfen oder das Heufieber äußerst sich gewöhnlich durch häufiges Niesen, eine laufende Nase, und zuweilen tritt auch Fieber auf. Die Ansicht, daß diese Leiden durch eine Allergie gegen Pollen verursacht wird, ist weit verbreitet. Dies ist jedoch nicht richtig. Wären wirklich die Blütenpollen der Grund für den Heuschnupfen, so bekäme ihn jedermann. Woran liegt es also, daß manche Menschen so reagieren, einige nur schwach, andere sehr stark, während wieder andere überhaupt nicht davon betroffen werden? Der Hauptgrund für eine Empfänglichkeit gegenüber dieser Reizung liegt im Genuß von Milchprodukten und insbesondere von kalter Milch; auch Obst, Chemikalien, Zucker und andere Formen von Yin-Nahrungsmitteln können zu dieser Reaktion beitragen. Da Pollen yin ist, entsteht eine Reaktion, wenn dieser Stoff in den Körper gelangt: gleiche Pole stoßen einander ab, und es kommt zu Niesen und Husten. Diese Reaktion entsteht aber nur, wenn die Qualität des Blutes schlecht ist, wenn das Blut zu viel Yin enthält. Dazu kommt, daß die genannten Nahrungsmittel das Blut und die inneren Schleimhäute klebrig machen, und deshalb wird in den Körper gelangender Pollen nicht wie normal wieder ausgeschieden, sondern setzt sich fest und führt zu Reizungen.

Durch eine makrobiotische Standardernährung kann man sich sehr leicht von Heuschnupfen oder anderen chronischen Allergien befreien.

B. Pleuraerguß

Der Pleuraerguß besteht in einer Flüssigkeitsansammlung zwischen den Pleurablättern, also in der Pleurahöhle zwischen Brustkorb und Lunge. Es treten hier beim tiefen Atmen Druckgefühl und Schmerzen auf, und wenn der Zustand über mehrere Tage bestehen bleibt, kommt es auch zu erhöhter Körpertemperatur. Normalerweise zieht sich diese Krankheit über einen bis drei Monate hin, und dem Patienten wird für diese Zeit Bettruhe verordnet.

Diese Kondition ist einfach ein Ergebnis zu hoher Flüssigkeitszufuhr, besonders kalte oder geeiste Getränke und Produkte wie kalte Fruchtsäfte und Halbgefrorenes. Auch wasserhaltige Nahrungsmittel verstärken diese Kondition, ebenso wie Zucker und andere Stofffe, die sich nach dem Verzehr schnell in Wasser lösen. Durch die makrobiotische Standardernährung kann dieses Problem innerhalb einer Woche behoben werden. Wie bei Asthma zielt die Behandlung darauf hin, dem Körper des Patienten das überschüssige Wasser zu entziehen, dadurch, daß nur noch trockene Nahrungsmittel verwendet werden, und die Flüssigkeitszufuhr streng begrenzt wird. Die Ausscheidung des überschüssigen Wassers kann zudem durch heiße Ingwerkompressen im Bereich der Lunge beschleunigt werden.

Anhang

Die Stimme

Die Sprache basiert auf den folgenden grundlegenden Faktoren: (1) dem ausströmenden Atem, (2) einem Schwingungsapparat oder den Stimmbändern, (3) einem Verstärker oder dem Kehlkopf, dem Mund und der Rachenhöhle, und (4) den Lippen, der Zunge, dem harten und weichen Gaumen, den inneren Wangen und den Nasenhöhlen, die alle als Artikulatoren dienen.

Vor der Pubertät haben Jungen und Mädchen etwa dieselbe Stimmhöhe. Während der Pubertät jedoch wird die Stimme eines Jungen tiefer, bei einem Mädchen dagegen bleibt sie praktisch unverändert. Diese Übergangszeit dauert etwa zwei Jahre, dann ist die Stimme des Jungen deutlich tiefer und männlicher. Jungen werden während der Pubertät mehr Yang, und deswegen entstehen Überschüsse, die dann ins Blut abgegeben werden. Zum großen Teil werden diese Überschüsse durch körperliche Aktivität abgebaut, aber ein Teil

Getränke erzeugen Schleimablagerung in Nase

davon wirkt auf die Stimmbänder ein, die expandieren und somit zu einem Tieferwerden der Stimme führen. Bei Mädchen ist dies nicht der Fall, weil bei ihnen durch die Menstruation eine bessere Ausscheidung der Überschüsse gewährleistet ist.

Im folgenden sollen einige Schwierigkeiten besprochen werden, die mit der Sprache und der Atmung in Zusammenhang stehen, sowie verschiedene verwandte Probleme:

1. Stottern. Das Stottern wird häufig dadurch hervorgerufen, daß der Betreffende zuviele die Stimmbänder expandierende Nahrungsmittel zu sich nimmt, und dadurch ihre Schwingungsfähigkeit behindert wird. Diese Kondition kann durch eine vernünftige Ernährung schrittweise gebessert werden.

2. Sprachunfähigkeit auf Grund von Störungen der Gehirnfunktionen (Aphasie). Dies kann entstehen, wenn entweder das motorische oder das sensorische Gehirnzentrum in seiner Funktion gestört ist. Zuviel Yin führt zu einer Störung des motorischen Zentrums, während zuviel Yang für eine Dysfunktion des sensorischen Zentrums verantwortlich ist. Die Heilung dieser Kondition dauert mehrere Monate; in dieser Zeit sollte der Patient sich an die makrobiotische Standardernährung halten und besonderes Gewicht auf gründliches Kauen legen.

3. Schluckauf. Anfälle von Schluckauf entstehen, wenn auf Grund von übermäßiger Yin-Nahrung das Zwerchfell sich lockert und sich in der Folge unrhythmisch zusammenzieht. Um dieses Problems Herr zu werden, sollte man alle 15 Minuten eine kleine Handvoll Gomasio zu sich nehmen. Ebenso wirksam sind Tekka, Meersalz oder Umeboshi-Pflaumen.

4. Schnarchen. Das Schnarchen wird durch ein Übermaß an Yin hervorgerufen und insbesondere durch zuviel Flüssigkeit. Milch, Fruchtsäfte, Alkohol und Kaffee expandieren und lockern das Rachenzäpfchen, und bringen es dadurch zu überstarken Schwingungen. Außerdem tragen diese Getränke zur Entwicklung von Schleimablagerungen in der Nase und den Nasennebenhöhlen bei, wodurch das Atmen durch die Nase unmöglich gemacht wird. Durch eine Einschränkung der Flüssigkeitszufuhr kann das Schnarchen sehr schnell beseitigt werden.

5. Halitose (übelriechender Atem). Übelriechender Atem, der seinen Ursprung in der Lunge hat, deutet darauf hin, daß die Beschaffenheit des Blutes schlecht ist. Nahrungsstoffe wie tierisches Eiweiß, gesättigte Fettsäuren und Zucker führen zu einer Übersäuerung des Blutes, die sich in schlechtem Mundgeruch äußert. Geheilt werden kann dies durch eine sehr gute Ernährung über mehrere Wochen. Wenn der schlechte Atem aus dem Magen kommt, ist die Ursache dafür die Zersetzung der Speisen. Diese eher temporäre Kondition kann schnell durch Umeboshi-Pflaumen, Tamari-Banchatee oder geriebenen Daikonrettich beseitigt werden.

6. Aufstoßen. Häufiges Aufstoßen entsteht durch eine ungeordnete Eßweise. Bei jeder Mahlzeit sollten zuerst die yangigen Nahrungsmittel gegessen werden, darauf die eher yinnigen. Wenn die Mahlzeit zum Beispiel zu 50 Prozent aus Getreide besteht, und dazu zwei Gemüsebeilagen gereicht werden, so sollte zunächst das Getreide im Wechsel mit dem yangigeren Gemüse gegessen werden. Darauf sollte das übrige Getreide mit dem yinnigen Gemüse abwechselnd verzehrt werden. Wenn beim Essen diese Ordnung nicht eingehalten wird, entsteht ein Ungleichgewicht bei der Sekretion der Magensäfte, und es kommt zu häufigem Aufstoßen.

rote Blutk. yang
weiße – yin

KAPITEL SECHS

Der Blutkreislauf und das Lymphsystem

Das Blut

Unser Blut ist die Nachbildung des Urmeeres, in dem sich das biologische Leben zu sieben Achteln seiner langen Evolutionsgeschichte entwickelt hat. Zunächst war dieses Wasser klar und rein, aber indem dem Boden Mineralien entzogen wurden, wurde es zunehmend salzig. Biologisches Leben gibt es auf der Erde seit etwa 3,2 Milliarden Jahren. Nahezu 2,8 Milliarden Jahre hindurch fand die Evolution ausschließlich im Wasser statt, während für die „Landperiode“ nur etwa 400 Millionen Jahre anzusetzen sind.

Während der neun Schwangerschaftsmonate wiederholt der Mensch den Teil des Evolutionsprozesses, der sich im Wasser abgespielt hat. Der Embryo wächst in einer flüssigen Umgebung, und ist daher dem Fisch sehr nahe. Bei der Geburt wird das Kind durch Kontraktion aus dem Leib der Mutter herausgepreßt und wird zum luftatmenden „Landtier“. Diese Kontraktionen während der Geburt entsprechen dem alternierenden Aufsteigen und Versinken des Landes, das sich vor etwa 400 Millionen Jahren auf der Erde ereignet hat. In unserem salzigen Blutstrom findet sich das salzige Milieu des Meeres wieder, aus dem das Leben hervorgegangen ist, und auch Lymphe und Urin spiegeln dieses Erbe wider.

Das Blut besteht aus Flüssigkeit in Form von Plasma und von Blutzellen, den eher yangigen Erythrozyten (roten Blutkörperchen), den eher yinnigen Leukozyten (weiße Blutkörperchen) und den Blutplättchen. Das Plasma nimmt etwa 55 Prozent des Blutvolumens ein, während die verschiedenen Blutzellen, die von Plasma umgeben sind, die restlichen 45 Prozent ausmachen.

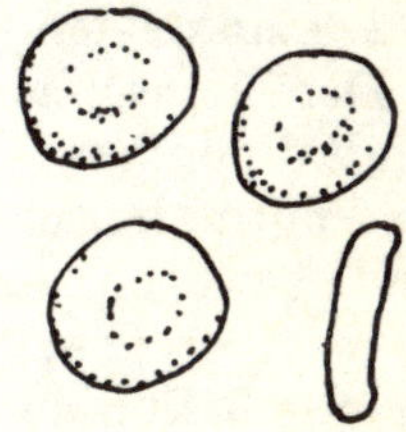

Abbildung 1: *Die Erythrozyten (rote Blutkörperchen) stellen den eher yangigen Anteil des Blutes. Vorder- und Seitenansicht.*

1. Erythrozyten (rote Blutkörperchen)

Der menschliche Körper enthält ca. 35 Billionen rote Blutkörperchen (vgl. Abb. 1). Jede dieser scheibenförmigen, winzigen Zellen hat einen Durchmesser von etwa 7,7 µ (Micron) und eine Dicke von ca. 1,9 µ. Der männliche Körper hat etwa 5 Millionen Erythrozyten pro Kubikmillimeter, der weibliche 4,5 Millionen. Die Zahl der roten Blutkörperchen hängt von einer Reihe von Faktoren ab. So gilt zum Beispiel, daß die Zahl der roten Blutkörperchen mit zunehmendem Alter gegenüber den 6 Millionen pro Kubikmillimeter bei der Geburt abnimmt. Dies ist einer der Gründe dafür, daß Neugeborene und Säuglinge sehr yang sind. Außerdem steigt die Zahl der Erythrozyten im Körper mit der Höhe, in der der Mensch lebt. Menschen, die in einer Höhe von 3000 Meter oder mehr über dem Meeresspiegel wohnen, sind im allgemeinen mehr yang als die, die in tieferen Lagen leben. Ihr Anteil an roten Blutkörperchen liegt bis zu 30 Prozent über dem Durchschnitt. Wenn man sich in einer aktiven Phase befindet, steigt die Zahl der Erythrozyten, während sie beim Schlafen abnimmt. Außerdem steigt die Zahl der roten Blutkörperchen bei vermehrter Muskeltätigkeit oder bei höheren Außentemperaturen an.

Ein Erythrozyt besteht zu 60 bis 80 Prozent aus Hämoglobin. Auch hier gibt es geschlechtsspezifische Unterschiede. Männer haben etwa 16 g Hämoglobin pro 100 ccm Blut, Frauen dagegen ca. 14 g. Das Hämoglobin besteht aus Hämatin, einem eher yangigen, eisenhaltigen Protein, und aus einem einfacher gebauten, eher yinnigen Protein. Das Hämatin zieht den Sauerstoff in der Lunge an und transportiert ihn in die Zellen. Wenn dann das sauerstoffarme Blut durch die Venen zurückgebracht wird, zieht es das Kohlendioxyd an und transportiert es in die Lunge zurück, von wo es ausgeatmet wird. Dieser Vorgang ist lebenswichtig, und die Effizienz, mit der er durchgeführt wird, beeinflußt direkt unsere Gesundheit (vgl. Abb 2). Bei einem gesunden Erwachsenen werden etwa 20 Millionen rote Blutkörperchen in der Minute abgebaut. Gleichzeitig bilden sich ständig neue, um diese abgebauten Zellen zu ersetzen. Das Gesamtvolumen von Hämoglobin im Körper beträgt etwa einen Liter, wobei täglich 20 g abgebaut und wieder ersetzt werden.

2. Leukozyten (weiße Blutkörperchen)

Der menschliche Körper enthält weit weniger weiße als rote Blutkörperchen — etwa 6000 pro Kubikmillimeter (vgl. Abb. 3). Sie sind normalerweise größer als die roten Blutzellen, besitzen einen Kern und bewegen sich aktiv, ähnlich wie die Amöbe. Die weißen Blutkörperchen wandern an Stellen des Körpers, an denen körperfremde Bakterien eingedrungen sind, umhüllen diese und „fressen“ sie.

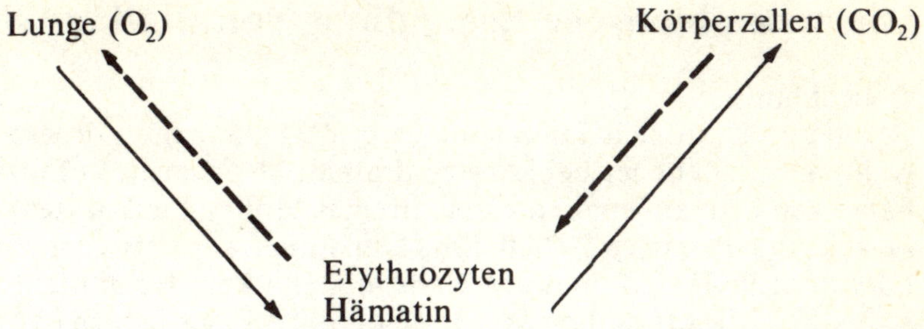

Abbildung 2: *In der Lunge zieht das Hämatin der roten Blutkörperchen Sauerstoff an und bindet ihn, um ihn dann in die Körperzellen zu transportieren. Außerdem bringt das Hämoglobin Kohlendioxyd in die Lunge zurück, von wo es ausgeschieden wird.*

Ebenso sammeln sich die Leukozyten um entzündete oberflächliche Wunden. Man teilt die weißen Blutkörpchen in zwei Hauptgruppen ein: Granulozyten und Agranulozyten. Die Granulozyten wiederum werden in drei Untergruppen unterteilt: neutrophile, eosinophile und basophile, während man bei den Agranulozyten zwischen Lymphozyten und Monozyten unterscheidet.

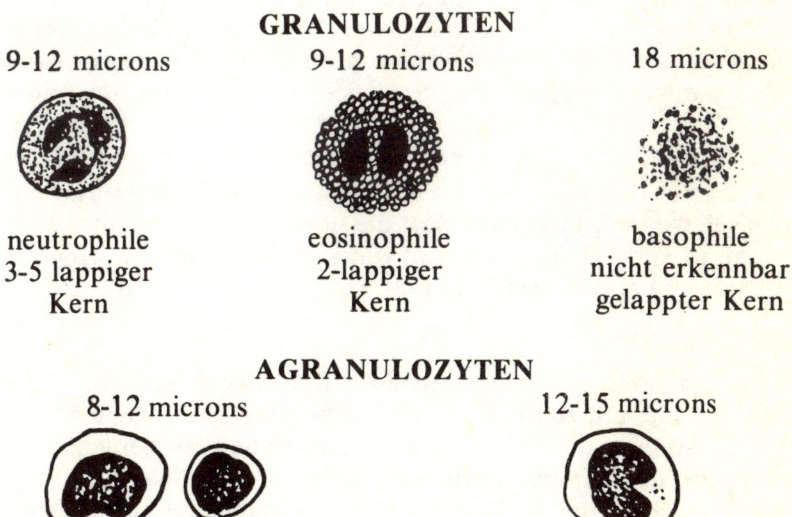

Abbildung 3: *Die unterschiedlichen Arten von weißen Blutkörperchen, die alle yinniger sind als die roten Blutzellen.*

Die makrobiotische Behandlung von Blutkrankheiten

1. Leukämie

Bei dieser Krankheit nimmt die Zahl der roten Blutkörperchen ab, während die Zahl der Leukozyten dramatisch ansteigt. In Einzelfällen haben die Leukämiepatienten bis zu einer Million Leukozyten im Blut, anstelle der normalen 5-6000. Eine Leukämie kann entweder chronisch oder akut verlaufen, und die Medizin kennt kein Heilmittel für diese Krankheit, die oft tödlich ist. Durch richtiges Essen jedoch ist es relativ einfach, eine Leukämie unter Kontrolle zu bringen.

Die weißen Blutkörperchen sind yin. Ein großer Zuwachs in ihrer Zahl deutet also auf einen übermäßigen Konsum von extremen Nahrungsmitteln, besonders Zucker, Limonaden, Speiseeis, Milch und Chemikalien. Gleichzeitig deutet eine Abnahme der roten Blutkörperchen auf einen Mineralstoffmangel und das Fehlen anderer hochwertiger Yang-Nahrungsmittel in der Ernährung hin. Der Entstehungsmechanismus dieser Krankheit wurde bereits im Kapitel *Die progressive Entwicklung der Krankheit* abgehandelt, im selben Kapitel findet sich auch eine umfassendere Liste von Leukämie-erzeugenden Nahrungsmitteln. Die Empfehlungen zur Ernährung bei dieser Krankheit ähneln denjenigen für andere Yin-Krebserkrankungen und sind auf Seite 58 aufgeführt. Wie bei anderen Krebsarten sollte auch der Leukämiepatient jeden Bissen 150 bis 200 mal kauen. In Fällen jedoch, in denen der Speichel des Kranken von schlechter Beschaffenheit ist, sollte ein Gesunder die Nahrung vorkauen und dann dem Patienten löffelweise einflößen.

Im Gebiet des Hara kann jeden Tag eine heiße Ingwerkompresse aufgelegt werden. Dies stimuliert die normale Bildung roter Blutkörperchen in den Darmzotten. Auf diese Weise kann eine Heilung der Leukämie innerhalb relativ kurzer Zeit erreicht werden.

2. Anämie

Die Anämie ist ein Mangel an roten Blutkörperchen, ein Hämoglobindefizit oder ein zu niedriges Gesamtblutvolumen. Zu den Symptomen der Anämie gehören: (1) grau oder weißlich erscheinende Lippen (die Farbe der Lippen sollte rosa sein); (2) eine Weißfärbung der Innenseite des unteren Augenlides (auch hier sollte die Farbe rosa sein); (3) blasse oder fahle Wangen; (4) eher weißlich als rosig aussehende Fingernägel; (5) Mangel an Vitalität; und (6) ein Abnehmen der sexuellen Aktivität. Man klassifiziert die Anämie in die drei Hauptgruppen: ernährungsbedingte Anämie, perniziöse Anämie und Sichelzellenanämie.

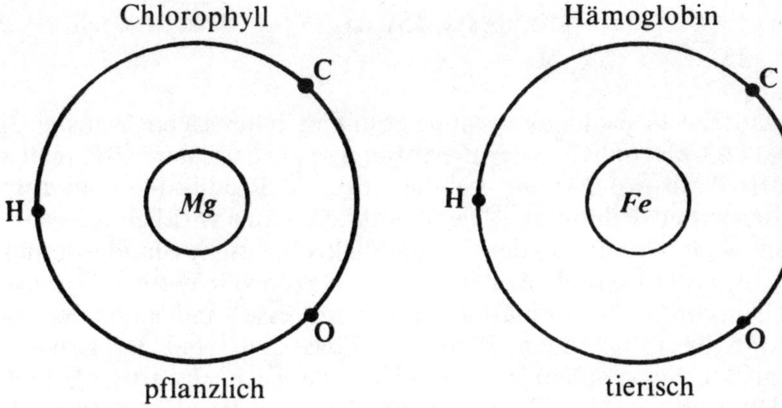

Abbildung 4. *Im menschlichen Körper wird Chlorophyll in Hämoglobin umgewandelt. Dies geschieht durch einen Transmutationsprozeß, bei dem Magnesium zu Eisen umgesetzt wird, und zwar durch Zuführung von Sauerstoff.*

A. Ernährungsbedingte Anämie. Diese Art der Anämie entsteht aus dem Fehlen verschiedener Substanzen, die für die Produktion von roten Blutkörperchen notwendig sind, wie Eisen, Kobalt, Kupfer, verschiedene Eiweiße und Vitamine (etwa 8-12 und Folsäure). Anämiepatienten werden von ihrem Arzt häufig angewiesen, Eisen- und Vitaminpräparate einzunehmen oder viel Fleisch zu essen. Diese Behandlungsweise mag zwar zu einem vorübergehenden Verschwinden der Symptome führen, ignoriert aber den eigentlichen Grund für die Erkrankung völlig. Wenn sich unser tägliches Essen und unsere Tätigkeit in einer ausgewogenen Balance von Yin und Yang befinden, synthetisiert der Körper selbst ausreichend Eisen, ohne auf künstliche Maßnahmen angewiesen zu sein. Die Eisensynthese im Körper wird auf dem Wege eines natürlichen Transmutationsprozesses erreicht.

Eisen ist das Kernstück des Hämoglobin, das wiederum die Basis tierischen Lebens bildet. Die Basis des pflanzlichen Lebens ist das Chlorophyll, in dessen Zentrum das Magnesium liegt (vgl. Abb. 4). Da sie die gleichen peripheren Elemente besitzen, liegt der Unterschied zwische Hämoglobin und Chorophyll in ihren zentralen Elementen, dem Magnesium bzw. Eisen. Alle Tiere essen Pflanzen, die Chlorophyll enthalten (direkt oder indirekt) und nutzen diesen Stoff zum Bau von Hämoglobin. Da die peripheren Elemente bei beiden Stoffen die gleichen sind, muß also das Magnesium im Körper des Tieres bzw. Menschen in Eisen umgewandelt werden. Diese Transmutation vollzieht sich unter Hinzugabe von zwei Sauerstoffatomen, und kann als Formelgleichung folgendermaßen ausgedrückt werden:

${}^{12}\mathrm{Mg} + {}^{16}\mathrm{O}_2$ ${}^{26}\mathrm{Fe}$ (Co, Ni)
24 32 56

Die ernährungsbedingte Anämie resultiert hauptsächlich aus einem Mangel an Chlorophyll in der Ernährung, sowie aus einem Übermaß an yinnigen Nahrungsmitteln, die die normale Produktion von roten Blutkörperchen behindern. Die Krankheit kann wirklich ausgeheilt werden, wenn sich der Patient an die makrobiotische Standardernährung hält, unter besonderer Betonung von grünen blättrigen Gemüsen wie Grünkohl, Daikonblätter, Brunnenkresse und anderen, viel Chlorophyll enthaltenden Pflanzen. Zusätzlich sind Bohnen und fermentierte Sojabohnen zu empfehlen, da sie hochwertige Eiweiße enthalten und somit die Leistungsfähigkeit steigern. Ein Patient, der unter dieser Art von Anämie leidet, sollte sich um viel körperliche Aktivität bemühen, damit seinem Körper möglichst viel Saucrstoff zugeführt wird. Gleichzeitig sollten im Bereich des Dünndarms heiße Ingwerkompressen aufgelegt werden, um die Produktion gesunder roter Blutzellen anzuregen.

B. Perniziöse Anämie. Bei dieser Anämieform vergrößern sich die einzelnen Erythrozyten, während ihre Anzahl abnimmt. Zu den Symptomen dieser Krankheit zählen Blässe, Schwäche, sowie Störungen im Magen-Darmbereich und nervöse Störungen. Sie alle stehen in Zusammenhang mit einem Mangel an Magensaft, der den sogenannten „intrinsic factor" enthält. Man geht davon aus, daß perniziöse Anämie auf einem Mangel von Vitamin B-12 beruht, einem Vitamin, das man auch als „Antiperniziosafaktor" bezeichnet. Ein Fehlen dieses Vitamins kann zu einem verminderten Größenwachstum führen. Viele Menschen sind der Ansicht, daß das Vitamin B-12 nur in tierischen Produkten wie Milch, Innereien und im Eidotter vorkommt.

Dennoch haben jahrhundertelang Millionen von Menschen ohne viele tierische Produkte gelebt und trotzdem keine perniziöse Anämie bekommmen. Man findet Vitamin B-12 in der Milch und Leber von Kühen. Diese Tiere ernähren sich aber ausschließlich von Graspflanzen, die kein Vitamin B-12 enthalten. Sie haben also anscheinend die Fähigkeit, das Vitamin in ihrem eigenen Verdauungsapparat zu synthetisieren. Es wäre nur logisch anzunehmen, daß der Mensch, als höher entwickeltes Wesen, diese Fähigkeit auch besitzt. Da neuere Ernährungsstudien ergeben haben, daß Vitamin B-12 auch in fermentierten pflanzlichen Produkten wie Miso und Tamari vorkommt, ebenso wie in Algen, ist es nicht notwendig, bei einer perniziösen Anämie tierische Produkte zu essen. Dazu kommt, daß diese Krankheit vielleicht darauf beruht, daß der Mensch seine natürliche Fähigkeit, Vitamin B-12 selbst im Körper zu synthetisieren, verliert, und daß es möglicherweise gelingt, diese Fähigkeit wiederzugewinnen, wenn man einmal aufgehört hat, Fleisch zu essen. Patienten mit perniziöser Anämie sollten sich an die makrobiotische Standardernährung halten, mit einer zusätzlichen Tasse Misosuppe am Tag. Außerdem sollten regelmäßig Algen in den Speisen enthalten sein.

C. Sichelzellanämie. (vgl. Abb. 5) Diese Krankheit stellt besonders in den Vereinigten Staaten ein Problem dar. Etwa 10 Prozent der Negerbevölkerung Amerikas sind sogenannte „Träger". Diese Prozentzahl entspricht etwa zwei bis drei Millionen Menschen. Innerhalb dieser Gruppe erkrankt etwa jeder Vierhundertste ernstlich oder stirbt an dieser Krankheit. Die Krankheit tritt normalerweise vor dem zwanzigsten Lebensjahr auf, und entwickelt sich fast ausschließlich bei Angehörigen der Negerbevölkerung. Die wichtigsten Symptome sind periodisch auftretende Lähmungsanfälle (ähnlich wie bei Epilepsie), Mattigkeit und Gehirnschädigungen. Der Kranke vergißt oft die einfachsten Dinge und leidet unter Nerven- und Muskelschmerzen. In schweren Fällen rollt sich der Patient in der Embryohaltung auf und kann sich nicht bewegen. Sichezellanämie führt häufig zum Tode, und es gibt kein medizinisches Heilmittel dagegen.

Die vorherrschende Theorie über die Ursache für Sichelzellanämie besagt, daß Neger, die ursprünglich im malariaverseuchten Westafrika gelebt haben, in ihrem Blut einen Antimalariafaktor besitzen. Angeblich entsteht dieser Faktor durch die Umwandlung von Erythrozyten in Sichelzellen. Man geht davon aus, daß hier eine erbliche Anlage vorliegt, die bei Negern sowohl in Afrika als auch in Amerika zu beobachten ist. Wissenschaftler erklären, daß diese

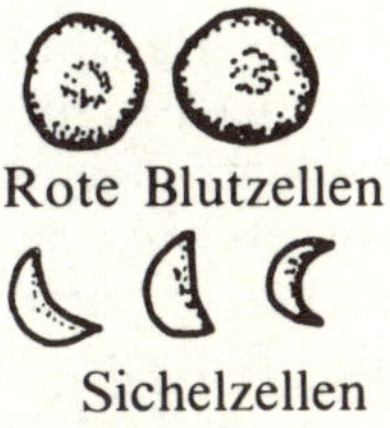

Abbildung 5: *Die Verwandlung roter Blutzellen in Sichelzellen.*

Anlage keine schädlichen Folgen hat, solange die Träger in Afrika — wo die Malaria häufig ist — bleiben, und zwar aufgrund des yangigen Klimas und der natürlichen Ernährung. Wenn diese Schwarzen aber in ein anderes Klima kommen, in dem andere Umweltbedingungen herrschen, wird diese Anlage für sie lebensbedrohend.

Es gibt jedoch auch eine andere Theorie, nach der die Sichelzellanämie erst in jüngster Zeit in weiterer Verbreitung auftritt, wahrscheinlich erst seit Ende des Zweiten Weltkrieges. Der Verzehr von verfeinerten Nahrungsmitteln wie Zucker, Limonade, Speiseeis, ausgemahlenem Mehl und chemischen Zusätzen hat diese Konditon verstärkt. Rote Blutkörperchen sind yang, während Sichelzellen yin sind. Der große Anstieg von Fällen von Sichelzellanämie entspricht dem Anstieg im Verzehr von extremen Nahrungsmitteln. Neger mögen zwar eine gewisse Prädisposition für diese Krankheit besitzen, aber es ist die Ernährungsweise, die diese Kondition fördert.

Sichelzellen entstehen auf Grund von zuviel minderwertiger Yin-Nahrung. Um eine Heilung zu erreichen, sollten all diese Produkte vom Speiseplan gestrichen und durch die makrobiotische Standardernährung ersetzt werden.

3. Hämophilie (Bluterkrankheit)

Bei Hämophilie ist die Gerinnungsfähigheit des Blutes gestört. Hämophile bluten selbst bei geringfügigen Verletzungen wie kleinen Schnitten überaus stark, und selbst bei einem leichten Stoß bilden sich bei ihnen große Hämatome (blaue Flecken) unter der Haut. Im Normalfall koaguliert Blut in einer Wunde sofort, beim Hämophilen ist dies nicht der Fall. Das yangige Blut wird normalerweise, wenn es mit Sauerstoff in Berührung kommt, von harziger Konsistenz. Wenn dies nicht geschieht, ist es ein Anzeichen dafür, daß die Beschaffenheit des Blutes sehr yin ist.

Man geht davon aus, daß die Hämophilie eine Erbkrankheit ist und häufig wiederholt in derselben Familie auftritt. Viele Mitglieder alter Königs- und Herrscherhäuser in Europa, wie die Habsburger und die Romanoffs, litten an dieser Krankheit. Die Annahme der Erblichkeit dieser Krankheit ist jedoch nicht richtig, vielmehr wird sie durch eine falsche Ernährung hervorgerufen. In Fällen wie denen der Habsburger und der Romanoffs war der Grund eine viel zu reichhaltige Ernährung und luxuriöse Lebensweise, die beide eine außerordentlich yinnige Kondition hervorbringen, wodurch die roten Blutkörperchen und die Blutgefäße geschwächt werden. Die roten Blutkörperchen verlieren die Fähigkeit, den Sauerstoff anzuziehen, der für die Blutgerinnung notwendig ist, und die Blutgefäße besitzen nicht mehr die Kraft, sich wieder zu schließen, wenn sie einmal verletzt worden sind. Nahrungsmittel wie tierische Fette, Butter und Eier verstärken diese Kondition noch dadurch, daß sie das Blut übersäuern. Hämophilie tritt weit häufiger bei Männern als bei Frauen auf. Das liegt daran, daß Frauen in ihrem inneren System yangiger sind als Männer und aus diesem

Grund mehr Yin absorbieren können, ohne daß dadurch das innere Gleichgewicht gestört wird.

Die Schulmedizin hält die Bluterkrankheit für unheilbar und kennt kein Heilmittel dafür. Der einzige Rat, den die Ärzte geben können ist, möglichst jede Verletzung zu vermeiden. Durch vernünftiges Essen jedoch kann eine Hämophilie geheilt werden, auch wenn dies unter Umständen Jahre dauert. Das Mittel, diese Krankheit zu heilen, ist eine makrobiotische Standardernährung mit Betonung auf eher kontraktierenden Nahrungsmitteln. Außerdem ist viel körperliche Aktivität zu empfehlen.

4. Rhesus-Unverträglichkeit

Das Blut vieler Menschen enthält eine Substanz, die man als „Rh-Faktor" bezeichnet. Die Bezeichnung Rh stammt vom Rhesusaffen, den man bei den Experimenten zur Erforschung dieses Faktors benutzt hat. Etwa 85 Prozent der Bevölkerung sind „Rh-positiv", d.h. sie besitzen diesen Faktor in ihrem Blut. Wenn der Faktor fehlt, spricht man von einer „Rh-Negativität". Der Rhesusfaktor wirkt als Agglutinogen, d.h. er bewirkt ein Zusammenklumpen roter Blutkörperchen. Wenn Rh-positives Blut einem Rh-negativen Menschen übertragen wird, produziert der Körper des Empfängers ein anti-Rh Agglutinogen etwa innerhalb von zwei Wochen nach der Transfusion. Ernste Schwierigkeiten können auftreten, wenn diese Person eine zweite Transfusion erhält. Das Vorhandensein dieses Anti-Agglutinogens führt dann zu einer hämolytischen Reaktion, d.h. zur Zerstörung der roten Blutkörperchen, und dies kann lebensgefährliche Folgen haben.

Wenn der Fötus im Uterus einer Rh-negativen Frau Rh-positiv ist, kann der Rh-Antikörper, der vom Körper der Frau als Abwehrstoff synthetisiert wird, durch die Plazenta den Fötus erreichen. Es kann dann bei dem Kind zur Hämolyse, also zur Zersetzung der Erythrozyten kommen, und in den meisten Fällen stirbt das Kind.

Da der Rh-Faktor eine Agglutination erzeugt, ist Rh-positives Blut eher yang, während Rh-negatives Blut eher yin ist. Wenn Rh-positives Blut einem Rh-negativen Menschen übertragen wird, kommt es zur Antikörperbildung. Dies bedeutet, da das yinnigere Blut nur eine sehr geringe Toleranz für Yang hat. Kommt es aber in diesem Fall zu einer zweiten Transfusion, so wird das Blut des Empfängers sehr yang, und löst so die hämolytische Reaktion aus. Diese Reaktion entsteht, weil die roten Blutkörperchen diesen zweiten Yang-Zustrom nicht verkraften können, denn gleiche Pole stoßen sich ab. Um einen Ausgleich zu schaffen, dehnen sich die roten Blutkörperchen dann aus und zersetzen sich.

Den Rhesusfaktor des Blutes kann man auf dem Wege der Ernährung sehr viel leichter verändern als die Blutgruppe. Das liegt darin begründet, daß die Blutgruppe die Konstitution eines Menschen widerspiegelt, während der Rhesusfaktor nur die spezielle Kondition des Menschen reflektiert. Durch eine Umstellung der Ernährung kann Rh-positives Blut Rh-negativ werden und umgekehrt.

In jüngster Zeit ist die Zahl der Menschen, die Rh-positiv sind, angestiegen. Die große Differenz zwischen Rh-Positivität und Rh-Negativität entsteht durch die modernen Eßgewohnheiten. Oder anders gesagt, unsere heutige Ernährung ist in beiden Richtungen extrem. Etwa 48 Prozent der täglichen Nahrung eines Amerikaners setzt sich aus tierischen und Milchprodukten zusammen. Um ein Gleichgewicht dazu herzustellen, muß die Ernährung gleichzeitig große Mengen an Kohlehydraten enthalten. Zu diesem Ziel werden zumeist große Mengen an Einfachzuckern in Form von raffiniertem Rohrzucker, Ahornzucker, ausgemahlenem Mehl und Obst eingesetzt. Wenn man seine Ernährung ausgeglichener oder neutraler gestaltet, so reflektiert sich diese Ausgewogenheit auch im Blut, und es wird weder stark Rh-positiv noch extrem Rh-negativ. Erhält man also unter diesen Umständen eine Bluttransfusion, ist eine starke Minus- oder Plusreaktion kaum zu erwarten. Auch die Unterschiede zwischen dem Blut einer Mutter und dem ihres Kindes sind dann nicht so stark, daß sich eine extreme Reaktion einstellt. Menschen jedoch, die sich nicht ausgewogen ernähren, sind in dieser Beziehung sehr stark gefährdet.

5. Acidose und Alkalose

Die acidose (saure) oder alkalische (basische) Beschaffenheit des Blutes hängt ab von der Wasserstoffionen (H^+)- bzw. Hydroxyl (OH^-)-Konzentration im gesamten Körper. Im Idealfall sollte ein Gleichgewicht zwischen beiden bestehen. Diese Kondition wird durch den pH-Wert in einer Skala von 1-12 gemessen. Ein pH-Wert von unter 7 bedeutet ein saures Milieu, während pH-Werte über 7 die Basizität darstellen. Unser Blut sollte leich alkalisch sein, mit einem pH-Wert von 7,3 bis 7,45. Wenn der normalerweise leicht alkalische pH des Blutes absinkt und in den sauren Bereich kommt, entsteht eine sogeannte Acidose, ein yinniger Zustand des Blutes. Eine Alkalose, also eine eher yangige Kondition tritt auf, wenn der pH-Wert im alkalischen Bereich ansteigt. Die Acidose ist die weit häufiger auftretende Kondition, da der Mensch als yangiges Wesen seinen Gegensatz sucht.

Obwohl viele Menschen ständig saure Nahrungsmittel zu sich nehmen, bleibt das Milieu des Blutes leicht alkalisch. Dafür sind verschiedene innere Mechanismen des Organismus verantwortlich. Wenn man zum Beispiel ausatmet, werden zusammen mit dem Kohlendioxyd Säuren ausgeschieden, und auch die Nieren resorbieren ständig Säure aus dem Blut, die dann mit dem Urin ausgeschieden wird. Dazu kommt, daß unser Blut verschiedene Puffersubstanzen enthält, die der Neutralisierung von Säuren dienen. Eine typische Pufferung kann in ihrer Wirkung wie folgt illustriert werden:

▽ △ △ ▽

$HCl + NaHCO_3 \quad NaCl + H_2CO_3 \quad H_2O + CO_2$

yang yin mit dem Urin ausgeschieden — durch die Lunge ausgeatmet

In dieser Reaktion wird eine starke Säure (HCl) durch eine schwache Säure (H_2CO_3) ersetzt. Diese schwache Säure zerfällt dann weiter in Wasser und Kohlendioxyd, die jeweils durch den Urin bzw. die Atmung ausgeschieden werden. Da Chlorwasserstoffsäure (Salzsäure) yin ist, zieht sie yang in Form von Natriumhydrogencarbonat ($NaHCO_3$) beim Eintritt in das Blut an. Natrium ist die am meisten yangige Komponente dieser Verbindung. Es zieht das Chlor an, das das am stärksten yinnige Element der Säure ist. Daraus entsteht NaCl (Kochsalz) und eine schwache Kohlensäure, die, wie schon beschrieben, leicht zerfällt und dann ausgeschieden wird. Der Körper bedient sich dieser Pufferwirkung, um die Säure, die sich beim Verzehr von Einfachzuckern bildet, wieder zu eliminieren.

Die beste Möglichkeit, eine Acidose oder Alkalose von vornherein zu verhindern, besteht darin, daß man durch eine vernünftige Ernährung eine neutrale und ausgewogene Blutbeschaffenheit aufrecht erhält. Wenn die makrobiotische Standardernährung genau eingehalten wird, erreicht man damit, daß das Blut ständig leicht alkalisch und damit ausgewogen bleibt.

Der Blutkreislauf

Der Blutkreislauf wird in sieben Hauptabschnitte unterteilt (vgl. Abb. 6):

1. Koronarkreislauf (Kreislauf durch das Herz)
2. Kreislauf durch die oberen Extremitäten (Schultern, Arme)
3. Kreislauf durch Hals und Kopf
4. Lungenkreislauf (Thorax)
5. Abdominaler Kreislauf (Verdauungsorgane)
6. Nierenkreislauf
7. Kreislauf durch das Becken und die unteren Extremitäten (Beine)

Man kann den Blutkreislauf mit einem Baum vergleichen. Jeder der Hauptabschnitte zweigt sich in zahlreiche kleinere Äste auf, die sich ihrerseits wieder zu Millionen peripherer Kapillaren gabeln. Diese Kapillaren schließlich differenzieren sich zu den Billionen von Zellen, aus denen ein Körper besteht. Die zentralen Abschnitte des Kreislaufsystems können dem Stamm und den starken Ästen eines Baumes verglichen werden, während die peripheren Anteile den Zweigen und Blättern entsprechen. Die Körperzellen stellen den periphersten Anteil des ganzen System dar und bilden daher die Parallele zu den Früchten des Baumes.

Die makrobiotische Behandlung von Herz- und Gefäßkrankheiten

1. Arteriosklerose (Verhärtung der Arterien)

Diese Kondition entsteht, wenn die Arterien von innen her verklumpen und ihre normale Elastizität verlieren. Der Grund dafür sind Ansammlungen von Cholesterin und Fett. In schweren Fällen verengt sich der Durchgang durch die Arterien und es kommt schließlich zu einem Gefäßverschluß. Die daraus entstehende Obstruktion der Blutwege führt normalerweise zu einem Herzinfarkt und häufig zum Tode.

Wie im Kapitel *Die progressive Entwicklung der Krankheit* beschrieben, entstehen Ablagerungen von Cholesterin und Fett durch häufigen Verzehr von Nahrungsmitteln wie Fleisch und gesättigte Fettsäuren, Eier, Milchprodukte, Zucker, zu Mehl verarbeitete Getreideprodukte und andere. Früher war dieses Krankheitsbild bei Menschen unter 50 äußerst selten zu beobachten, aber heute beginnen die Symptome sich schon bei Schulkindern zu zeigen.

Um festzustellen, ob man selbst schon davon betroffen ist, presse

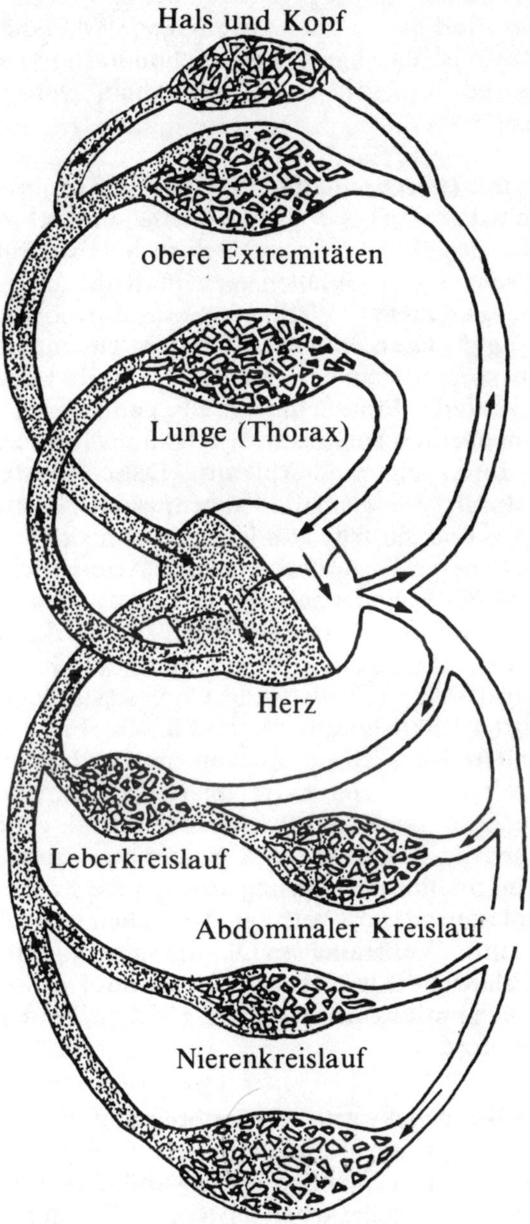

Abbildung 6: *Der Blutkreislauf*

man die Finger beider Hände gegeneinander und versuche, sie in einem Winkel von 90 Grad nach hinten abzubiegen. Wenn dies nicht gelingt, deutet es darauf hin, daß die Arterien schon hart und unflexibel sind. Wie diese Kondition geheilt werden kann, wird im folgenden beschrieben.

2. Schlaganfall (Cerebralhämorrhagie oder Thrombose)

Eine Cerebralhämorrhagie (Blutgerinnsel im Gehirn) wird durch eine Schwäche der Blutgefäße im Gehirn hervorgerufen. Wenn ein Mensch mit schwachen Gefäßen sich in Ruhe befindet, geschieht normalerweise gar nichts. Wenn aber aus irgendeinem Anlaß der Blutdruck ansteigt, kann ein Gefäß bersten. Geschieht dies in einem Hirngefäß, so spricht man von einer cerebralen Hämorrhagie oder einem Schlaganfall. Ein Schlaganfall kann auch infolge einer Thrombose im Gehirn entstehen, d.h. durch die Obstruktion eines Hirngefäßes durch einen Blutpfropf. Diese Krankheit wird im allgemeinen durch die gleichen Nahrungsmittel erzeugt wie eine Arteriosklerose, und sie tritt häufig auf, wenn sich ein aus Fett und Cholesterin gebildeter Thrombus von einer Arterienwand losreißt und in ein Blutgefäß im Schädel gelangt.

Zur Behandlung dieser Krankheitsbilder sollten alle Nahrungsmittel gemieden werden, die zu einer Schwächung der Gefäßwände führen oder die Ablagerungen von Fett und Cholesterin begünstigen. Dazu gehören gesättigte Fettsäuren, die in Fleisch, Eiern und Milchprodukten enthalten sind, sowie Zucker und andere extrem yinnige Nahrungsmittel. Algen und harte, blättrige Gemüse sowie andere Nahrungsmittel, die reich an Mineralstoffen sind, geben den Blutgefäßen ihre normale Elastizität und Spannung wieder, während die makrobiotische Standardernährung schrittweise zu einem Abbau der Fett- und Cholesterindepots beiträgt. Menschen mit diesem speziellen Leiden sollten ihren Verbrauch an Öl insgesamt einschränken und nur ungesättigte Pflanzenöle wie Mais- oder Sesamöl verwenden. Der hier beschriebene Behandlungsansatz gilt in gleicher Weise für die Theorie von Arteriosklerose.

3. Anomale Blutdruckwerte (Hypertonie und Hypotonie)

Exzessive Flüssigkeitszufuhr und andere yinnige Faktoren der Ernährung führen oft zu einer Schwellung und Dilatation des Herzens. Das Organ muß dann mehr Arbeit leisten, um den normalen Kreislauf aufrecht zu erhalten, und es kommt häufig zur Hypertonie (Bluthochdruck). Wenn der Betroffene dann weiterhin viel Yin zu sich nimmt, kann das Herz soweit dilatieren, daß es nicht mehr genügend Kraft zur

Kontraktion aufbringt. Die Folge ist, daß der Blutdruck oft gefährlich niedrige Werte aufweist, es kommt zu einer Hypotonie.
Bluthochdruck ist eine weniger schwerwiegende Anomalität als die Hypotonie; durch eine vernünftige Ernährung kann innerhalb eines Monats eine Heilung herbeigeführt werden; die Hypotonie dagegen ist ein schon fortgeschritteneres Symptom und die Heilung dauert aus diesem Grunde auch länger. Da beide Konditionen auf Grund einer überstarken Expansion entstehen, sollte innerhalb der makrobiotischen Standardernährung besonderes Gewicht auf yangige Faktoren in der Auswahl der Nahrungsmittel und beim Kochen gelegt werden.

4. Aneurysma (Aussackung einer Arterienwand)

Dieses Krankheitsbild tritt auf, wenn die Wand einer Arterie sich weitet und ein kleines Säckchen bildet, das sich mit Blut auffüllt. Dies geschieht dann, wenn eine Arterie durch zu viel Yin in der Ernährung geschwächt ist, und der Ort einer solchen Aussackung ist zumeist die Aorta, da dort der Blutdruck sehr hoch ist, und yinnige Faktoren von dieser Region angezogen werden. Durch Einhaltung einer makrobiotischen Standarddiät kann ein solches Aneurysma beseitigt werden, wobei die Grundernährung mit etwas mehr Salz und Öl als üblicherweise bei der Zubereitung von Speisen verwendet, abgewandelt wird. Diese Faktoren machen die Arterien elastischer.

5. Geplatzte Kapillaren

Wenn auf Grund eines überstarken Konsums von Yin-Nahrungsmitteln die Blutgefäße anschwellen und sich erweitern, können sie platzen. Besonders anfällig sind die Verzweigungsstellen. Ein gutes Beispiel hierfür ist das Nasenbluten. Es tritt auf, wenn das Blut zu dünn wird und das Blutvolumen extrem zunimmt. Der direkte Grund dafür liegt häufig in einer übersteigerten Flüssigkeitszufuhr, besonders von Getränken wie Fruchtsaft, Limonade und Mineralwasser. Das Nasenbluten kann aber auch schnell wieder beseitigt werden, indem man das Blut dickflüssiger macht und eine Kontraktion der Kapillaren bewirkt. Zu diesem Zweck wird ein kleines Stückchen Stoff oder ein Papiertaschentuch mit etwas Speichel befeuchtet und in Salz oder Dentie getaucht. Darauf verstopft man mit dem Tuchstück für einige Minuten die Nasenlöcher. Außerdem sollte man, um die Eindickung des Blutes zu beschleunigen, eine halbe Stunde lang in zehnminütigem Abstand eine kleine Portion Gomasio oder ein Stückchen Umeboshi-Pflaume essen.

6. Atherosklerose

Hierbei handelt es sich um eine Sonderform der Arteriosklerose. Im und um das Herz bilden sich Fettablagerungen, die aus peripheren Körperpartien mit dem Blut herangeschwemmt werden. Die Ursache für die Atherosklerose ist dieselbe wie die der Arteriosklerose — d.h. Nahrungsmittel, die zur Entstehung von Fett- und Cholesterinansammlungen beitragen. Der Behandlungsansatz entspricht demjenigen für die Arteriosklerose.

Noch vor fünfundzwanzig Jahren war nur jeder Achte von einer Herzkrankheit betroffen. Inzwischen aber ist die Zahl der Herzkrankheiten um ein Vielfaches angestiegen, und etwa zwei von fünf Menschen bekommen früher oder später ein Herz- oder Gefäßleiden. Für die Vereinigten Staaten kann man davon ausgehen, daß jeder dritte Mann und jede sechste Frau vor ihrem sechzigsten Lebensjahr an einer Herzkrankheit oder einem Gehirnschlag sterben. Man weiß heute, daß gesättigte Fettsäuren und Cholesterin zu einem hohen Maße für diese Krankheiten verantwortlich sind, und viele Gesundheitsorganisationen und Ärztevereinigungen haben Empfehlungen zur Ernährung herausgegeben, wonach Fett in der Nahrung weitgehend gemieden werden soll, und generell der Verbrauch an cholesterinhaltigen Nahrungsmitteln wie Fleisch und Eier zurückgeschraubt werden soll. Diese Empfehlungen allerdings übersehen zumeist, daß andere Nahrungsmittel ebenso zur Entwicklung dieser Krankheiten beitragen, und dazu gehören beispielsweise Zucker, Obst und Milchprodukte.

Das Lymphsystem

Blut und Lymphsystem stehen miteinander in enger Verbindung. Generell ist das Blut mehr yang, und seine Hauptaufgabe ist es, rote Blutkörperchen zu transportieren. Die Lymphe, eine nahezu transparente Flüssigkeit, ist eher yin und transportiert vor allem weiße Blutzellen. Sie beide bilden das gesamte Kreislaufsystem und haben entgegengesetzte Laufrichtungen, ergänzen sich aber funktionell. Der Blutkreislauf beginnt im Herzen und strahlt dann in die peripheren Körperregionen aus, von wo er wieder zurückgeleitet wird. Umgekehrt beginnt der lymphatische Strom in der Peripherie, und schließt sich dann den zentralen, venösen Blutgefäßen an.

Im Gegensatz zum Blutkreislauf besitzt das lymphatische System kein Zentralorgan das eine Pumpe für die Lymphe darstellt. Der Lymphfluß wird durch verschiedene Faktoren aufrechterhalten, zum Teil durch die Aktivität und Kontraktionsarbeit der Muskeln, zu

Milz

einem anderen Teil durch die Wirkung von Lunge und Diaphragma (Zwerchfell) während des Atmens. Hierdurch wird nämlich die Lymphe aus den kleineren in die größeren Gefäße „gesaugt", während gleichzeitig durch die Neigung yinniger Flüssigkeiten, aufzusteigen, die Lymphe angeregt wird, von den unteren Körperpartien in die oberen zu fließen. Außerdem wird der Lymphfluß durch die Wirkung der Darmbewegung, d.h. die Bewegung der Zotten und die gesamte Darmperistaltik, unterstützt. Da die Darmzotten beständig verdaute Nahrungsmittel resorbieren, werden diese auch permanent in die Blut- und Lymphstrombahn abgegeben, ebenso wie neu synthetisierte rote und weiße Blutkörperchen.

Das lymphatische System besteht aus Lymphkapillaren, -gefäßen, -gängen und -knoten, sowie aus Organen wie den Tonsillen (Mandeln) und der Milz. Die Lymphknoten sind in unterschiedlichen Abständen über das gesamte Gefäßsystem verteilt, und sind in 32 paarigen Gruppen angeordnet, in Korrelation zu den 32 Zähnen und den Rückenwirbeln. Zusätzlich gehört zum lymphatischen System ein anderes wichtiges Organ, das dem Herzen aufliegt und als Thymus bezeichnet wird. Dieses Organ ist beim zweijährigen Kind schon ausgewachsen und degeneriert dann zunehmend, bis es schließlich verschwindet. Der Thymus produziert weiße Blutkörperchen und verschiedene Antikörper.

Die Milz ist das Hauptorgan des lymphatischen Systems. Sie liegt in der linken Körperseite auf der Höhe der Leber und hat die folgenden Aufgaben:

1. Filtrierung und Reinigung der Lymphe und des Blutes. Abgefiltert werden Substanzen wie Bakterien und verbrauchte, alte Erythrozyten.
2. Bildung weißer Blutkörperchen, besonders Lymphozyten.
3. Speicherung von Blut und Mineralstoffen, besonders Eisen.
4. Produktion von Antikörpern (Immunfaktoren). Diese spielen in der natürlichen Abwehr des Körpers gegenüber Bakterien eine wichtige Rolle.
5. Produktion der Gallenflüssigkeit.

Leber und Milz sind in ihrer Funktion komplementäre Organe. Die Leber ist vergleichsweise yang und steht in ihrer Funktion in enger Verbindung zum Blutkreislauf, während die Milz, die eher yin ist, eines der wichtigsten Organe des lymphatischen Systems darstellt. Die Hauptfunktion des Lymphsystemes ist die Reinigung des Körpers durch Abbau toxischer Substanzen.

Die makrobiotische Behandlung von Erkrankungen des Lymphsystems

1. Morbus Hodgkin (Lymphogranulomatose) und Lymphsarkom

Diese Krankheiten ähneln der Leukämie. Bei der Hodgkin Krankheit entzünden sich die Lymphknoten und die Milz, während sich beim Lymphsarkom ein bösartiger Tumor (Geschwulst) im lymphatischen Gewebe bildet, und die lymphatischen Organe anschwellen. Wie die Leukämie, sind beide Krankheiten mit einer Vermehrung der Leukozyten (weiße Blutkörperchen) verbunden. Auch die Ursache für diese beiden Krankheiten ist derjenigen von Leukämie ähnlich, es handelt sich um eine Erkrankung infolge extremer Yin-Ernährung in Verbindung mit einem Mangel an den für die Bildung roter Blutkörperchen notwendigen Faktoren. Auch die Methode zur Behandlung dieser Krankheiten entspricht der Therapie von Leukämie und anderen yinnigen Krebsarten; sie ist im Kapitel *Die progressive Entwicklung der Krankheit* beschrieben.

2. Tonsillitis (Mandelentzündung)

Diese Krankheit tritt auf, wenn das lymphatische System verschiedene Arten von Toxinen (Giftstoffen) in den Tonsillen (Mandeln) deponiert. Wenn zum Beispiel jemand eine große Menge Speiseeis oder eines anderen extremen Nahrungsmittels zu sich nimmt, beginnt das lymphatische System sofort, diese schädlichen Überschüsse zu konzentrieren, um sie ausscheiden zu können. Es werden in den Mandeln dann zusätzlich weiße Blutkörperchen gebildet, um schädliche Bakterien, die entstehen können, zu bekämpfen, während gleichzeitig in dieser Region Mineralstoffe angesammelt werden, die als Puffer für die Ausscheidung von Säuren dienen sollen. In dieser Übergangszeit können sich die Mandeln entzünden und die Körpertemperatur steigt möglicherweise an. Wenn die Mandeln entfernt werden, verschwinden zwar die Entzündung und das Fieber, die toxischen Substanzen aber verbleiben im Körper und damit im Lymphsystem, und die anderen lymphatischen Organe, die die Funktion der entfernten Mandeln übernehmen, werden zusätzlich belastet. Im Endeffekt resultiert also eine Mandeloperation (Tonsillektomie) in einer Verminderung der Fähigkeit des lymphatischen Systems, toxische Substanzen abzubauen und so den Körper zu reinigen. Dies führt nicht notwendigerweise zu Problemen, vorausgesetzt, die betreffende Person hält sich an eine sinnvolle Ernährung. Bleiben die Eßgewohnheiten jedoch schlecht und unzureichend, wird der Betreffende bald einen Verlust an Vitalität verspüren. Er ist dann anfälliger für Krankheiten und hat weniger Abwehrkräfte als Menschen, deren Mandeln nicht entfernt worden sind. Die Beziehung zwischen Operationen wie Tonsillektomie und der Entwicklung von Krankheiten wie Krebs und Multiple Sklerose wird in diesem Buch an andere Stelle behandelt.

3. Allgemeine Lympherkrankungen

Diese können in zwei Hauptgruppen zusammengefaßt werden:

1. Expansion oder Entzündung der Lymphknoten und lymphatischen Organen. In extremen Fällen kann es zur Ruptur von Lymphgefäßen kommen. Die beschriebenen Schwierigkeiten treten auf, wenn die Lymphe zuviel Fettsäure enthält.
2. Verhärtung der Knoten, Organe, Gänge und Kapillaren.

Eine Besserung des Zustandes kann durch die Einhaltung der makrobiotischen Standardernährung erreicht werden. Um die Zirkulation der Lymphe anzuregen, kann auf die betroffene Region eine Ingwerkompresse und daran anschließend ein Tarokartoffelpflaster aufgelegt werden. Diese Anwendungen unterstützen das Senken des Fiebers, das diese Entzündungen begleitet, und schmelzen die Fettansammlungen und Verhärtungen um die Lymphgefäße herum ein. Auch ein Tofupflaster kann zur Fiebersenkung und Eindämmung der Entzündung verwendet werden. In chronischen Fällen sollten solange regelmäßig äußerliche Anwendungen gemacht werden, bis sich der Zustand des Patienten merklich bessert, gleichzeitig sollte sehr auf eine gute und wertvolle Ernährung geachtet werden. Eine Operation ist in jedem Falle unnötig.

Anhang

Blutgruppe

Seine Blutgruppe zu kennen, ist sehr wichtig, vor allem für den Notfall, wenn etwa eine Bluttransfusion erforderlich wird. Es gibt vier Hauptblutgruppen: 0, A, B und AB. Einige der Gruppen können problemlos miteinander gemischt werden, während andere eine Agglutination, also ein Zusammenballen und Verklumpen der Blutzellen hervorrufen. Wenn Blut einer falschen Gruppe in einen Körper übertragen wird, kann es zu tödlichen Folgen kommen. Abbildung 7 zeigt, welche Blutgruppen miteinander kombiniert werden können. Die waagerechte Spalte gibt den Empfänger an, während die senkrechte Spalte den Spender aufführt.

Da in den meisten Fällen Menschen mit der Blutgruppe 0 Blut an jede beliebige andere Blutgruppe spenden können, werden sie als „Universalspender" bezeichnet. Für Menschen mit der Blutgruppe AB gilt gerade das Umgekehrte: sie können nur an Menschen der gleichen Blutgruppe spenden. Allerdings können sie Blut von jeder anderen Gruppe empfangen. Abbildung 8 führt die Häufigkeit des Auftretens der einzelnen Blutgruppen auf, und zeigt gleichzeitig ihre Anordnung von yin nach yang.

Da die Gruppe 0 am meisten yang ist, können viele Menschen sie vertragen. Jemand hat eimal gcsagt, daß Menschen mit dieser Blutgruppe entweder Bettler oder Generäle werden, d.h. daß sie die Fähigkeit in sich besitzen, entweder sehr faul oder sehr großartig zu sein.

Spendergruppe:	Empfängergruppe	0	A	B	AB
0		ja	ja	ja	ja
A		nein	ja	nein	ja
B		nein	nein	ja	ja
AB		nein	nein	nein	ja

	Blutgruppe	Weiße	Asiaten/Afrikane
yang	O	43 Prozent	Gleich
	B	13 Prozent	Mehr
	AB	4 Prozent	Gleich
yin	A	40 Prozent	Weniger

Abbildung 8

Ein Mensch mit Blutgruppe B ist yang, aber in geringerem Maße als ein Mensch der Blutgruppe 0. Menschen mit Blutgruppe B sprechen normalerweise besser als sie schreiben und sind extravertierte, fröhliche Persönlichkeiten. Menschen der Blutgruppe A sind am stärksten yin, und besitzen normalerweise einen eher nach innen gekehrten und sanften Charakter. Im allgemeinen liegen ihnen Detailarbeiten am besten, d.h. rechnerische und Schreibarbeiten. Der

Typ der Blutgruppe AB liegt zwischen den beiden Gruppen A und B und hat Eigenschaften von beiden.

Blutdruck

Als Blutdruck bezeichnet man die Stärke des Druckes, den das Blut auf die Wände des Gefäßes ausübt. Der Blutdruck ist nicht überall im Körper gleich. Am stärksten ist er in der Aorta und wird dann schrittweise in den Arterien, Kapillaren und schließlich Venen schwächer. Es gibt verschiedene Arten von „Blutdruck". Mit dem allgemeinen Wort Blutdruck ist der Druck in den großen Arterien gemeint, daneben gibt es aber auch einen Venendruck und einen Kapillardruck.

Arteriell	
systolisch	110-120
diastolisch	65-80
Kapillaren	20-30
Venen (in Herznähe)	0-20

Abbildung 9.

Alter	mm Hg
Geburt	40
12 Monate	80
12 Jahre	100
15 Jahre	110
20 Jahre	120
40 Jahre	125
65 Jahre	134
über 65	rascher Anstieg

Abbildung 10.

Es ist üblich, den Blutdruck in Form eines Bruches auszudrücken, also etwa 120/80 oder gesprochen: „Hundertzwanzig zu achtzig". Die erste Zahl entspricht dem Blutdruck während der Yang- oder Kontraktionsphase des Herzens, man spricht vom systolischen Druck. Die zweite Zahl gibt den diastolischen Druck wieder, d.h. den Druck der Yin- oder Erschlaffungsphase des Herzens. Beide Zahlen geben den Druck in

Millimeter auf einer Quecksilbersäule an, die im Meßinstrument enthalten ist. Wenn wir den Mittelwert von systolischem und diastolischem Druck nehmen, erhalten wir den sogenannten „mittleren Blutdruck". Um etwa den mittleren Blutdruck im oben aufgeführten Beispiel zu ermitteln, addieren wir 120 und 80 und teilen die Summe durch 2. Der mittlere Blutdruck wäre also in diesem Fall 100.

Abbildung 9 zeigt die durchschnittlichen Blutdruckwerte bei jungen Menschen in den Vereinigten Staaten für die verschiedenen Abschnitte des Blutkreislaufes.

Mit dem Alter steigt normalerweise auch der Blutdruck. Abbildung 10 zeigt die durchschnittliche Veränderung des systolischen Druckes in Abhängigkeit vom Alter.

Menschen, die wenig oder gar keine tierische Nahrung zu sich nehmen, weisen normalerweise Blutdruckwerte auf, die um etwa 10 mmHg unter dem Durchschnitt liegen. Dies wurde vor einigen Jahren in einer Studie festgestellt, die Dr. Edward Kass, Dr. Frank Sacks und andere Mitglieder der Harvard University School of Medicine (Medizinische Fakultät der Universität Harvard) mit mehreren hundert Makrobioten in der Umgebung von Boston durchführten. Die Ergebnisse der Studie wurden im *American Journal of Epidemiology* (Vol. 100, No. 5) unter dem Titel *Blood Pressure in Vegetarians* (Blutdruck bei Vegetariern) veröffentlicht.*

Im Durchschnitt liegt der Blutdruck bei Männern um etwa 8 bis 10 mmHg höher als bei Frauen. Dies zeigt, daß Männer leichter erregbar sind als Frauen. Sobald die Frauen allerdings die Menopause erreichen, steigt ihr Blutdruck auf ungefähr das gleiche Niveau wie der der Männer. Von diesem Zeitpunkt ab ist der Blutdruck bei Männern und Frauen etwa gleich, wobei Frauen zu etwas höheren Werten neigen.

* In einer späteren Studie untersuchte dieselbe Forschungsgruppe die Beziehung zwischen der Ernährung und den Blutfett- und Cholesterinwerten. Auch hier war die Studiengruppe eine Reihe von makrobiotisch lebenden Personen aus dem Gebiet um Boston. Die Ergebnisse dieser Studie, die unter dem Titel „Plasma Lipids and Lipoproteins in Vegetarians and Controls" (Plasmalipide und Lipoproteine bei Vegetariern und Kontrollpersonen) im *New England Journal of Medicine* (May 29, 1975) veröffentlicht wurde, zeigten, daß diese Personen Blutfettwerte und Cholesterinspiegel aufwiesen, die unter dem Durchschnit lagen, und daß der Verzehr von Milchprodukten und Eiern zu einem Anstieg dieser Werte beitrug.

KAPITEL SIEBEN

Das endokrine System

Neben dem hochgeladenen Blut- und Lymphsystem enthält unser Körper auch andere Flüssigkeiten, die stetige Energiezuströme aus Himmel und Erde und den Meridianen erhalten. Diese hochgeladenen Flüssigkeiten lassen sich in zwei Gruppen unterteilen: (1) diejenigen, die auf das Funktionieren der Organe einwirken, nämlich die Hormone, und (2) diejenigen, die den Abbau der Nahrung fördern, die Verdauungssäfte. Wie die hochgeladenen Verdauungssäfte die Nahrung zerlegen, wird am Beispiel des Wassermoleküls deutlich:

Ein Wassermolekül besteht aus einem Sauerstoffatom, das yin ist, und aus zwei Wasserstoffatomen, die yang sind (vgl. Abb. 1). Eines der Wasserstoffatome ist jedoch positiv geladen, während das andere negative Ladung trägt. Wenn nun eine bestimmte Substanz in Wasser gebracht wird, so werden ihre eher yangigen Bestandteile vom Yin-Pol des Wassers angezogen, während die mehr yinnigen Anteile dem Gegenpol zustreben. Durch diesen Prozeß wird die Substanz zerlegt, und aus diesem Grund bezeichnet man das Wasser auch häufig als „Universallösungsmittel".

Eine andere Gruppe dieser hochgeladenen Flüssigkeiten sind die oben bereits erwähnten Hormone. Die wichtigsten endokrinen Drüsen liegen zum großen Teil entlang des spirituellen Kanals, mit Ausnahme der Nebennieren, die sich beidseitig des Kanals etwas weiter entfernt befinden.

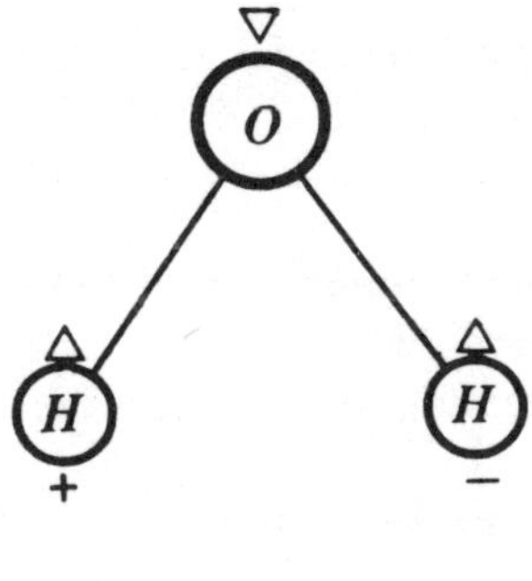

Abbildung 1: *In einem Wassermolekül entsprechen einem Sauerstoffatom zwei Wasserstoffatome, von denen das eine positiv, das andere negativ geladen ist.*

Die Grundstruktur des endokrinen Systems

Die abwärts gerichtete Kraft des Himmels tritt in den Körper durch den Hinterhauptswirbel ein. Auf ihrem Weg durch den Körper nach unten lädt und aktiviert sie das Mittelhirn und bewirkt die embryonale Ausbildung des Rachenzäpfchens (vgl. Abb. 2)

In diesem Gebiet wird durch das Zusammenwirken der beiden Kräfte der Speichel produziert, der einen hochgeladenen Verdauungssaft darstellt. In spirituellen Praktiken früherer Zeiten war der Speichel als „Tau des Himmels und der Erde" bekannt, und man sammelte ihn häufig im Munde an, um ihn dann hinunterzuschlucken und auf diese Weise den ganzen Körper zu vitalisieren. Dieses hochgeladene Sekret wird auf natürliche Weise durch gründliches Kauen erzeugt.

Während des biologischen Evolutionsprozesses haben wir das Stadium der vierbeinigen Säugetiere durchlaufen. Bei diesen Lebewesen tritt die Himmelskraft durch den Schwanz ein und verläuft der Wirbelsäule entlang bis ins Mittelhirn. Gleichzeitig dringt diese Kraft auch durch den Hinterkopf ein und so entsteht ein zweites Zäpfchen im Gehirn. Dieses „Zäpfchen" nennen wir die Hypophyse (Hirnanhangdrüse), sie sezerniert die hochgeladenen Hypophysenhormone (vgl. Abb. 3).

Kopf und Rumpf stehen zueinander in einer komplementär-antagonistischen Beziehung. Was in konzentrierter, kompakter Form im Kopf geschieht, findet sich in expansiver Form auch im Rumpf. So gilt für das endokrine System, daß die einzeln liegende Hypohpyse im kompakten Raum des Kopfes ihre Entsprechung in zahlreichen endokrinen Drüsen des großräumigeren Rumpfes findet. Die Verteilung stellt sich wie folgt dar (vgl. Abb. 4):

1. *Hals* — Die Schilddrüse, die eher yin ist, die Nebenschilddrüsen, die eher yang sind.
2. *Oberhalb beider Nieren* — Die Nebennieren sondern sowohl Yin- als auch Yang-Hormone ab.
3. *Pankreas (Bauchspeicheldrüse)* — auch vom Pankreas werden Yin- und Yang-Hormone gebildet.
4. *Duodenum (Zwölffingerdarm)* — Die Schleimhaut des Duodenum produziert eine Reihe von Hormonen.
5. *Keimdrüsen* — Die Sexualhormone sind in eine yinnige und eine yangige Gruppe unterteilt.
6. *Plazenta* (Mutterkuchen) — Die Plazenta entsteht bei einer Schwangerschaft.

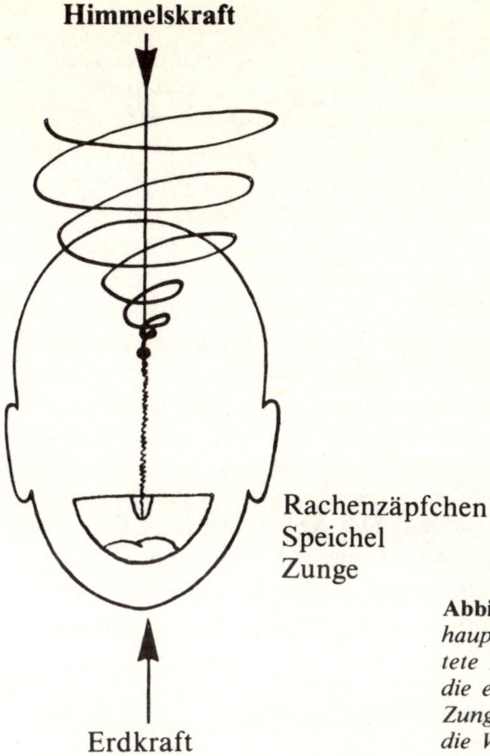

Abbildung 2: *Das Rachenzäpfchen wird hauptsächlich durch die abwärts gerichtete Himmelskraft ausgebildet, während die expansive Erdkraft zur Bildung der Zunge führt. Der Speichel entsteht durch die Wechselwirkung beider Kräfte.*

Da diese Drüsen komplementär-antagonistische Differenzierungen der Hypophyse sind, werden sie alle von deren Sekretion beeinflußt. Man stelle sich etwa vor, man geht an einer Bäckerei vorüber und sieht einen Kuchen im Schaufenster. Der bloße Anblick des Kuchens reicht aus, um die Hypophyse zu stimulieren. Diese wiederum regt Schilddrüse und Nebenschilddrüsen an, die Bildung von Speichel und Magensaft, und sie stimuliert die Schleimhaut des Duodenum zur Sekretion von Verdauungssäften. Das heißt also, diese Verdauungssäfte und Hormone sind schon gebildet, zu einem Zeitpunkt, zu dem man den Kuchen noch gar nicht gegessen hat.

Ein anderes Beispiel wäre ein Mann, der eine schöne Frau sieht. Diese visuelle Stimulierung dringt in das Mittelhirn und von dort aus wird die Hypophyse aktiviert. Die Sekretion des Hypophysenhormons wiederum wirkt auf die Nebennieren und Keimdrüsen. Das Ergebnis ist, daß sich der Mann zu dieser Frau sexuell hingezogen fühlt.

Die Himmelskraft bildet und lädt auch die Geschlechtsorgane des Mannes. In diesem Sinne kann der Penis als zweites Uvulum

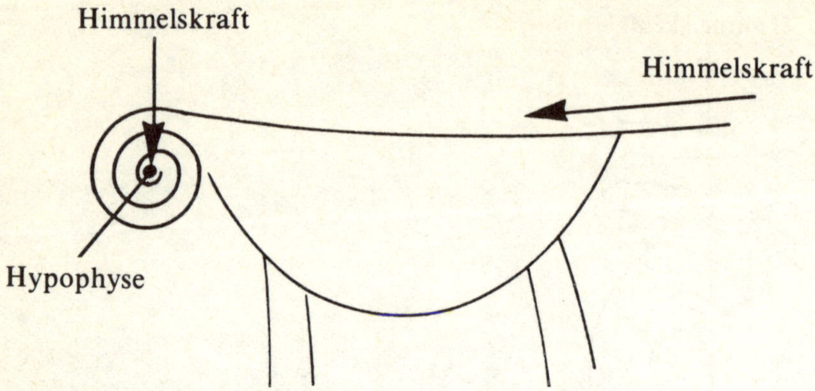

Abbildung 3: *Bei vierbeinigen Säugern tritt die Himmelskraft durch den Schwanz ein, besonders wenn dieser erhoben ist, und durch den Kopf, wo sie die Bildung der Hypophyse bewirkt.*

(Rachenzäpfchen) angesehen werden. Die Absonderungen der männlichen Geschlechtsorgane tragen eine hohe elektromagnetische Energie, d.h. sie sind sehr „lebendig". Aus diesem Grunde ist auch das männliche Spermium in der Lage, sich selbsttätig fortzubewegen.

Die Physiologie des endokrinen Systems

1. Hirnanhangdrüse

Die Hypophyse sitzt an der Basis des Gehirns und besteht aus einem Vorder- und einem Hinterlappen. Der Vorderlappen bildet die folgenden, eher yinnigen Hormone: (1) Somatotropes Hormon (Wachstumshormon), das das Körperwachstum steuert; (2) thyreotropes Hormon, das die Entwicklung und Funktion der Schilddrüse reguliert; (3) gonadotrope Hormone, die die Funktion der Keimdrüsen und Geschlechtsorgane bestimmen, (4) Prolaktin (Laktationshormon), das die Milchsekretion der Brustdrüsen auslöst und (5) Adrenokortikotopes Hormon (ACTH), das für die Ausbidlung und Tätigkeit der Nebennierenrinde ausschlaggebend ist.

Die folgenden, eher yangigenn Hormone werden vom Hinterlappen sezerniert: (1) antidiuretisches Hormon (ADH = Vasopressin), das zur Verengung der Blutgefäße führt und die Urinausscheidung hemmt, und (2) Oxytocin, das die Kontraktionen des Uterus (Gebärmutter) bewirkt.

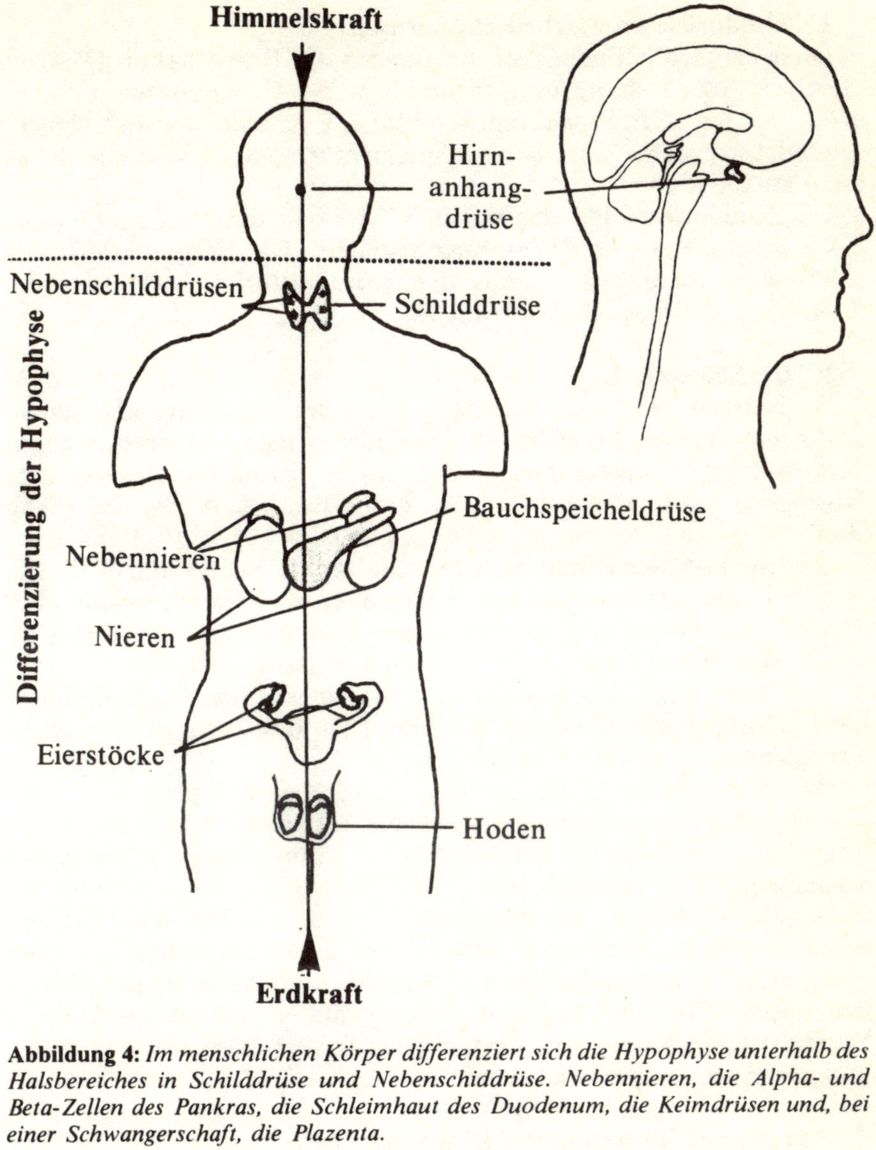

Abbildung 4: *Im menschlichen Körper differenziert sich die Hypophyse unterhalb des Halsbereiches in Schilddrüse und Nebenschiddrüse. Nebennieren, die Alpha- und Beta-Zellen des Pankras, die Schleimhaut des Duodenum, die Keimdrüsen und, bei einer Schwangerschaft, die Plazenta.*

Dies sind die wichtigsten bekannten Hormone der Hypophyse. Es gilt als wahrscheinlich, daß es weitere, aber bis jetzt noch nicht identifizierte Hormone gibt.

2. Schilddrüse und Nebenschilddrüsen

Diese Drüsen befinden sich im Bereich des Hals-Chakra. Die eher yangigen Nebenschilddrüsen (normalerweise 4) liegen innerhalb der größeren und weiträumigeren Schilddrüse. Schilddrüse und Nebenschilddrüsen stehen in einer komplementär-antagonistischen Beziehung zueinander.

Die Schilddrüse bildet das Hormon Thyroxin, das den Grundumsatz des Körpers bzw. die Zellatmung reguliert. Die Nebenschilddrüsen sezernieren Parathormon, das den Mineralstoffwechsel etwa von Kalzium und Phosphor kontrolliert.

3. Die Nebennieren

Die Nebennieren liegen am oberen Rand der Nieren an und bestehen aus einem äußeren Bereich, der Nebennierenrinde und einem inneren Teil, dem Nebennierenmark. Die Rinde sezerniert eher yinnige Hormone, während das Mark Hormone produziert, die eher yang sind.

Die Struktur der Rinde ist differenzierter als die des Marks. In der Nebennierenrinde werden verschiedene Hormone, vor allem aber Steroide gebildet. Diese regulieren den Eiweiß-, Fett- und Kohlehydratstoffwechsel sowie den Wasser- und Salzhaushalt des Körpers. Neben ihrer Regelungsfunktion im Nahrungsstoffwechsel stimuliert diese Hormongruppe auch die Funktion des parasympathischen Zweigs des autonomen Nervensystems.

Das Mark bildet zwei Hormone: Adrenalin (Epinephrin) und Noradrenalin (Norepinephrin), die verschiedene Körperfunktionen in ähnlicher Weise beeinflussen, wie dies bei Stimulierung des Sympathikus geschieht.

Die Nebennieren, die an einer zentralen Stelle des Körpers lokalisiert sind, spielen innerhalb des endokrinen Systems eine entscheidende Rolle. Zwischen Hypophyse und Nebennieren besteht die engste komplementäre Beziehung des gesamten endokrinen Systems. Alle anderen innersektorischen Drüsen können als Verzweigungen dieser beiden gesehen werden.

4. Pankreas (Bauchspeicheldrüse)

Der Pankreas besitzt eine doppelte Funktion, er sondert sowohl Verdauungssekret als auch Hormone ab. Die Hormone werden in der Region der sogenannten Langerhansschen Inseln im Pankreas gebildet. Diese Inseln enthalten zwei Hauptgruppen von Zellen: kleine Betazellen, die ein yangigeres Hormon, nämlich Insulin produzieren, und größere Alpha-Zellen, die ein eher yinniges Hormon, nämlich

Glucagon oder Anti-Insulin sezernieren. Beide Hormone beeinflussen den Kohlehydratstoffwechsel. Insulin senkt den Blutzuckerspiegel, während Glucagon ihn erhöht, indem es die Leber zur Freisetzung von Glukose stimuliert.

5. Duodenum (Zwölffingerdarm)

Aus der Schleimhaut an der Innenwand des Duodenum werden verschiedene Hormone ausgeschüttet, die die Funktion von Pankreas, Leber, Gallenblase und Magen beeinflussen. Dazu gehören:

1. *Sekretin,* das die Sekretion des Verdauungssaftes aus dem Pankreas stimuliert und den Gallefluß in die Leber verstärkt,
2. *Pankreozymin,* das ebenfalls die Sekretion des pankreatischen Verdauungssaftes anregt,
3. *Cholezystokinin,* das die Kontraktion der Gallenblase und damit die Ausschüttung von Galle hervorruft,
4. *Enterogastron,* das die Tätigkeit des Magens, einschließlich der Abgabe von Magensäure, einschränkt.

Das Duodenum ist ein eher kompakter, konzentrierter Darmabschnitt und seine Hormone sind im allgemeinen yang, obwohl Gradunterschiede bestehen; außerdem stehen sie in antagonistischer Beziehung zu den mehr expansiven Teilen des Körpers wie etwa der Magenwand. Der Dünndarm produziert, da er länger und dicker ist, eher yinnigen Verdauungssaft.

6. Die Keimdrüsen

Sie sind entweder weiblich oder männlich und ihre Hormone unterscheiden sich dementsprechend. Die weiblichen Hormone werden vornehmlich in den Ovarien (Eierstöcken) erzeugt, während die Hoden die männlichen Hormone produzieren.

A. Die Ovarien. Der Follikel des Ovars, eine spiralig angeordnete Zellgruppierung, in der sich das Ei entwickelt, sezerniert die Hormongruppe der sogenannten Östrogene. Die Östrogene, auch „weibliche“ Hormone genannt, sind entscheidend für die Ausbildung der weiblichen Geschlechtsorgane und für die Erhaltung der Libido (Geschlechtstrieb). Weitreichende Bekanntheit haben die Östrogene durch ihre Verwendung in Verhütungsmitteln (Ovulationshemmer) erlangt; sie sind eher yin.

Progesterone werden vom Corpus luteum (Gelbkörper) gebildet, einer Zellansammlung, die sich nach dem Eisprung in dem gesprungenen Follikel (Bläschen) entwickelt. Der Einfluß von Progesteron bewirkt, daß sich der Uterus auf die Aufnahme des befruchteten Eies vorbereitet. Wenn es zur Einnistung eines Eies kommt, leitet Progesteron die Bildung der Plazenta ein. Progesteron ist am stärksten yang unter den weiblichen Hormonen.

B. Die Hoden. Die männlichen Geschlechtsorgane werden als Androgene bezeichnet, das wichtigste Hormon dieser Gruppe ist das Testosteron. Es steuert die Entwicklung der männlichen sekundären Geschlechtsmerkmale, die sich während der Pubertät ausbilden, so wie etwa das Bartwachstum und das Tieferwerden der Stimme. Testosteron ist ein Yang-Hormon.

7. Plazenta (Mutterkuchen)

Während der Schwangerschaft setzt die Plazenta die folgenden Hormone frei: (1) Choriongonadotropin, (2) Östrogen und (3) Progesteron. Auf dem Choriongonadotropin basieren verschiedene Schwangerschaftstest, da es zwei Wochen nach der Befruchtung im Blut und im Urin der Schwangeren nachgewiesen werden kann. Dieses Hormon stimuliert die Bildung der Plazenta und wird erst produziert, wenn das befruchtete Ei sich eingenistet hat. Während der Schwangerschaft werden auch Östrogen und Progesteron von der Plazenta gebildet.

Das endokrine System — Zusammenfassung

Die wichtigsten endokrinen Drüsen sind in der folgenden Übersicht zusammenfassend aufgeführt:

KOPF

Hypophyse

△ ▽

Vorderlappen
Wachstumshormon
thyreotropes
gonadotropes
lactogenes
adrenokortikotropes

Hinterlappen
Vasopressin (ADH)
Oxytocin

KÖRPER

Schilddrüse
Thyroxin

Nebenschilddrüsen
Parathormon

Nebennierenrinde
Steroide

Nebennierenmark
Adrenalin

Pankreas - Alpha-Zellen
Glucagon

Pankreas - Beta-Zellen
Insulin

Magen- und Darmsekret

Duodenum-Hormone

Ovarien
Östrogen
Progesteron

Hoden
Androgene

Die einzeln liegende Hypophyse differenziert sich in den anderen Teilen des Körpers in die folgenden acht Hauptfunktionen: (1) Schilddrüse, (2) Nebenschilddrüsen, (3) Nebennierenrinde, (4) Nebennierenmark, (5) Pankreas-, Alpha- und (6) Beta-Zellen, (7) Keimdrüsen und (8) Schleimhaut des Duodenum. Allgemein gilt, daß die eher yangigen Hormone des innersekretorischen Systems eine enge Beziehung zum Sympathikus, die eher yinnigen Hormone dagegen zum Parasympathikus aufweisen.

Die Hauptaufgabe des Hormonsystems besteht darin, die Nahrungsverwertung einschließlich der Verdauung fester Nahrungsmittel, die Sauerstoffaufnahme und -nutzung und den Kohlehydrat-, Fett-, Eiweiß-, Mineral- und Wasserhaushalt und -stoffwechsel zu steuern und zu überwachen. Diese Funktionen, die Voraussetzung sind für das Körperwachstum, die Erhaltung der Lebenskraft und die Fortpflanzungsfähigkeit sind in der untenstehenden Tabelle zusammengefaßt:

HYPOPHYSE

Wachstum

1. Schilddrüse O_2-Stoffwechsel	**2. Nebenschilddrüsen** Mineralstoffwechsel

VITALITÄT

	3. Nebennieren Kohlehydrat-, Fett-, Proteinstoffwechsel; Salz- und Wasserhaushalt
5. Duodenum Verdauung	**4. Pankreas** Zuckerstoffwechsel

FORTPFLANZUNG

Männliche Hoden	**Weibliche Ovarien**

Krankheiten des endokrinen Systems

Generell gibt es zwei Grundtypen von Funktionsstörungen des endokrinen Systems: (1) Hyposekretion, wobei die Menge des ausgeschütteten Hormons zu gering ist, und (2) Hypersekretion, wobei ein bestimmtes Hormon in zu großer Menge abgegeben wird. Beides kann die Ausgewogenheit der Körperfunktionen stören, und zwar auf folgende Weise:

1. *Hyposekretion eines Yin-Hormons führt zu einer übermäßig yang-betonten Kondition.*
2. *Hyposekretion eines Yang-Hormons führt zu einer übermäßig yin-betonten Kondition.*
3. *Hypersekretion eines Yin-Hormons führt zu einer übermäßig yin-betonten Kondition.*
4. *Hypersekretion eines Yang-Hormons führt zu einer übermäßig yang-betonten Kondition.*

Wir wollen jetzt auf einige spezifische Störungen der wichtigsten endokrinen Drüsen eingehen.

1. Hypophyse

Die Hyposekretion eines expansiven Hormons wie dem Wachstumshormon führt bei Auftreten im frühen Kindesalter zu Zwergwuchs, bei Auftreten in späteren Jahren zu einer *Hypophysenkachexie;* in beiden Fällen liegt eine starke Yang-Vorherrschaft vor. Die Hyopsekretion eines Hormons des entgegengesetzten Typs wie Vasopressin führt zu *Diabetes insipidus,* d.h. zu einem exzessiven Verlust von Körperflüssigkeit, bedingt durch eine stark vermehrte Ausscheidung von Harn.

Umgekehrt erzeugt die Hypersekretion eines expansiven Hormons wie Wachstumshormon im Kindesalter Riesenwuchs, bei späterem Auftreten eine Akromegalie. Bei Hypersekretion eines etwa dem ADH konträren Hormons entsteht eine schwere Diuresehemmung.

2. Schilddrüse

Die Hyposekretion von Thyroxin (Hypothyreose) kann führen zu: (1) *blande Struma* (Kropf), eine Vergrößerung der Schilddrüse, die vornehmlich auf Jodmangel in der Ernährung zurückzuführen ist, und (2) *Myxödem* beim Erwachsenen; *Kretinismus* (Schwachsinn) beim Kind. Myxödem und Kretinismus haben eine ähnliche Symptomatik: körperliche und geistige Retardierung (Zurückgebliebenheit), gestörte Stoffwechselfunktionen, niedrige Körpertemperatur, Brachykardie (Verlangsamung des Herzschlags) und dicke, ödematöse Haut. Beim Myxödem kommt es zusätzlich zu einer Schwellung der Nase und zu Haarausfall.

Diese krankhaften Veränderungen beruhen jeweils auf dem übermäßigen Konsum von Yin- bzw. Yang-Nahrungsmitteln.

Eine Hyperthyreose (Schilddrüsenüberfunktion) führt entweder zur Basedow' Krankheit oder zu einem toxischen Adenom. Charakteristisch für die Basedow' Krankheit sind Kropfbildung, erhöhter Grundumsatz, Tachykardie (schneller Herzschlag), Muskelschwäche, Kurzatmigkeit, nervöse Störungen wie Reizbarkeit und Tremor (Zittern) und Exophtalmus (Hervortreten der Augäpfel). Das toxische Adenom entsteht aus einem Tumor der Schilddrüse, die Symptome gleichen bis auf den Exophtalmus denen der Basedow' Krankheit.

3. Nebenschilddrüsen

Die Hyposekretion von Parathormon führt zu einer Verringerung der Kalziumkonzentration im Blut. Diese sogenannte Tetanie äußert sich in Krämpfen und Muskelspasmen. Bei Hypersekretion von Parathormon wird den Knochen Kalzium entzogen und ins Blut ausgeschüttet. Diese Ostitis fibrosa (Recklinghausen'sche Krankheit) kann zu weitgehenden Veränderungen der Knochenstruktur, Deformierungen des Skeletts und zu Kalziumablagerungen in den Nieren führen.

4. Nebennieren

Krankheiten des Nebennierenmarks sind verhältnismäßig selten. Wenn Störungen auftreten, so meist im Bereich der Nebennierenrinde. Bei Hyposekretion der Rindenhormone kommt es zur Addison'schen Krankheit, die gekennzeichnet ist durch vorzeitige Ermüdbarkeit, niedrige Blutdruckwerte, erniedrigten Grundumsatz, Muskelschwäche, verstärkte Pigmentierung der Haut etc. Diese Krankheit entsteht durch überhöhten Konsum von tierischen Produkten und Salz, wie auch allgemein durch übermäßiges Essen.

Hypersekretion kann bei Auftreten während der Schwangerschaft oder in der Kindheit zu einer verfrühten Geschlechtsreife oder einer Entwicklungsschwäche der Geschlechtsorgane führen. Bei Erwachsenen entsteht eine Tendenz dazu, daß sich Geschlechtsmerkmale des anderen Geschlechts ausbilden.

5. Pankreas (Bauchspeicheldrüse)

Eine Hyposekretion von Insulin führt zu Diabetes mellitus (Zuckerkrankheit), eine Hypersekretion zu Hyperinsulinismus. Beide Krankheitsbilder werden am Ende dieses Kapitels ausführlich behandelt.

6. Hoden und Eierstöcke

Durch Unterfunktion der männlichen Keimdrüsen verringert sich der Geschlechtstrieb. In den Eierstöcken kann eine Hyposekretion von Östrogen zu einer Uterusatrophie (Gewebsschwund) und zum Nachlassen des sexuellen Verlangens führen. Die Hyposekretion von Progesteron führt zu Störungen im Menstruationszyklus und zu einer Neigung zu Fehlgeburten.

Bei einer Hypersekretion sowohl der männlichen als auch der weiblichen Keimdrüsen kann sich ein abnorm verstärkter Geschlechtstrieb entwickeln.

Die Diagnose endokriner Störungen ist unproblematisch. So deuten zum Beispiel Beschwerden in der oberen Körperhälfte wie hervortretende Augen, Schwierigkeiten mit den Ohren, geistige Störungen und anderes auf eine Dysfunktion der Hypophyse und/oder Schilddrüse hin. In der unteren Körperhälfte zeigen Beschwerden wie schlechte Verdauung, sexuelle Probleme und anderes, daß Störungen im Bereich der Nebennieren und der übrigen Drüsen der unteren Körperhälfte vorliegen. Alle Krankheiten haben einen Bezug zu Dysfunktionen der endokrinen Drüsen. Selbst Probleme wie Pickel oder Akne deuten darauf hin, daß zuviele Yin-Hormone ins Blut ausgeschüttet werden.

Die makrobiotische Behandlung endokriner Krankheiten

1. Ernährungsumstellung

Hier sind die folgenden Grundsätze der Behandlung endokriner Störungen zu beachten: (1) In Fällen, in denen ein bestimmtes Yin-Hormon nicht in ausreichender Menge ausgeschüttet wird oder wenn zuviel von einem bestimmten Yang-Hormon produziert wird, sollte der Patient seine Ernährung auf etwas mehr yin-betonte Produkte umstellen. (2) Wenn der Körper nicht genug von einem bestimmten Yang-Hormon herstellt oder zuviel von einem Yin-Hormon, sollte etwas mehr Yang gegessen werden. Natürlich sollten diese kleineren Anpassungen und Verschiebungen auf der Basis der makrobiotischen Standardernährung vorgenommen werden. So sollte zum Beispiel bei einer yin-betonten Kondition das Verhältnis von Sesamsamen zu Salz in Gomasio etwa 10 zu 1 oder 12 zu 1 betragen; bei einer eher yangigen Kondition sollte das Verhältnis bei 12 oder 15 zu 1 liegen. Ein Patient, der zu yin ist, sollte eine etwas kräftigere Misosuppe zu sich nehmen, eine Person mit Yang-Überbetonung eine etwas schwächere. Für Gemüse gilt, daß Personen, die zu yang sind, grüne Blattgemüse vorziehen sollten, diejenigen, die zu yin sind, dagegen Wurzelgemüse.

Um ein praktisches Beispiel zu geben: Eine Frau leidet unter zu geringer Produktion von Östrogen. Um diesem Zustand abzuhelfen, sollten alle tierischen Produkte vermieden werden, es sollte leicht gekocht werden, mit viel grünem Blattgemüse, gelegentlich kann etwas Obst gegessen werden. Ein umgekehrtes Krankheitsbild ergibt sich, wenn zuviel Östrogen produziert wird oder die Frau die Anti-Baby-Pille eingenommen hat. In diesem Fall bringt eine etwas mehr yang-betonte Diät Erleichterung.

Wenn ein Mann zu wenig sexuell aktiv ist oder weibliche Merkmale entwickelt, so liegt es daran, daß er zuviel Zucker und Milchprodukte zu sich genommen hat. In diesem Fall sollten vor allem Wurzelgemüse gegessen werden. Salat muß vermieden werden, dafür kann etwas mehr Miso, Tamari und Salz verwendet werden und gelegentlich sind auch etwas Fleich oder andere Tierprodukte erlaubt.

2. Äußerliche Anwendungen

Äußerliche Anwendungen, besonders Ingwerkompressen, können zur Aktivierung von Pankreas, Nebennieren und Schilddrüse gebraucht werden. So kann zum Beispiel zur Unterstützung einer Diabetestherapie einmal täglich eine Ingwerkompresse in der Gegend des Pankreas aufgelegt werden. Diese Anwendung sollte über zwei bis vier Wochen fortgesetzt werden, um den Blutkreislauf und Ki-Fluß anzuregen.

3. Meridianbehandlung

Da die endokrinen Drüsen stetige Zuströme elektromagnetischer Energien aus der Umwelt erhalten, kann ihre Funktion auch durch die Stimulierung der Meridiane verstärkt werden. Zur Meridianstimulierung stehen die Methoden der Shiatsu-Massage, Moxa oder Akupunkturnadeln zur Verfügung. Obwohl es nicht unbedingt nötig ist, die Behandlung endokriner Störungen auf diätetische Weise durch diese Methoden oder durch äußerliche Anwendungen zu unterstützen, können diese zusätzlichen Behandlungen den Heilungsprozeß beschleunigen. Die speziellen Punkte, die im folgenden durch Zahlen angegeben sind, können in einer Akupunkturkarte oder in einem Text, der das standardisierte Zahlensystem verwendet, aufgesucht werden.

A. Hypophyse. Für Probleme im Zusammenhang mit dieser Drüse werden die folgenden Punkte des „Herzregentmeridians" verwendet: (1) H.R. 20 (auch als „100-Treffen"-Punkt bekannt), (2) H.R. 15, (3) H.R. 16 und (4) H.R. 12, der auch bei der Behandlung von multipler Sklerose eingesetzt werden kann. Dazu kann der Punkt auf der Stirn, der dem „Dritten Auge" entspricht, verwendet werden. (Siehe DO-IN-Buch)

B. Schilddrüse und Nebenschilddrüsen. Jeder der Hauptpunkte auf dem Lungenmeridian kann zur Behandlung von Schilddrüse und Nebenschilddrüsen herangezogen werden. Wie die Lunge, liegen diese Drüsen im oberen Teil des Körpers und sie sind ebenfalls am Sauerstoff-Stoffwechsel beteiligt. Sie stehen außerdem in Beziehung zur Zunge, die ihrerseits eine enge Verbindung zum Magen hat. Aus diesem Grunde können auch alle Hauptpunkte des Magenmeridians genutzt werden.

C. Nebennieren. Die Nebennieren können entweder über den Nieren- oder über den Blasenmeridian behandelt werden. Auf besonders wirksame Weise können die Nebennieren durch Shiatsu-

(Fingerdruck) Massage aktiviert werden, durch Druck auf den Blasenmeridian, der zu beiden Seiten entlang der Wirbelsäule verläuft.

D. Duodenum. Das Duodenum ist mit dem Magen, dem Pankreas, der Gallenblase und der Leber verbunden. Die Anfangspunkte oder Endpunkte der entsprechenden Meridiane auf den Fußzehen eignen sich hier besonders gut für die Behandlung. Die Punkte des Leber- und Milzmeridians liegen auf dem großen Zeh, die des Magenmeridians auf dem zweiten und dritten Zeh, die des Gallenblasenmeridians auf dem vierten.

E. Pankreas. Für Erkrankungen der Bauchspeicheldrüse ist ebenso wie für ihre komplementär-antagonistische Entsprechung, den Magen, eine Behandlung über den Milzmeridian wirksam. Die eher peripheren Abschnitte dieser Meridiane erzeugen den stärksten Effekt, insbesondere der erste, zweite und dritte Zeh sowie die Gegend unterhalb des Knies.

F. Keimdrüsen. Krankheiten in diesen Organen werden am besten über den Nieren- oder den Blasenmeridian behandelt.

Diabetes mellitus (Zuckerkrankheit)

Diese Krankheit, unter der Millionen von Menschen leiden, entsteht dadurch, daß die Langerhansschen Inseln nicht genügend Insulin produzieren. Die Hyposekretion von Insulin, eines Yang-Hormons, führt dazu, daß die Kondition des Blutes zu yin wird, und der Blutzuckerspiegel deutlich ansteigt. Dieser Zustand wird als Hyperglykämie bezeichnet. Unter normalen Umständen liegt der Zuckergehalt des Blutes bei 100 mg (70-120 mg) pro 100 ccm. Wenn der Spiegel über 130 mg steigt, stellen sich Ermüdbarkeit und Erschöpfungszustände ein, und bei 180 mg ist die sogenannte Nierenschwelle nachweisbar (Glykosurie) und es kommt zur verstärkten Ausscheidung von Harn (Polyurie). Der Wasserverlust durch die übersteigerte Ausscheidung führt zu ständigem Durstgefühl, während der parallel verlaufende Verlust an Glukose und Mineralstoffen Hunger erzeugt.

Da beim Diabetiker der Zuckerstoffwechsel gestört ist, kann auch die Fettverbrennung, die von der Glukoseoxydation abhängig ist, nicht reibungslos vonstatten gehen. Teiloxydierte Fette führen zur Bildung von Ketonkörpern und im Urin erscheint Azeton (C_3H2^6O), oft begleitet von einem Azetongeruch im Atem. Auch andere

Ketonkörper entstehen in großer Menge, eine Situation, in der eine ständige Pufferung aufrechterhalten werden muß, die dann wiederum zu einer Erschöpfung der Mineralstoffreserven des Körpers führt. Auf diese Weise gerät der Körper in eine Azidose und der Kohlendioxydstoffwechsel wird gestört. Wenn das Kohlendioxyd im Körper aber nicht regelmäßig abgebaut und ausgeschieden werden kann, wird es in seiner Wirkung für den Körper giftig und führt möglicherweise zu Konvulsionen, ins Koma oder zum Tode.

Ein hoher Blutzuckerspiegel wirkt zusätzlich schwächend auf die peripheren Körperpartien, besonders die Haut. Dies manifestiert sich in einer verlangsamten Wundheilung und einer Neigung zu Hautgeschwüren, die Haut verliert ihre natürliche Geschmeidigkeit und wird härter, die Durchblutung von Händen und Füßen verschlechtert sich. Da der Diabetes den Mineralstoffhaushalt stört, läßt auch die Festigkeit der Zähne nach. Zusätzlich kommt es bei Diabetes zu verschiedenen Augenerkrankungen wie Glaukomen.

Früher ging man davon aus, daß Diabetes eine typische Alterskrankheit sei, da er häufig bei Personen jenseits des sechzigsten Lebensjahres auftrat, zu einer Zeit, in der ein Mensch schon einen gewissen materiellen Standard erreicht hat und seine Ernährung „luxuriöser" wird. Heute jedoch findet sich Diabetes bei jeder Altersgruppe, und oft sind schon sehr junge Menschen davon betroffen. Die gegenwärtige Diabetestherapie in der Schulmedizin besteht in Insulininjektionen, aber diese Behandlung führt nicht zur Heilung. Da der Konsum von Kohlehydraten die Verwendung von Insulin beeinflußt, muß die Insulindosis der Ernährung und Tätigkeit des Patienten individuell angepaßt werden. Diabetiker erhalten häufig Diätvorschriften für eine Ernährung, die wenig Kohlehydrate, dafür aber viel Fett und Eiweiß enthält. Eine Überdosis Insulin kann zum Insulinschock, zu Konvulsionen, Koma und manchmal zum Tode führen, während eine zu niedrige Dosis die Diabetessymptome nicht vollständig behebt. Es ist sehr schwierig, die richtige Dosierung aufrechtzuerhalten, und die Patienten müssen häufig untersucht und „neu eingestellt" werden. In jüngster Zeit hat man herausgefunden, daß Insulin in der Kombination mit Protamin und Zink langsamer resorbiert wird, und daß somit die Injektionen in größeren Zeitabständen gegeben werden können; außerdem kennt man verschiedene Medikamente, die oral verabreicht werden können, und die bis zu einem gewissen Grad zur Kontrolle des Blutzuckerspiegels eingesetzt werden können.

1. Die Ursache des Diabetes

Die Ursache des Diabetes ist medizinisch ungeklärt. Mit den vereinenden Prinzipien von yin und yang jedoch ist das Problem sehr einfach zu lösen. Insulin wird in der Bauchspeicheldrüse von den Langerhansschen Inseln ausgeschüttet. Diese Zellgruppen liegen im gesamten Pankreas verstreut, und ihre Zahl kann von 200 000 bis 1 800 000 variieren. Im hinteren Abschnitt des Pankreas sind diese Zellen am häufigsten.

Die eher yangigen Beta-Zellen in den Inseln sezernieren das Insulin, während die größeren, eher yinnigen Alpha-Zellen Glucagon ausschütten. Bei Diabetes nun erweitern sich die Beta-Zellen und verlieren dadurch ihre Fähigkeit zur Insulin-Sekretion. Dies wird durch eine übermäßig starke Yin-Kondition des Blutes hervorgerufen, die auf einem verstärkten Konsum von Zucker, Obst und Milchprodukten, Chemikalien und ähnlichen Nahrungsstoffen sowie auf den Konsum von tierischen Produkten zurückzuführen ist, die ein saures Milieu erzeugen.

2. Die makrobiotische Behandlung von Diabetes

A. Ernährung. Die makrobiotische Behandlung des Diabetes zielt darauf ab, die Fähigkeit der Beta-Zellen zur Produktion von Insulin wiederherzustellen, indem sie in eine normale Kondition überführt werden. Dies wird durch eine eher yang-betonte Ernährung für den Patienten sowie durch mehr körperliche Aktivität erreicht. Die Diät des Patienten sollte allerdings nicht zu yang sein, weil dies zu einem gesteigerten Verlangen nach dem entgegengesetzten Nahrungstyp führt, der ja ursprünglich für das Entstehen des Diabetes verantwortlich war.

Der Diabetiker sollte alle Nahrungsmittel meiden, die im Kapitel *Die progressive Entwicklung der Krankheit* als zu yin oder zu yang aufgeführt sind, und er sollte sich an die Nahrungsmittel halten, die zur makrobiotischen Standardernährung gehören. Mindestens 50 Prozent, möglicherweise aber bis zu 60 Prozent der Ernährung sollte aus Vollkorn bestehen. Besonders ratsam ist der Verzehr von eher yangigen Getreiden wie Rundkornreis, Hirse und Buchweizen. Hirse enthält viele B-Vitamine, die bei der Synthese von Hormonen wie Insulin als Katalysator wirken. Der Patient sollte daher möglichst häufig Speisen aus 50 Prozent Reis und 50 Prozent Hirse oder einem Reisanteil von 80 und einem Hirseanteil von 20 zubereiten. Das Getreide sollte mit kleinen Mengen von Meersalz gekocht werden.

Das Gomasio sollte etwas mehr yang sein, etwa 8 zu 1 oder 10 zu 1, dagegen ist dem Patienten nur eine Tasse oder ein kleiner Teller Suppe pro Tag zu empfehlen. Die Miso- oder Tamarisuppe sollte etwas gesalzen sein, aber nicht zu sehr. Suppen sollten etwa 5 Prozent der täglichen Nahrungsaufnahme ausmachen.

Der tägliche Anteil an Gemüsen sollte bei 20 bis 25 Prozent liegen. Das Gemüse sollte vorzugsweise in Öl sautiert und mit etwas mehr Salz als gewöhnlich gewürzt werden. Wenn der Patient davon durstig wird, so sollte lieber etwas mehr Öl verwendet werden, als daß der Salzanteil reduziert wird. Es sollten vor allem eher yangige Öle wie Sesam- oder Maisöl verwendet werden. Unter den Gemüsen sind Wurzelgemüse wie Karotten, Große Klette und andere empfehlenswert, auch runde Gemüse, die an der Erdoberfläche wachsen, wie etwa Zwiebeln und Kohl, sollten verzehrt werden. Grüne Gemüse sollten nach ihrer Form ausgewählt werden, wobei kleinblättrigen, harten Pflanzen mit einer ausgeprägten Blattstruktur der Vorzug zu geben ist. Zu dieser Gruppe gehören Grünkohl, Rettich- und Karottenblätter, Brunnenkresse, Petersilie und andere.

Etwa 10-15 Prozent der Nahrung sollten aus Hülsenfrüchten bestehen, besonders aus kleineren wie Azukibohnen und Linsen. Kichererbsen sind zu yin für den Diabetespatienten. Der Anteil an Algen sollte bei nur 3-4 Prozent liegen, diese Dosierung sollte aber regelmäßig eingehalten werden, um den Körper mit den notwendigen Mineralstoffen zu versorgen.

Der Diabetiker sollte Obst, selbst in gekochter Form, meiden. Die komplexen Polysaccharide im Getreide und in Gemüsen wie Herbst- und Winterkürbis, Gartenkürbis und Karotten, geben bestimmten Speisen einen süßen Geschmack. Um das Verlangen nach Süßem zu stillen, kann der Patient auch gelegentich ein Dessert aus Azukibohnen, das mit Reishonig gesüßt ist, zu sich nehmen.

Der Diabetiker sollte außerdem ein spezielles Gericht aus 50 Prozent hartem Kürbis, 30 Prozent Azukibohnen und 20 Prozent Kombualgen essen. Alle drei Zutaten sollten zusammen gekocht und mit etwas Meersalz gewürzt werden. Beim Kochen des Gerichtes können einige Tropfen Sesamöl hinzugefügt werden. Diese Zusammenstellung hat einen sehr süßen Geschmack, und der Patient sollte bei jeder Mahlzeit eine Portion davon zu sich nehmen, die in der Menge etwa der Größe eines Tennisballes entspricht.

Der Patient kann auch salzig eingelegtes Gemüse (Pickles) zu sich nehmen, allerdings sollten diese auf traditionelle Weise zubereitet sein und mindestens 3 Monate gelagert werden. Frisch eingelegte Pickles sind häufig zu yin. Generell sollte der Diabetespatient seine Flüssigkeitszufuhr einschränken, auch bei den empfohlenen Getränken. Tees aus gerösteten Getreiden wie etwa Gerste oder Reis sind besonders zuträglich. Der Diabetiker sollte niemals rohes, ungekochtes Öl, wie man es etwa in Salatsaucen verwendet, zu sich nehmen.

B. Eßgewohnheiten. Der Diabetespatient sollte sich an besonders gründliches Kauen gewöhnen, am besten zwischen 100 und 200 mal pro Bissen, außerdem sollte er sich vor übermäßigem Essen und Trinken hüten. Es bekommt dem Diabetiker besser, wenn er 4 bis 5 kleinere Mahlzeiten am Tage zu sich nimmt als eine einzige große. Außerdem sollten Menschen mit dieser Krankheit mehrere Stunden vor dem Schlafengehen nichts mehr essen.

C. Lebensweise. Für den Diabetiker ist körperliche Betätigung besonders wichtig. Allerdings sollten diese Aktivitäten nicht zu anstrengend sein. Lange, heiße Bäder oder Duschbäder, sowie zu häufiges Baden führen zu einem Verlust an Mineralstoffen und schwächen den Patienten. Vorzuziehen sind — allerdings wiederum nicht zu häufig — ein schnelles heißes Bad, eine Dusche oder das Abreiben mit einem Schwamm. Fühlt sich der Patient nach einem Bad schwach, so kräftigt ihn eine Tasse Tamari-Bancha-Tee oder einer Prise Gomasio wieder.

Der Diabetiker sollte sich bemühen, morgens früh aufzustehen. Langes Schlafen führt zu anhaltender Schwäche des Patienten.

D. Äußerliche Anwendungen. Heiße Ingwerkompressen sowie die Meridianbehandlungen, die in diesem Kapitel beschrieben wurden, unterstützen den Genesungsprozeß.

E. Medikamentierung. Während der ersten beiden Wochen makrobiotischer Ernährung sollte der Patient seine normale Dosis Insulin weiternehmen. Sobald die Kondition des Pankreas sich verbessert, ist er in der Lage, seine natürliche Fähigkeit zur Insulinsekretion wiederaufzunehmen, und in dieser Phase kann der Patient seine Insulindosis allmählich verringern. Der Patient sollte seine nach und nach veränderten Bedürfnisse genau beobachten und die Insulindosis an sie anpassen. Nach dieser Anfangszeit kann der Patient auf die makrobiotische Standardernährung übergehen.

Wenn der Diabetes nach dem 35. Lebensjahr aufgetreten ist, kann eine vollständige Heilung innerhalb von zwei bis vier Monaten erfolgen. Juveniler Diabetes ist dagegen sehr viel schwieriger zu behandeln. In vielen Fällen zeigt sich zu Beginn eine deutliche Besserung, aber bei einer bestimmten unteren Grenze, bei einer

Reduktion der Insulinzufuhr von 60 auf 10 Einheiten etwa, bleiben die Werte schwankend. Bei Patienten vor dem zwanzigsten Lebensjahr ist eine vollständige Heilung äußerst problematisch.

Ein entfernterer Grund für das Entstehen von juvenilem Diabetes liegt in der Ernährung der Mutter des Patienten während der Schwangerschaft. Da die meisten Menschen sich im Verlauf der letzten 25 Jahre zusehends schlechter ernährt haben, kommen schon viele Kinder mit angeboren schwacher Konstitution zur Welt und sind damit weitaus empfänglicher für Konditionen wie etwa Diabetes. Immerhin sollte es scheinen, als könnten jugendliche Diabetiker ihre Pankreaszellen schneller erneuern als Erwachsene. Das Problem scheint aber darin zu liegen, daß junge Menschen mehr Yin-Hormone brauchen als Erwachsene, da sie ihr Wachstum noch nicht abgeschlossen haben. Personen, die älter als 35 Jahre sind, benötigen nicht so viele Yin-Hormone, da ihre physische Sturktur schon jahrelang Zeit hatte, sich zu stabilisieren.

Hyperinsulinismus

Hier liegt eine zu yangige Konditon vor, es wird zuviel Insulin ins Blut ausgeschüttet. Die Symptome sind denen des Diabetes mellitus genau entgegengesetzt, hervorzuheben sind darunter: (1) Hypoglykämie (niedriger Blutzuckerspiegel), (2) Erschöpfung, (3) Muskelschwäche, (4) starkes Schwitzen und Durstgefühl, (5) nervöse Reizbarkeit, auch Ängste und Neurosen und, in extremen Fällen, (6) Konvulsionen und Koma. Wenn eine Person mit diesem Krankheitsbild ins Koma gerät, schafft die Gabe von Glukose vorübergehende Besserung.

In manchen Fällen entsteht Hyperinsulinsmus infolge einer Überdosis von Insulin. Dieser Zustand wird Insulinschock genannt. Chronischer Hyperinsulinismus kann durch Tumore, die die Langerhansschen Inseln mitbefallen, entstehen, oder durch eine Überempfindlichkeit der Inseln gegenüber dem Zuckergehalt im Blut. Tumore in diesem Gebiet entstehen auf Grund eines übermäßigen Vorhandenseins von Insulin, das verschiedene Arten von Fettsäuren anzieht, die dann koagulieren (sich zusammenballen).

Die Schulmedizin behandelt diese Krankheit durch Entfernung des Tumors oder, im Falle der Überempfindlichkeit, durch die Verschreibung einer Diät, die fett- und proteinhaltig ist, aber wenig Kohlehydrate enthält. Diese Diät ist allerdings derjenigen, die bei Diabetes verschrieben wird, sehr ähnlich, obwohl es sich hier um zwei konträre Krankheitsbilder handelt.

Unter normalen Umständen ist der Blutzuckerspiegel relativ konstant. Eine Anomalie wird durch den sogenannten Glukose-Toleranz-Test festgestellt, wobei dem Patienten, der seit dem Vorabend nichts zu sich genommen hat, eine bestimmte Menge Glukose, üblicherweise 100 g, verabreicht wird. Beim Gesunden steigt der Blutzuckerspiegel unter diesen Bedingungen normalerweise nicht über 150 mg pro 100 ccm. Beim Diabetiker steigt der Blutzuckerspiegel schneller an und erreicht Werte von über 150 mg, zudem bleibt der Wert über längere Zeit hinweg über dem Normalniveau. Im Falle des Hyperinsulinismus fällt der Blutzuckerspiegel innerhalb von vier Stunden nach der Glukosegabe auf häufig unter 70 mg.

Eine an Hyperinsulinsmus erkrankte Person sollte eine makrobiotische Standardernährung mit den folgenden Abwandlungen beginnen: (1) Der Schwerpunkt der Ernährung sollte auf Vollkornreis, der mit Hirse zusammen gekocht wird, liegen. (2) Gemüse sollten mit Öl und Salz sehr mild gewürzt werden, und die Betonung sollte auf grüne Blattgemüse gelegt werden. (3) Zwei Tassen Suppe täglich sind zu empfehlen, die Miso- oder Tamarisuppe sollte aber schwach gewürzt sein. (4) Bei den Hülsenfrüchten ist den eher yinnigen Arten wie Linsen, Sojabohnen und schwarzen Bohnen der Vorzug zu geben. (5) Generell sollte in der Tendenz eher yin gekocht werden.

KAPITEL ACHT

Das Nervensystem

Das menschliche Nervensystem besteht aus zwei anatomischen Unterteilungen: dem eher yangigen Zentralnervensystem, zu dem das Gehirn und das Rückenmark zählen, und das eher yinnige periphere Nervensystem, das alle nervösen Strukturen außerhalb des Schädels und des Wirbelkanals einschließt, also etwa die cranio-spinalen Nerven und den orthosympathischen Anteil des autonomen Nervensystems. Das zentrale Nervensystem hat die Funkton einer Schaltstelle für ankommende Impulse aus den Rezeptoren und wegführende Impulse an die Effektoren (Wirkorgane); es regelt alle Körpervorgänge außer denjenigen, die chemisch gesteuert sind, und ist gleichzeitig der Ort höherer Vorgänge des Bewußtseins. Das periphere Nervensystem verknüpft die peripheren Organe und Gewebe des Körpers mit dem Zentralnervensystem. Die zu ihm gehörigen Gehirn- und Rückenmarksnerven bestehen aus 12 Paar cranialen Nerven, die direkt mit dem Gehirn verbunden sind, und aus 31 Paar Spinalnerven, die ihren Ursprung im Rückenmark haben (vgl. Abb. 1).

Das autonome Nervensystem wird nicht als anatomische, sondern vielmehr als eine funktionelle Einheit betrachtet, die die unwillkürlichen, unbewußten Aktivitäten des Körpers steuert, wie etwa den Herzschlag, die Atmung, die Darmperistaltik und anderes. Das autonome Nervensystem selbst wiederum ist in zwei Antagonisten (Gegenspieler) zu untergliedern: den Parasympathikus (yang) und den Orthosympathikus (yin). Die parasympathischen Nerven nehmen von ihrem Ursprung im Körper eine etwas zentralere Position ein, sie entspringen im Stammhirn und dem Sakralbereich der Wirbelsäule (d.h. ganz oben und ganz unten) und begleiten auf ihrem Weg nach der Peripherie vier Paare von Gehirnnerven und drei Paare von Sakralnerven.

Die Nerven des Orthosympathikus sind etwas peripherer in ihrer Stellung, sie entspringen in den mittleren Abschnitten des Rückenmarkes und verlaufen zusammen mit den entsprechenden Spinalnerven nach außen.

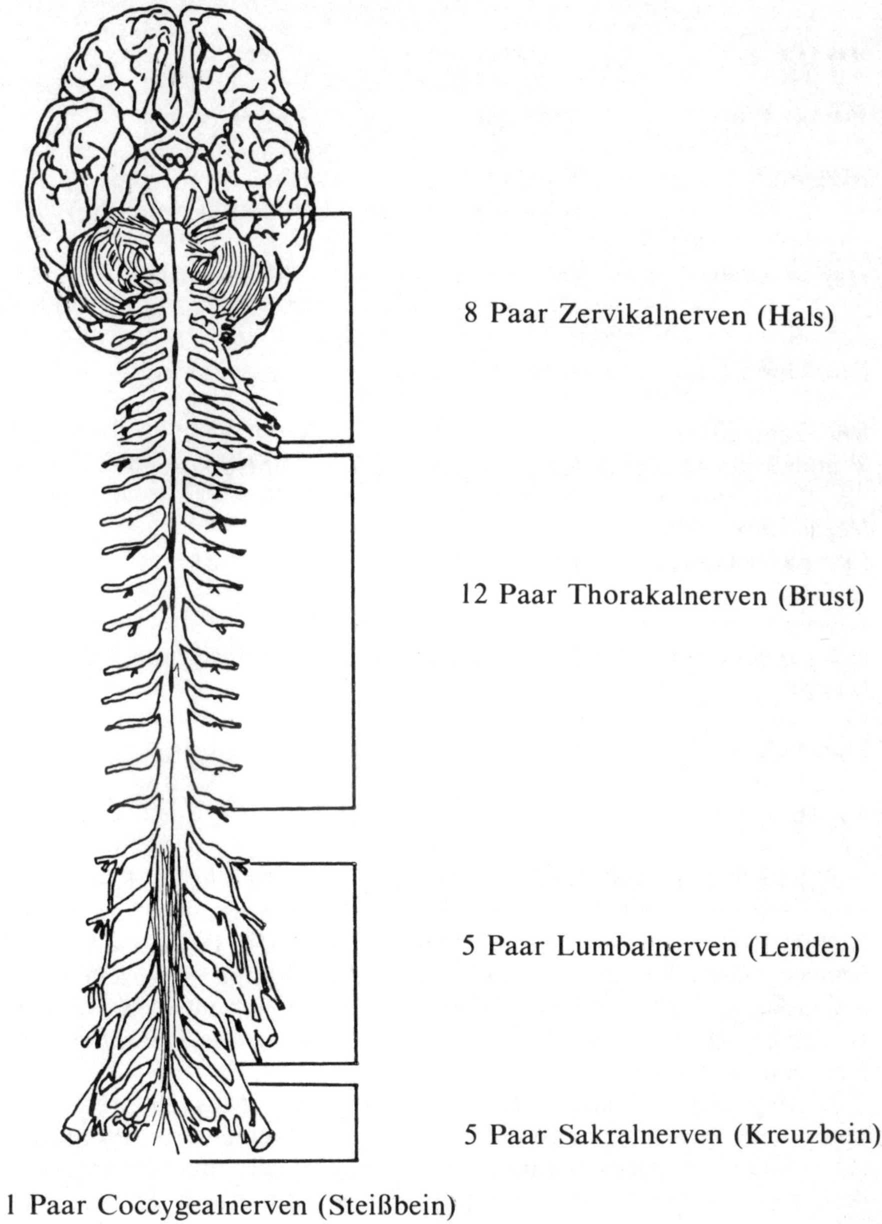

Abbildung 1. *Vom Rückenmark ausgehende Nervenstränge*

	PARA (YANG)	ORTHO (YIN)
Iris (yang)	Erweiterung	Verengung
Pupille (yin)	Verengung	Erweiterung
Blutgefäß (yang)	Vasodilatation (Gefäßerweiterung)	Vasokonstriktion (Gefäßverengung)
Herzmuskeln (yang)	Inhibition Hemmung	Stimulierung
Bronchien (yin)	Kontraktion	Erweiterung
Verdauungstrakt Wandabschnitte (yin)	Kontraktion	Entspannung
Verdauungstrakt Sphinkter (yang)	Entspannung	Kontraktion
Uterus — bei Schwangerschaft (yang)	Enspannung	Kontraktion
Haarbalg	—	Konstriktion

Abbildung 2. *Funktionen des Autonomen Nervensystems.*

Beim Fötus, im mütterlichen Uterus, sind alle Nerven des Körpers in ihrer Funktion autonom, d.h. sie arbeiten automatisch, nach der Geburt jedoch entwickelt sich nach und nach das Bewußtsein. Dies bedeutet also, daß sich nach und nach eine Trennung zwischen den autonomen Funktionen und den höheren, dem zentralen Nervensystem herausbildet. Beim reifen Menschen wird diese Trennung ganz klar und eindeutig.

In fast allen Geweben, Organen und glatten Muskeln treten die autonomen Nerven paarweise auf, es gibt jeweils einen orthosympathischen und einen parasympathischen Nerv, die gegeneinander arbeiten. Auf diese Weise ist der gesamte Körper durch ein System von antagonistischen und gleichzeitig komplementären Anteilen der nervösen Kontrolle gesteuert. Abbildung 2 gibt die Funktionsweise dieser Nerven in einigen Bereichen des Körpers an.

Ein weiteres Beispiel dieses Doppelsystems ist das Urinieren. Wenn sich die Blasenwand unter dem Einfluß des Parasympathikus kontrahiert, entspannt sich der Sphinkter (Ringmuskel). Ein Impuls des Orthosympathikus bewirkt das Gegenteil: Die Blasenwand entspannt und erweitert sich, und der Sphinkter schließt sich, der Urin wird zurückgehalten. Das System des Parasympathikus wird durch Aufnahme von konzentriertem Yin beeinflußt, insbesondere durch Medikamente und Drogen. Allgemein gilt, daß diese Stoffe die Polarität des Systems der beiden nervösen Anteile verringert, d.h. alle Reflexe und Funktionen des Körpers werden schwächer in ihrer Ausprägung. Ein Beispiel für ein spezielles Problem ist der Uterus, dort führt die Einnahme von Medikamenten zu einem Zustand ständiger Kontraktion durch die Überstimulierung des Parasympathikus. Aus dieser Situation heraus kann es leicht zu einer Fehlgeburt kommen.

Der gleiche augenblickliche Effekt ist in den Augen zu beobachten, die Pupille zieht sich zusammen, ebenso im Gefäßsystem, dort kommt es zu einer Dilatation der Blutgefäße. Bei ständigem Gebrauch von Medikamenten oder Drogen jedoch kommt es zu einer „Ermüdung" des Parasympathikus, die Nerven werden „yinnisiert"; dann erweitern sich die Pupillen, während die Gefäße sich verengen.

Ein Yang-Stimulans beeinflußt den Orthosympathikus mit dem zugehörigen System, die Haare „stehen zu Berge", die Muskeln der Follikel ziehen sich zusammen, das Herz schlägt schneller, die Pupillen erweitern sich und die Bronchien dilatieren, was zu einer beschleunigten Atmung führt. Das gegensätzliche, also Yin-Stimulans, beeinflußt das parasympathische System und erzeugt dadurch eine Verlangsamung des Herzschlags und der Atmung.

Kanadische Forscher in der Medizin haben herausgefunden, daß ein entscheidendes Moment der Krankheit eine Disharmonie des Autonomen Nervensystems ist oder, in anderen Worten, die unzureichende Koordinierung der beiden Antagonisten. Es hat sich jedoch herausgestellt, daß nicht nur dann keine Symptome auftreten, wenn das autonome Nervensystem ausgewogen und empfindlich reagiert, sondern auch, wenn das System generell gedämpft und desensibilisiert ist. Merkwürdigerweise, und im Widerspruch zu ihren eigenen Forschungsergebnissen, halten diese Ärzte es für sinnvoll, bei bestimmten Krankheiten Cortison zu verabreichen, um das autonome Nervensystem zu dämpfen, und insbesondere den Parasympathikus. Unglücklicherweise hat nun Cortison einige sehr unangenehme Nebenwirkungen. Eine davon ist, daß Cortison, über längere Zeit angewendet, zu einer leichten Retardierung des Patienten führt.

Die Makrobiotik nun macht sich die positive Seite dieser Theorie zunutze; durch eine makrobiotische Behandlung wird das System sensiblisiert und optimal koordiniert, und damit wird auch der betreffende Mensch wach und behende.

Die Wirkung des autonomen Nervensystems kann wie folgt zusammengefaßt werden. Die Wirkung des Parasympathikus auf ein expandiertes Organ ist natürlicherweise eine kontrahierende; auf ein kompaktes Organ dagegen wirkt er erweiternd oder dilatierend. Die Wirkung des Orthosympathikus ist entgegengesetzt und komplementär, er bewirkt eine Inhibition der Hohlorgane und eine Stimulierung der kompakten Organe. Im Schaubild können die Grundprinzipien dieser Wirkung folgendermaßen dargestellt werden:

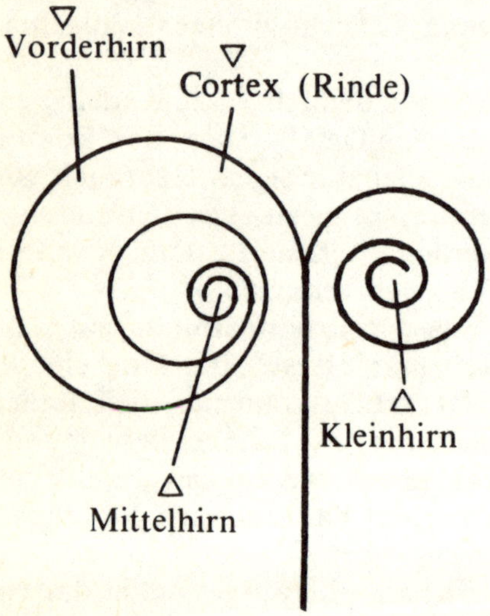

Abbildung 3. *Es besteht eine Reihe von komplementär-antagonistischen Beziehungen zwischen dem spiralig geformten Gehirn und dem Zentralnervensystem, einschließlich der Beziehung zwischen dem eher yangigen Kleinhirn und dem eher yinnigen Vorderhirn, und dem eher yangigen Mittelhirn und der eher yinnigen Hirnrinde.*

	Para (Yang)	Ortho (Yin)
Yin (Hohl) Organ	Yang — Kontraktion	Yin — Dilatation
Yang (Kompakt) Organ	Yin — Dilatation	Yang — Kontraktion

Wenn man sich dieses Schema bewußt macht, ist es nicht notwendig, sich lange Funktionslisten, wie die behandelten zu merken, das hier gezeigte Prinzip läßt sich auf alle Fälle anwenden.

Bewußtsein und Kommunikation

Um zu verstehen, welche Rolle das Gehirn für die Erleichterung der Kommunikation spielt, muß man sich die Beziehungen vor Augen führen, die zwischen seinen verschiedenen Bestandteilen existieren. Die beiden Hauptabschnitte des Gehirnes sind das große Vorderhirn und das kompaktere Kleinhirn. Da das Vorderhirn expansiver ist, ist es auch mehr yin, das Kleinhirn dagegen ist eher yang. Außerdem kann das Gehirn in seinen zentralen Anteil, das Mittelhirn und seinen peripheren Anteil, die Cortex (Hirnrinde) unterteilt werden (vgl. Abb. 3).

Für die Kommunikation ist das Zusammenspiel der wegführenden und der ankommenden Bahnen von Bedeutung. Da Impulse oder Informationen, die nach außen gegeben werden, als expansiv zu betrachten sind, sind sie eher yin, während die empfangenen Impulse eher yang sind. Damit die Kommunikation reibungslos funktioniert, müssen beide Faktoren wohlausgewogen sein.

Innerhalb des Gehirnes sind normalerweise die kompakteren oder zentraleren Regionen diejenigen Gebiete, von denen von außen kommende Impulse und Informationen empfangen werden, während die ausstrahlende Kommunikation von den peripheren oder expansiven Anteilen ausgeht. Unter den im Schaubild gezeigten Abschnitten des Gehirns ist das Mittelhirn der zentralste Bereich. Dies bedeutet, das dorthin alle nervösen Impulse aus Körperzonen wie Augen, Ohren, Nase und Haut gelangen. Andererseits stammen alle Bilder, Träume und Schwingungen, die wir nach außen senden, aus dem Gebiet der peripheren Cortex.

Wenn man den Kopf in einen vorderen und hinteren Abschnitt unterteilt, stellt man fest, daß der vordere Teil expandierter oder offener ist, während der hintere Bereich enger und kompakter erscheint. Für das Empfangen und Aussenden von Impulsen gilt damit, daß der hintere Anteil ankommende Schwingungen empfängt, während der vordere Schwingungen aussendet. Erinnerungen, die in ihrem Charkater eher yang sind, entstehen im hinteren Anteil des Gehirn, während Zukunftsbilder, die yin sind, aus dem vorderen Anteil stammen (vgl. Abb. 4).

Der gleiche Unterschied ergibt sich, wenn man die Beziehung zwischen der rechten und der linken Gehirnhälfte untersucht. Die eher yangige rechte Hälfte stellt den Ursprungsort einfacher, mechanischer Handlungen oder Bewußtseinszustände dar, während komplexere Denkvorgänge in der linken Hemisphäre, die eher yin ist, durchgeführt werden. Für die Sprache gilt damit, daß einfachere oder grundlegen-

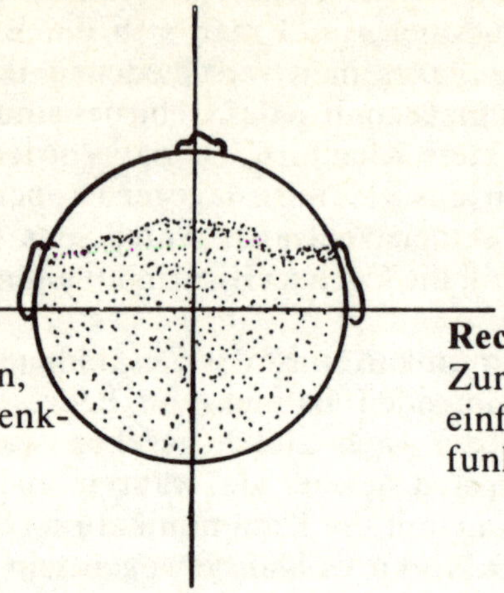

Abbildung 4. *Das vorausschauende Denken wird vom yinnigen, vorderen Anteil des Gehirnes bewältigt, während der hintere Anteil für das Gedächtnis zuständig ist. Die eher yangige rechte Seite ist die Seite der einfacheren Denkfunktionen, während in der eher yinnigen, linken Gehirnhälfte kompliziertere Zusammenhänge erkannt werden.*

dere Äußerungen und Formulierungen in der rechten Hemisphäre gebildet werden, wogegen die linke Hirnhälfte verfeinerte Ausdrucksweisen hervorbringt. Die Vorstellungskraft, die ja hauptsächlich auf zukunftsgerichtetem Denken beruht, entwickelt sich vor allem in der linken Hemisphäre, während unser Denken in der rechten Hemisphäre mehr auf tatsächlich Erlebtem, also auf Erfahrungen beruht.

Klimatische und geographische Unterschiede auf der Erde bedingen eine unterschiedlich starke Ausprägung der einen oder anderen Denkweise. Aus diesem Grund leben die Menschen mancher Kulturen mehr in ihrer Vorstellungskraft, während andere Völker ihr Handeln auf den Boden von Erfahrungen stellen. Selbstverständlich sind aber in jedem Menschen beide Anlagen vorhanden, und nur die Ausprägung wird von Volk zu Volk verschieden gelagert sein.

Wissenschaftliches Denken beruht zum großen Teil auf der konkreten Bestätigung von bestimmten Theorien oder Ideen durch kontrollierte Experimente. Dies ist ein Beispiel für Denkvorgänge der rechten Hemisphäre. Dichter und Schrifsteller, auf der anderen Seite, oder Menschen mit religiösen oder spirituellen Neigungen verankern ihr Denken mehr in der Vorstellung und Phantasie als im Experiment, d.h. ihre Denkweise ist die der linken Gehirnhälfte. Generell kann gesagt werden, das die westlichen Kulturen eher als theoretische klassifiziert werden können, während viele asiatische Länder eher ästhetische Kulturen aufweisen. Die theoretische Kultur basiert stärker auf rechtsseitigem Denken, während die ästhetische linksseitigem Denken entspringt.

Auch diese eben genannte Beziehung entspricht dem komplementären Antagonismus zwischen der Vergangenheit und der Zukunft, da die rechte Hemisphäre ja die Quelle des nach rückwärts gerichteten Denkens ist und die linke die vorausschauender Gedanken.

Unsere moderne Zivilisation hat sich auf Grund der aktiven Entfaltung „rechtsseitigen" Denkens entwickelt. Diese eingeschränktere Art des Denkens und der Aktivität hat automatisch die Erzeugung und den Verbrauch yinniger Lebensmittel erforderlich gemacht, wie etwa raffinierten Zucker, Chemikalien, importierte tropische Früchte und Gewürze und anderes. Dazu kam die künstliche Herstellung von extrem expandierenden Stoffen wie die Anti-Babypille und LSD. Im weiteren Verlauf sind in vielen modernen Gesellschaften die Menschen der jüngeren Generation diesen Nahrungsmitteln schon von Geburt an ausgesetzt gewesen, und viele haben frühzeitig Medikamente und Drogen wie LSD eingenommen. Diese extremen Nahrungsmittel und Produkte haben zu einer Verlagerung des Denkens von der rechten hin zur linken Gehirnhälfte geführt, also weg von der dominierenden Denkweise der modernen Gesellschaft.

Außerdem hat sich das Denken von der hinteren zur vorderen Gehirnpartie verlagert. Daraus ergab sich, daß viele junge Menschen ihren Blick nur noch in die Zukunft richteten und die lang überkommenen Traditionen vernachlässigten oder vergaßen. Als Beispiel dafür ist die Bewegung des „New Age" zu nennen, die vor einigen Jahren in den Vereinigten Staaten aufkam. Diese Bewegung war eng verknüpft mit verschiedenen Arten des ästhetischen Ausdrucks wie Musik und Poesie, die der Aktivierung der linken Hemisphäre entstammen.

Für die Kommunikation kann gesagt werden, daß diese Bewegung die expansiveren Aspekte des „Aussendens" von Impulsen betonte oder in anderen Worten, den gebenden Aspekt. Dies zeigte sich in der Popularität von Ideen wie der der universellen Liebe unter den Menschen. In vielen Fällen allerdings hat der beständige Konsum von unausgewogenen Nahrungsmitteln zu sehr unausgewogenen Konditionen geführt, d.h. der Aspekt des Gebens überwog bei weitem gegenüber dem des Empfangens. Wenn der gebende Aspekt in der Kommunikation das Übergewicht erhält, sprechen wir von „Altruismus“, während eine Verstärkung des empfangenden Aspektes als „Egozentrik“ bezeichnet wird. Generell entwickelt sich Altruismus eher bei Menschen, deren Ernährung hauptsächlich auf pflanzlicher Nahrung aufgebaut ist, während Egozentrik bei überwiegend tierischer Nahrung entsteht.

Von den beiden Anteilen des autonomen Nervensystems ist der Parasympathikus derjenige, der seine Aktivität stärker während der Nacht entfaltet, wogegen der Orthosympathikus bei Tag aktiver ist. Für die Kommunikation gilt damit, daß der Parasympathikus eher den Empfang von Impulsen und Schwingungen kontrolliert, der Orthosympathikus dagegen das Aussenden von Impulsen.

Die Fähigkeit des parasympathischen Systems zum Empfang von Impulsen ist zwischen ein Uhr und drei Uhr morgens, also in der tiefsten Nacht, am stärksten ausgeprägt. Und während eben diesen Stunden haben viele Menschen ein Erlebnis, das man als „wahren Traum“ bezeichnen könnte, nämlich die Wahrnehmung eines Ereignisses, das in Wirklichkeit weit entfernt stattfindet. Zur Illustration dieses Mechanismus soll das Beispiel eines Menschen gewählt werden, der nachts in einem Traum den Tod eines Freundes oder Verwandten miterlebt, obwohl dieser tatsächlich weit entfernt stirbt. Wenn der Tod näher kommt, wird der Sterbende zunehmend yin, d.h. die expansiveren Teile des Nervensystems, also der Orthosympathikus und die Hirnrinde werden aktiviert. Diese Bezirke nun sind die „Sendezentralen“ für Bilder, die in Form von Wellen oder Schwingungen vorhanden sind. Diese werden vom parasympathischen „Empfänger“ des anderen „aufgefangen“, der nachts stärker aktiviert ist. So ist es diesem Menschen möglich, ein Bild seines sterbenden Feundes zu sehen. Den Sterbenden könnte man einer Fernsehsendezentrale vergleichen, von der aus Wellen in alle Richtungen ausgestrahlt werden, während derjenige, der den Traum hat, sich wie ein Fernsehgerät verhält, das die Wellen auffängt und sie in Bilder umsetzt.

Tatsächlich funktioniert der gesamte menschliche Körper wie ein Kommunikationsmechanismus, der auf dem sehr einfachen Code von Yin und Yang aufgebaut ist, d.h. auf Senden und Empfangen. Dieser einfache Code stellt auch die Basis der kompliziertesten Computeranlagen dar, ebenso wie die Basis jeglicher Interaktion im Universum. So enthält beispielsweise jede Zelle unseres Körpers zwei komplementäre und zugleich antagonistische chemische Substanzen, die DNS (Desoxyribonucleinsäure) und RNS (Ribonucleinsäure) genannt werden. Die DNS ist im Zellkern, also dem Zellzentrum lokalisiert, während die RNS sich zum Großteil im peripheren Zytoplasma (Zelleib) befindet. Für die Kommunikation gilt nun in diesem Zusammenhang, daß die DNS eher als Empfangsstation in jeder Zelle funktioniert, während die RNS eher eine aussendende Funktion erfüllt. Ebenso kann die DNS als Speicher des von uns ererbten Informationsgutes oder als Zellgedächtnis gesehen werden, die RNS dagegen repräsentiert unsere zukünftigen Möglichkeiten.

Alle eher yangigen Anteile unseres Körpers wie das parasympathische System, die Knochen, die kompakten Organe, die DNS in jeder Zelle und andere, dienen als Empfänger verschiedener Arten von Schwingungen, und sie stellen die Gedächtnisspeicher unseres Körpers dar. Die eher yinnigen Anteile — also das System des Orthosympathikus, die Hohlorgane, die RNS und andere wirken als Sender von Schwingungen und als Enstehungsorte unseres Zukunftsdenkens.

Die gleiche Beziehung besteht zwischen unserem Gehirn und dem übrigen Körper. Im relativ begrenzten Raum des Gehirns sind Milliarden von Zellen zusammengedrängt, und jede dieser Zellen entspricht einer der Milliarden von Zellen des weiträumigeren Körpers. Als grobe Unterteilung kann gesagt werden, daß daß kompakte Hirn des Menschen mehr als Empfänger von Impulsen dient, während der Körper die Funktion des Sendens innehat. Vom zeitlichen Aspekt aus gesehen, findet im Gehirn die erste Analyse und Verarbeitung von Erinnerungen und Erfahrungen statt, im Körper dagegen die Verwirklichung der Zukunftsträume oder Pläne.

Unser physischer Körper ist eine genaue, sehr kompakte Nachbildung des gesamten Universums, wobei das Gehirn die gesamte Vergangenheit, das vergangene Universum repräsentiert, und der Körper für das zukünftige Universum, als die Zukunft, steht. Das Universum dehnt sich gegenwärtig nach allen Richtungen hin aus, und auch diese Bewegung wiederholt sich in unserem expandierten Körper. Dennoch ist das Universum selbst regiert von einer ewigen Ordnung des Wandels, in der Expansion und Kontraktion ständig einander abwechseln.

In der Vergangenheit war das Universum eher in einer Kontraktionsbewegung begriffen, und dies spiegelt sich im kompakten menschlichen Gehirn wider. Als Menschen besitzen wir die Fähigkeit, unser bewußtes Gedächtnis bis in die unendliche Vergangenheit, über die Entstehung dieses Universums hinaus, zurückgleiten zu lassen, gleichzeitig können unsere Träume und Vorstellungen unendlich weit in die Zukunft vorgreifen.

Die Unendlichkeit besitzt zwei Dimensionen — den unendlichen Raum und die unendliche Zeit. Der unendliche Raum umfaßt den yinnigen Aspekt der Unendlichkeit, da er sich ständig in alle Richtungen ausbreitet. Der unendliche Raum ist die Quelle aller Bilder und Schwingungen, und diese werden zu jeder Zeit an alle Galaxien, Planeten und an jedes Ding im Universum ausgesendet.

Der zweite Aspekt der Unendlichkeit ist der anfanglose und endlose Strom der Zeit. Im Gegensatz zum Raum ist die Zeit yang, sie sammelt und kondensiert alle Phänomene und Ereignisse im Universum. Da wir Nachbildungen des unendlichen Universums sind, besitzen wir die Fähigkeit beider Aspekte. Der unendliche Raum erscheint im menschlichen Bewußtsein als die unerschöpfliche Fähigkeit zu lieben, und die Liebe ist ein expandiertes oder umfassendes Phänomen. Die unendliche Zeit manifestiert sich im Menschen als unbegrenzte Kapazität des Erinnerungsvermögens.

Diese beiden Fähigkeiten können in der Form eines Kreuzes in einen gemeinsamen Bezugsrahmen gestellt werden. Dabei steht die unerschöpfliche Fähigkeit der Liebe für die vertikale Dimension des unendlichen Raumes, und das unbegrenzte Erinnerungsvermögen für die horizontale Dimension der Zeit. Im Zentrum dieser Figur steht der menschliche Körper, von dem aus die Linien sich nach allen Richtungen ins Unendliche fortsetzen. Wenn wir uns makrobiotisch ernähren, wird unsere Kondition zunehmend verfeinert und gereinigt, und Störungen durch Gifte, verschleiertes Sehen und Denken oder die groben Schwingungen von Menschen, die Fleisch und Zucker oder allgemein zu große Mengen essen, berühren uns nicht mehr. Indem wir zunehmend sensibler und empfänglicher werden, entfaltet sich unser unbegrenztes Gedächtnis wieder, d.h. wir können Schwingungen aus der Unendlichkeit empfangen. Gleichzeitig senden wir unser Bild oder unseren Traum, der den Charakter einer Schwingung hat, wieder in die Unendlichkeit hinaus. Während wir als menschliche Wesen auf diesem winzigen Planeten leben, den man die Erde nennt, können wir erfahren, was Millionen von Lichtjahren entfernt geschieht, was sich vor Milliarden von Jahren zugetragen hat, oder was sich in Milliarden von Jahren zutragen wird. Diese Fähigkeit bezeichnet man üblicherweise als „universelles Bewußtsein“.

Oft meint man mit diesem „universellen Bewußtsein“ nur den Ausdruck von Emotionen wie allumfassender oder universeller Liebe. Obwohl das universelle Bewußtsein auch diese Komponente einschließt, kann es eher als die Kraft der Einsicht oder des Verstehens gesehen werden, als eine Kraft, die über unser Sonnensystem und unsere Galaxie und über Millionen anderer Galaxien hinausreicht, hin bis zu den Dimensionen des unendlichen Raumes und der unendlichen Zeit. Um dieses universelle Bewußtsein zu erreichen, bedarf es keiner speziellen Übungsmethode, sondern diese Fähigkeit entwickelt sich selbst, wenn man makrobiotisch lebt. Wenn man nur geringe Mengen guter Nahrung zu sich nimmt und sehr gut kaut, entwickelt und erweitert sich die Fähigkeit, Schwingungen aus der Unendlichkeit zu empfangen und auch selbst Schwingungen in die Unendlichkeit auszusenden. Dieser Prozeß hängt einzig von der Beschaffenheit und Koordination des Körpers ab, der im Idealfall wie ein fein gestimmtes Instrument funktionieren sollte, und Schwingungen aus der Unendlichkeit empfängt und sie aussendet. Diese sehr einfache Methode ist der umfassendste und beste Weg, um die unbegrenzten Fähigkeiten des menschlichen Bewußtseins zu entwickeln.

Die makrobiotische Behandlung von Multipler Sklerose und anderen Erkrankungen des Nervensystems

1. Multiple Sklerose (multipel — vielfach; Sklerose — Verhärtung)
Der gesamte menschliche Körper wird in allen seinen Teilen ständig durch Ki oder Energie aus der Umwelt geladen. Diese Aufladung entsteht durch unsere Umgebung — die Beschaffenheit der Atmosphäre, die Erdbewegung und die Aktivität der Himmelskörper, d.h. der Sterne und Planeten. Eben dieser ständige Strom unsichtbarer Energien macht das Leben überhaupt erst möglich.

Die Energiemenge und -intensität ist abhängig von der Stellung, die der Körper innehat. Wenn man beispielsweise aufrecht steht, so gestattet diese senkrechte Haltung einen sehr aktiven Energiefluß von der Erde ausgehend und zur Erde zurück; dies führt dazu, daß das Herz, die Verdauungsorgane und das Gehirn sehr intensiv arbeiten. Wenn der Körper eine horizontale Position einnimmt, also etwa beim Schlafen, wird die Ladung, die er erhält, schwächer, und alle Körperfunktionen verlangsamen sich.

Wie im Abschnitt über die Meridiandiagnose schon beschrieben wurde, wird das menschliche Leben durch zwei hauptsächliche Kräfte aufrechterhalten und aktiviert: eine zentripetale Kraft, die sich auf das magnetische Zentrum der Erde hinbewegt und von den Sternen, den Sternbildern, der Sonne, dem Mond, anderen Himmelskörpern, der Atmosphäre und dem unendlichen Raum selbst ausgeht, und die die Himmelskraft genannt wird; und eine zentrifugale Kraft, die durch die Erdrotation nach außen und oben getragen wird und die wir die Erdkraft nennen. Der Himmel also ist in seiner Beschaffenheit yin oder expansiv, die Kraft oder Energie aber, die dort entsteht, ist zentripetal und bewegt sich auf die Erde zu. Umgekehrt ist die Erde in sich selbst yang, die Kraft aber, die sie erzeugt, indem sie sich dreht, ist nach oben gerichtet und expansiv.

Die Himmelskraft tritt in den Körper durch das Zentrum des Hinterhauptswirbels ein und verläßt ihn durch die Geschlechtsorgane. Die Erdkraft tritt durch die Geschlechtsorgane ein, steigt im Körper auf und verläßt ihn durch den Hinterhauptswirbel. Beide Kräfte verlaufen im Körper entlang eines Zentralkanales und treffen an bestimmten Punkten aufeinander, wodurch eine intensive Energiestrahlung nach außen erzeugt wird. Die Körperregionen, in denen diese Energieaufladung besonders stark ausgeprägt ist, sind das Mittelhirn, der Hals, das Herz, der Magen und der Dünndarm oder das Hara. Diese fünf Orte des Zusammentreffens, zusammengenommen mit den Eintritts- und Austrittspunkten der beiden Kräfte, hat man in Indien als die Sieben Chakras bezeichnet. Die zentripetale, nach unten gerichtete Himmelskraft ist beim Mann stärker ausgeprägt und führt zur Ausbildung sich nach unten ausdehnender Geschlechtsorgane, die außerhalb des Körpers liegen und expandierend sind; dagegen ist die expansive, nach oben gerichtete Kraft der Erde bei der Frau stärker, und damit werden Geschlechtsorgane ausgebildet, die im Körper liegen und nach oben gerichtet sind.

Der Hauptkanal oder spirituelle Kanal verläuft tief im Innern des Körpers, knapp vor der Wirbelsäule. Da die Erde sich dreht, verlaufen die Himmels- und die Erdkraft nicht als gerade Linien, sondern sie sind spiralig gewunden. In der nördlichen Hemisphäre bewegt sich die Himmelskraft gegen den Uhrzeigersinn und die Erdkraft im Uhrzeigersinn. In der südlichen Hemisphäre sind die Richtungen ins Gegenteil verkehrt. Im Körper verflechten sich diese spiraligen Energieströme und bilden eine Art Doppelhelix, die der der DNS ähnlich ist, wobei der eine Strang die Himmelskraft, der andere die Erdkraft repräsentiert. Es ist in der Tat so, daß die Struktur der DNS die Art des Zusammenwirkens der beiden Kräfte im Körper reflektiert. Auf seinem Weg durch den Körper passiert dieser spiralig angeordnete Energiekanal auch die große Vene, die vor der Wirbelsäule verläuft, die sogenannte untere Hohlvene. Da der Energiekanal die Energiequelle für unser gesamtes Leben darstellt, ist es für die Gesundheit des Menschen von größter Bedeutung, daß dieser Kanal unbeschädigt bleibt (vgl. Abb. 5).

Dieser senkrecht verlaufende Hauptkanal aktiviert sowohl die rechte als auch die linke Seite des Körpes und versorgt sie mit Ki oder allgemein mit Energie. Die Energie, die die Arme versorgt, entsteht im Hals- oder Herzchakra entlang dieses Kanals. Von hier aus zweigt sie sich nach rechts und links auf. Die Ladung oder das Ki, das die Beine

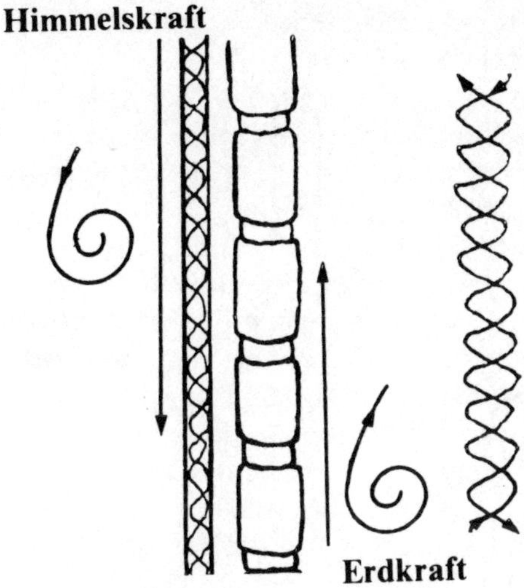

Abbildung 5. *Der Hauptkanal für die Himmels- und die Erdkraft verläuft vor der Wirbelsäule, tief im Innern des Körpers. Die spiralig angeordneten Energiekräfte verflechten sich ineinander; in der nördlichen Hemisphäre bewegt sich die Himmelskraft gegen den Uhrzeigersinn abwärts und die Erdkraft steigt im Uhrzeigersinn auf; in der südlichen Hemisphäre kehren sich die Richtungen um.*

versorgt, kommt aus dem Bereich des Hara und zweigt sich ebenfalls nach rechts und links auf. Diese Energie verläuft tief im Innern der Arme und Beine und macht ihre Bewegung möglich. Die Ladung erstreckt sich bis ins Zentrum der Handflächen und Füße und strahlt von dort aus nach außen zu den Seiten und zu den Fingern und Zehen. In der fernöstlichen Medizin werden diese Regionen zuweilen als „Herz der Hand" oder als „Herz des Fußes" bezeichnet (vgl. Abb. 6).

In den letzten fünfzig Jahren haben viele Menschen eine Schwächung dieser lebenswichtigen Energieladung erfahren müssen. In extremen Fällen erzeugt diese chronische Schwächung Symptome wie Gefühllosigkeit in den Gliedern, Unfähigkeit, Arme und Beine zu bewegen, Dysfunktionen der Organe, Sprachstörungen und den Verlust der Fähigkeit, klar zu denken. Dieses Syndrom, die multiple Sklerose, tritt zunehmend häufiger auf. Die multiple Sklerose beginnt zumeist in den Beinen und steigt dann auf. Da dieser Teil des Köpers, der am meisten yang ist, oft die zuerst betroffene Region des Körpers ist, kann die multiple Sklerose als eine eher yinnige Krankheit eingeordnet werden. Sie kann allerdings sowohl aufgrund extremer Yin- als auch extremer Yang-Nahrung entstehen, wobei folgende Konsequenzen auftreten:

*A. **Yin-Ursache:*** Der Hauptkanal wird weit und gelockert, wodurch sich die Fähigkeit, die Kräfte des Himmels und der Erde zu führen, abschwächt. Die meisten Fälle der Krankheit sind darauf zurückzu-

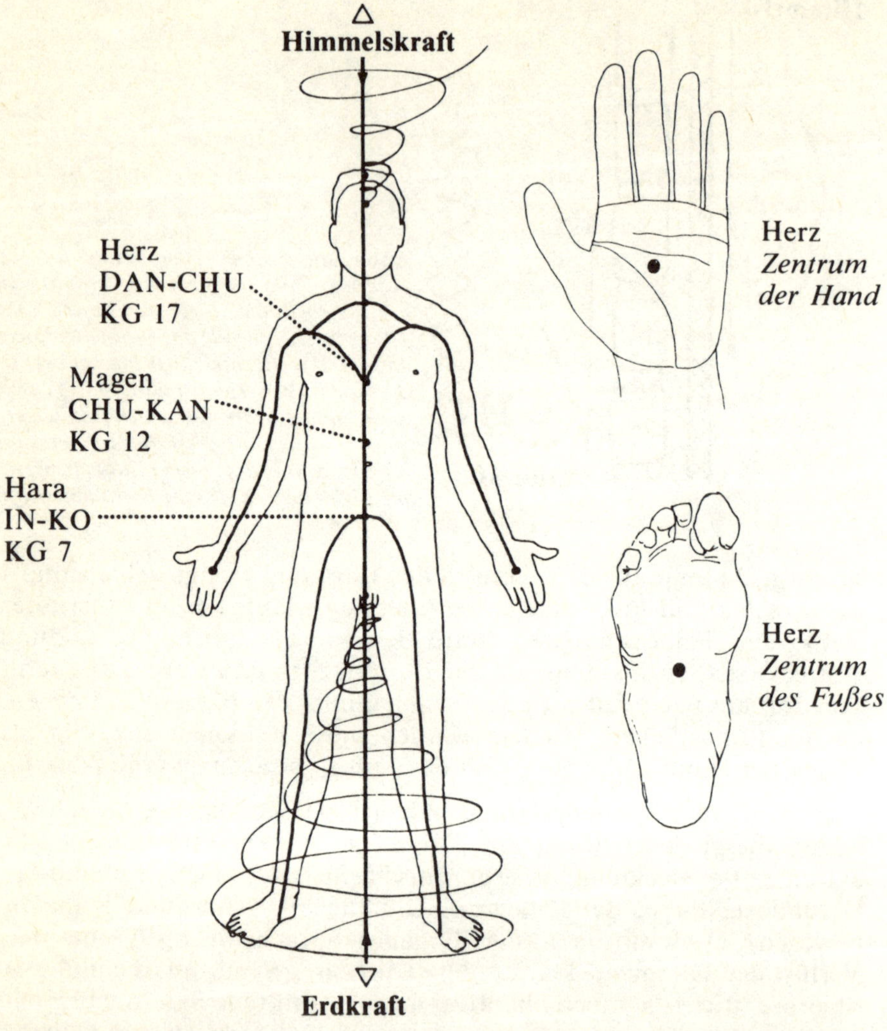

Abbildung 6. *Die drei Hauptregionen für die Erzeugung des Ki oder der Lebensenergie sind das Herz, der Magen und das HARA oder der Dünndarm. Sie liegen entlang des Hauptkanals vor der Wirbelsäule, und jede der Regionen entspricht einem Punkt auf dem Konzeptionsgefäß (KG), der im vorderen Teil des Körpers aufwärts verläuft. Die Ziffern im Schaubild entsprechen ihrer Lokalisation auf diesem Meridian. Zusätzlich sind die japanischen Namen der Punkte angegeben.*

führen, Ursache sind übermäßige Mengen von Zucker, Obstsäften und Obst, Vitamin C, Chemikalien, kalte Getränke, Medikamente und andere, stark yinnige Lebensmittel.

B. Yang-Ursache: In diesem Fall verklebt der spirituelle Kanal, der Energiefluß durch ihn hindurch wird durch Ablagerungen harter Substanzen behindert. Die Ursache liegt hier im übermäßigen Konsum von tierischen Nahrungsmitteln wie Milchprodukte, besonders Käse, Eier und gesättigte tierische Fettsäuren.

In jedem Fall verringert sich der Energiestrom in die Arme, Beine, Organe und andere Teile des Körpers, und es kommt zu Lähmungserscheinungen. Wenn die Beine zuerst betroffen sind, so deutet dies darauf hin, daß die Ladung um das Hara herum schwach ist oder nicht mehr abfließen kann, während wenn die Arme zuerst betroffen sind, die primäre Blockierung im Bereich des Hals- und Herzchakra zu suchen ist.

Um zu entscheiden, ob ein Fall von multipler Sklerose aufgrund von zuviel Yang oder zuviel Yin entstanden ist, kann man auf das Zentrum der Handfläche, den „Herz-der-Hand“-Punkt und auf das Zentrum des Hinterhauptswirbels drücken. Wenn diese Punkte sich ungewöhnlich hart anfühlen, handelt es sich um eine durch zuviel Yang erzeugte multiple Sklerose. Wenn die Punkte sehr weich oder gelockert erscheinen, ist das Umgekehrte der Fall. Der Hauptgrund für multiple Sklerose ist eine schlechte Ernährung, daneben aber gibt es andere Faktoren, die die Entwicklung dieser Krankheit begünstigen. Diese Faktoren sollen jetzt im Detail behandelt werden.

1. Schwangerschaftsabbruch. Wenn ein Ei befruchtet ist und sich eingenistet hat, beginnt der Körper in der Tiefe des Leibes Blut und Ki-Energie zu konzentrieren. Dieses Gebiet des Körpers entspricht dem Raum des Hara, und dort wird durch das intensive Einwirken der Erd- und der Himmelskraft der sich entwickelnde Embryo ausgebildet. Bei einer Unterbrechung der Schwangerschaft wird der Embryo plötzlich entfernt und die zentripetalen Kräfte, die sich um ihn konzentriert haben, werden im Körper zerstreut. Da das Gebiet des Hara normalerweise betont yang sein sollte, führt diese plötzlich auftretende Zerstreuung zu einer bedenklichen Schwächung dieser Region. Wenn diesem Ereignis schon Jahre schlechter Ernährung vorausgegangen sind, wodurch die Kontraktionsfähigkeit dieses Gebietes ebenfalls geschwächt wird, kann es in der Folge zu multipler Sklerose oder einer Schwächung der Beine kommen.

2. Appendektomie (Blinddarmentfernung). Der yinnige — d.h. hohle, gedehnte — Aufbau des Dünn- und Dickdarms wird durch das

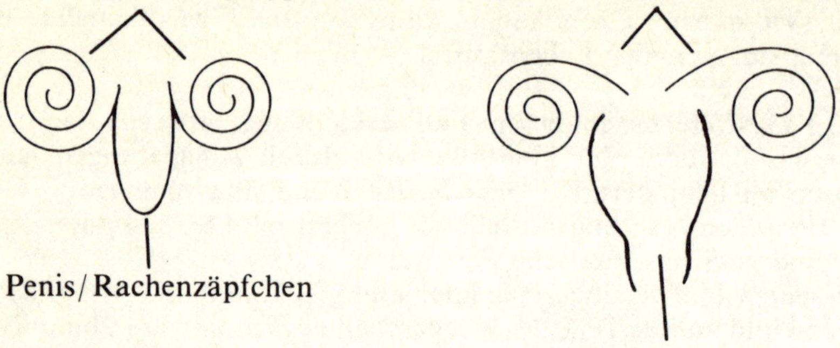

Abbildung 7: *Spiralförmige Ausbildung der Geschlechtsorgane*

Vorhandensein des kompakten Appendix (Wurmfortsatz des Blinddarmes) ausgeglichen. Man könnte sagen, daß der Darm durch den Appendix „zusammengehalten“ wird, wie ein Fächer in der Mitte zusammengebunden ist. Wenn diese zentrale Verbindung eines Fächers gelöst wird, fällt dieser auseinander. Ebenso gilt für den menschlichen Körper, daß durch die Entfernung des Appendix der Darm gelockert und geschwächt wird.

Die Entfernung des Appendix vergrößert die Möglichkeit, daß Krankheiten des Darmes auftreten, so etwa Hernien, Verdauungsstörungen, ein Aufblähen der Därme sowie eine Schwächung der Beine. Außerdem kann diese Operation zur Entwicklung von multipler Sklerose beitragen.

3. Entfernung der Eierstöcke. Bei vielen Frauen werden ein oder beide Eierstöcke bei der Operation einer Zyste oder eines Tumors entfernt. Wie die Hysterektomie (Gebärmutterentfernung) beschleunigen auch diese Operationen die Entwicklung von mulitpler Sklerose.

4. Entfernung der Mandeln oder Rachenmandeln. Die Organe des Mundes entsprechen den männlichen und weiblichen Geschlechtsorganen im Körper. So formt die abwärts gerichtete Kraft des Himmels das Rachenzäpfchen und die Rachenmandeln aus, und, beim Mann, den Penis und die Hoden. Die Zunge und die Gaumenmandeln dagegen werden durch den Einfluß der aufsteigenden Erdkraft geformt, ebenso wie Uterus (Gebärmutter) und Eierstöcke (vgl. Abbildung 7). Eine Entfernung der Rachenmandeln hat ähnliche Folgen wie eine Entfernung der Hoden, während eine Mandeloperation der Entfernung der Eierstöcke entspricht. Diese Operationen schwächen das Ki oder die Lebensenergie in der Region des Hara und den Hauptkanal insgesamt.

Etwa 60-70 Prozent der Menschen der modernen Gesellschaft haben eine Operation der einen oder anderen Art hinter sich. Bei 30-40 Prozent wurden die Gaumen- oder Rachenmandeln entfernt, bei etwa 10-15 Prozent der Blinddarm. All diese und die oben erwähnten Operationen schwächen das Ki und die Lebensenergie des Menschen, insbesondere aber den Hauptkanal.

5. Lange heiße Bäder oder Duschbäder. Viele Menschen nehmen täglich ein 20-minütiges Bad oder eine Dusche. Vor nur einer Generation war dies noch nicht üblich. Die Menschen duschten entweder kurz oder sie wuschen sich mit einem nassen Schwamm oder Waschlappen, und sie badeten nur einmal pro Woche. Lange heiße Bäder oder Duschbäder führen zu einem Verlust von Mineralstoffen, die notwendig sind, um eine aktive Aufladung des spirituellen Kanals durch die Himmels- und die Erdkraft aufrechtzuerhalten.

6. Verlust des Kontaktes mit der Natur. Die meisten Menschen in der modernen Gesellschaft tragen Schuhe, wenn sie nach draußen gehen. Diejenigen, die in der Stadt leben, gehen zum großen Teil nur auf Bürgersteigen oder Straßen, die aus Asphalt oder Beton bestehen. Unsere Füße kommen niemals mit der Erde in direkte Berührung. Die Umwelt des modernen Menschen dient dazu, ihn von der Energie von Himmel und Erde zu isolieren. Er selbst isoliert sich weiter dadurch, daß er Nylonstrümpfe, Socken aus Kunstfaser oder andere Kleidungsstücke aus synthetischen Fasern trägt, daß seine Wohnung mit Teppichen, Vorhängen, Möbelstücken, Decken und anderen Dingen aus Kunststoff ausgestattet ist.

All diese Faktoren, Operationen, ein Leben fern der Natur, künstlich hergestellte Umwelt, dazu die moderne Ernährungsweise haben das hervorgebracht, was man den modernen Menschen nennt — ein menschliches Wesen minderer Qualität.

Um zu diagnostizieren, ob jemand zu multipler Sklerose neigt, drücke man auf den Punkt des Halses, der genau über dem Brustbein gelegen ist. Bereitet dies Schmerzen, so bedeutet es, daß sich im Hals schon Schleim- und Fettablagerungen gebildet haben, und daß der spirituelle Kanal in dieser Region schon verlegt ist. Oft ist in diesem Zusammenhang der nächste Schritt eine Verlegung der Wege um das Herz herum.

Die makrobiotische Behandlung dieser Krankheit konzentriert sich vor allem darauf, die Lebensenergie des Patienten zu revitalisieren, dadurch daß Stauungen und Blockierungen insbesondere im Bereich des spirituellen Kanals aufgelöst werden. Die Behandlung beinhaltet drei Hauptaspekte: (1) Verbesserung der Ernährung, (2) Veränderung der Lebensweise und in manchen Fällen (3) äußerliche Anwendungen oder Behandlungen.

A. Hinweise zur Ernährung bei multipler Sklerose. Ein Patient mit multipler Sklerose sollte sich auf die makrobiotische Standardernährung mit folgenden speziellen Modifikationen umstellen:

1. Es sollten nur pflanzliche Nahrungsmittel gegessen werden.
2. 60-70 Prozent der täglichen Nahrung sollten aus Vollkorn bestehen. Jede Art von Getreide (beispielsweise brauner Reis oder Hirse) sollte in ungeschälter Form und nicht als ausgemahlenes Mehl verwendet werden. Eine Ausnahme bilden Buchweizennudeln (soba), dies ist die einzige Mehlspeise, die hin und wieder erlaubt ist. Strikt vermieden werden sollte jedoch mit Hefe gebackenes Brot.
3. Das Gomasio sollte eher yang sein, etwa im Verhältnis 10:1. Wenn der Patient es verträgt, kann das Mischungsverhältnis auch bei 9:1 oder 8:1 liegen.
4. Sowohl die Miso- als auch die Tamarisuppe sollte etwas kräftiger sein als üblich. Bekommt der Patient daraufhin jedoch großen Durst, muß die Suppe etwas milder gewürzt werden.
5. Öl sollte sehr sparsam und nur zum Kochen verwendet werden.
6. Bei den Gemüsen sollte der Patient ein Gleichgewicht von 50:50 zwischen Wurzelgemüsen und harten blättrigen Gemüsen einhalten. Das Gemüse sollte auf kleiner Flamme langsam gegart werden. Sehr zu empfehlen ist für diese Kranken das Kochen ohne Wasser (das sogenannte Nishime-Kochen). Man kann die verschiedenen Arten von Wurzelgemüse auch mit Kombu-Algen mischen und beides zusammen kochen. Gemüsegerichte sollten mit Tamari oder Miso gewürzt werden.
7. Rohe Salate sollten gemieden werden. Stattdessen kann der Patient gelegentlich etwas gekochten Salat essen, wobei die verschiedenen Salatgemüse nur 1 bis 2 Minuten leicht gekocht werden.
8. Hülsenfrüchte und Algen sollten jeden Tag gegessen werden, wobei der Anteil an Hülsenfrüchten jedoch 10 Prozent der gesamten Nahrungsmenge eines Tages nicht überschreiten soll.
9. Obst und Obstspeisen sollten völlig vom Speiseplan gestrichen werden.
10. Es sollte keinerlei tierische Nahrung gegessen werden. Wenn der Patient jedoch sehr starke Gelüste danach verspürt, kann man die Tierprodukte durch pflanzliche, eiweißreiche Nahrungsmittel wie *Seitan* ersetzen. Wenn dies das Verlangen nach tierischem Eiweiß nicht befriedigt, so kann der Patient hin und wieder kleine Mengen getrockneten Fisches essen.
11. Tee und andere Getränke innerhalb der makrobiotischen Standardernährung sollten nur gegeben werden, wenn der Patient durstig ist.

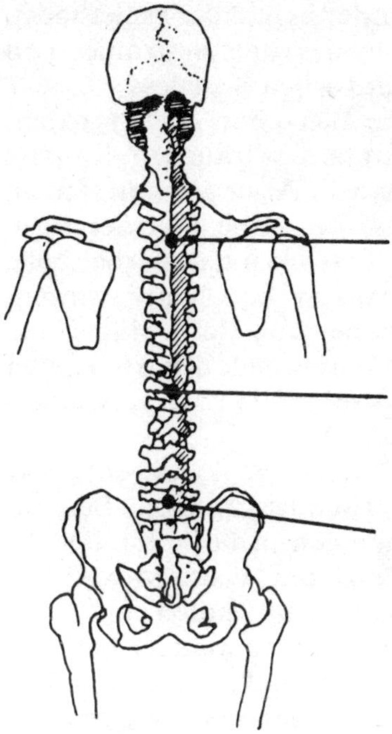

Abbildung 8. *Die drei Hauptpunkte der Wirbelsäule, die den drei Hauptchakras des Körpers entsprechen, sind im obenstehenden Schaubild mit ihren japanischen Namen und der jeweiligen Übersetzung angegeben. Diese Punkte befinden sich in den Zwischenwirbelräumen, und ihre Lokalisation ist im Schaubild zusammen mit den dazugehörigen Punkten im Gouverneursgefäß- (GG) Meridian, der im Zentrum der Wirbelsäule verläuft, aufgeführt.*

B. Veränderung der Lebensweise

1. Lange heiße Bäder oder Duschbäder sollten vermieden werden. Außerdem sollte ein Patient mit dieser Krankheit auch nicht in gechlorten Schwimmbädern schwimmen gehen, und er sollte höchstens ein paar Minuten in einem See oder Fluß schwimmen. Im Meer jedoch kann der Patient bedenkenlos baden.
2. Der Patient sollte überhaupt keine synthetische Kleidung, insbesondere aber keine Unterwäsche und Strümpfe aus Kunstfaser tragen.
3. Es sollten keine Perücken oder Haarteile getragen werden.
4. Multiple Sklerose-Patienten sollten im Haus keine Schuhe und Strümpfe tragen und sollten so oft wie möglich barfuß auf Gras oder blankem Erdboden gehen.

C. Äußerliche Behandlungen. Folgende Behandlungsmethoden dienen der Auflösung von Blockierungen des Energiestromes und stimulieren die ki-Ladung entlang des spirituellen Kanales.

1. Behandlung des Rückens. Wenn die Beine von der Krankheit betroffen sind, treten die Blockierungen des spirituellen Kanales insbesondere im Bereich des Hara auf; wenn die Arme gelähmt sind, in der Region des Herzens und des Halses. Um diese Blockierungen umfassend zu behandeln, können in den Bereichen der Wirbelsäule, die den drei Hauptchakras des Körpers entsprechen, Wärmeanwendungen gemacht werden, d.h. in den Regionen von Herz, Magen und Hara. Wenn man auf diese Punkte auf der Wirbelsäule drückt, bereitet dies einem Menschen mit multipler Sklerose normalerweise Schmerzen (vgl. Abb. 8).

Um an diesen Punkten Hitze zu erzeugen, kann entweder Zigarettenmoxa oder direkte Moxa verwendet werden. Bei der Verwendung von Zigarettenmoxa sollte man sich an die im Kapitel *Die Kunst der Diagnose* angegebene Methode halten. Echte Moxa kann direkt auf die zu behandelnden Punkte verbracht werden.

Neben diesen Punkten kann auch die Behandlung weiterer Bereiche der Wirbelsäule notwendig werden. Alle diese Punkte liegen auf dem Gourverneursgefäß-Meridian, der entlang der gesamten Wirbelsäule verläuft. Welche Punkte zu behandeln sind, findet man heraus, indem man mit dem Daumen auf die Zwischenwirbelräume drückt. An allen schmerzempfindlichen Stellen können Moxabehandlungen gemacht werden.

Nach der Behandlung der oben beschriebenen speziellen Punkte sollte eine Anwendung von Zigarettenmoxa entlang der gesamten Wirbelsäule erfolgen. Bei durch Yin verursachter multipler Sklerose sollte die Zigarette etwa 1/2 Zentimeter von der Haut entfernt gehalten werden und langsam von oben nach unten geführt werden. Bei durch Yang verursachte multipler Sklerose sollte die Zigarette von unten nach oben geführt werden. Wenn man sich nicht sicher ist, ob die Ursache der Krankheit yin oder yang ist, sollte man die Moxabehandlung von unten nach oben durchführen.

Der Blasenmeridain verläuft beidseitig der Wirbelsäule etwas nach hinten verlagert. Auch auf diesem Meridian befinden sich einige Punkte, die im Zusammenhang mit der Behandlung von multipler Sklerose von Bedeutung sind. Moxaanwendungen können an den Punkten 31-34 des Blasenmeridians, die im unteren Abschnitt des Rückens liegen, oder an den Punkten 35, 40 und 60 an der Rückseite der Beine gemacht werden.

Eine derartige Behandlung sollte etwa einmal pro Woche durchgeführt werden. Alle Punkte zu behandeln, kann etwa 15-20 Minuten dauern. Es gibt indes Fälle, in denen Patienten, die an einen Rollstuhl gefesselt sind, schon nach einer einzigen Behandlung wieder aufstehen können. Wenn jedoch diese Methode nicht zusammen mit einer sinnvollen Diät angewendet wird, wird der spirituelle Kanal schnell wieder blockiert sein und das Befinden des Patienten verschlechtert sich wieder.

Die Wirbelsäule kann auch mit einem heißen Ingwerumschlag behandelt werden. Dabei sind die Vorbereitungen die gleichen wie für eine normale Ingwerkompresse, in diesem Fall jedoch wird der Umschlag nicht einfach auf den Rücken aufgelegt, sondern das gesamte Gebiet der Wirbelsäule wird kräftig abgerieben, bis sich die Haut stark rötet.

2. Behandlung der Hände und Füße. Ein multiple Sklerose-Patient sollte jeden Abend ein ausgiebiges heißes Fußbad nehmen. Während des Bades sollten die Füße mit einem Handtuch kräftig gerubbelt werden, insbesondere aber die Zehen. Diese Massage stimuliert die Meridiane, die in den Zehen beginnen oder enden. Außerdem sollte man mehrmals täglich das Herz in der Hand und des Fußes mit geriebenem Ingwer einreiben. Auch diese Anwendung dient dazu, den Ki-Fluß im Körper des Patienten zu verbessern.

3. Summen. Durch ein Summen wird der spirituelle Kanal in Schwingung versetzt und dadurch wird die Auflösung von Verhärtungen gefördert. Aus diesem Grund sollte man jeden Tag diese Übung machen. Man setzt sich dazu aufrecht hin und atmet tief ein und aus. Nach etwa einer Minute beginnt man die Laute AUM oder SU zu bilden und zu summen. Besonders wirkungsvoll ist die Summübung, wenn sie möglichst häufig wiederholt wird (siehe DO-IN-Buch).

In Verbindung mit der entsprechenden Ernährung können diese Behandlungsmethoden innerhalb von 3 bis 4, höchstens aber 6 Monaten eine Heilung herbeiführen. Diese Methode birgt keinerlei Gefahren oder Nebenwirkungen und ist die sicherste und grundlegendste Möglichkeit, die Krankheit zu heilen.

2. Parkinson'sche Krankheit

Das Symptom dieser Krankheit ist ein unkontrollierbares Zittern. Es gibt zwei Ausprägungen der Krankheit: (1) die durch Yang verursachte Parkinsonkrankheit, die sich in einem starken oder sehr schnellen Zittern äußerst, und (2) die durch Yin ausgelöste Form der Krankheit, bei der das Zittern schwächer oder langsamer erscheint. Die erste Form ist auf einen übermäßigen Genuß von Nahrungsmitteln wie Fleisch, Eier und andere tierische Lebensmittel zurückzuführen, während bei der zweiten zuviel Yin verzehrt wurde. Der Patient sollte jeweils auf die extremen Nahrungsmittel verzichten und sich auf eine makrobiotische Standardernährung umstellen. Zusätzlich kann, in derselben Weise wie für multiple Sklerose, ein heißer Ingwerumschlag angewendet werden, möglichst täglich. Die Behandlung der Parkinsonkrankheit kann einen bis sechs Monate dauern.

3. Epilepsie

Epilepsie ist eine Yin-Krankheit. Sie hat Ähnlichkeit mit dem dumpfen, schweren Druck im Kopf, der nach Genuß von zuviel Bier oder anderen alkoholischen Getränken auftritt. Die Epilepsie entsteht durch eine überstarke Erweiterung der Zellen des Gehirns. Wenn das Gewebe des Gehirns sich so stark erweitert, werden die Nervenzellen innerhalb des Gehirns und ihre Verbindungen eingeengt. Dies kann soweit führen, daß zeitweise keine Nervenimpulse mehr ins Gehirn weitergeleitet werden können. Der betreffende Mensch verliert dann das Bewußtsein und dieser Zustand ist das, was man einen epileptischen Anfall nennt. Diese Anfälle treten vermehrt nachts, bei feuchtem Wetter oder bei Vollmond auf (die yangige Helligkeit des Vollmondes führt zu einem Aufsteigen von Flüssigkeit in den Kopf). Ebenso kommt es häufig nach Parties oder Gesellschaften, bei denen man viel Flüssigkeit zu sich nimmt, zu solchen Anfällen. Männer sind eher Epilepsie-gefährdet, da sie normalersweise mehr Flüssigkeit konsumieren als Frauen. Bei den Frauen ist festzustellen, daß diejenigen, die die Anti-Baby-Pille nehmen oder genommen haben, eher zu Epilepsie neigen als andere.

Häufige Kopfschmerzen oder ein Druckgefühl im Kopf deuten auf eine Neigung zur Epilepsie. Dies gilt ganz besonders für migräneartige Kopfschmerzen, die als Anfangsstadium dieser Krankheit betrachtet werden können. Auch Schwindelgefühle beim plötzlichen Aufstehen sind ein Zeichen für beginnende Epilepsie.

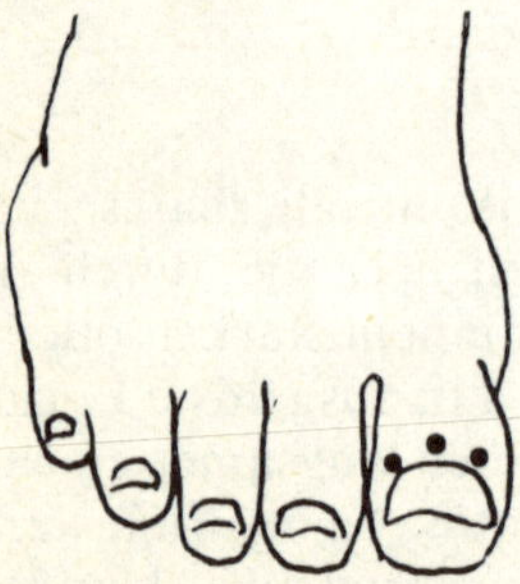

Abbildung 9. *Spezifische Druckpunkte für die Behandlung epileptischer Anfälle.*

Die Zahl der Menschen, die eine Kondition besitzen, die man als „prä-epileptisch" bezeichnen könnte, ist sehr groß, sie umfaßt möglicherweise bis zu 50 Prozent der Bevölkerung. Ein Epileptiker weiß normalerweise, wenn sich ein Anfall vorbereitet. Zeigen sich die Anzeichen für einen Anfall, so sollte der Patient, um die Schwere der Attacke zu mildern und so gering wie möglich zu halten, eine Umeboshipflaume, etwas Tekka oder Gomasio in regelmäßigen Abständen von 5-10 Minuten zu sich nehmen. Epileptiker sollten zur Sicherheit eines dieser Hilfsmittel immer mit sich führen.

Die Hauptursache für Epilepsie liegt in einer ständig überhöhten Flüssigkeitszufuhr. Um die Epilepsie zu heilen, sollte die tägliche Flüssigkeitsmenge sehr begrenzt gehalten werden und Zucker sollte man ganz und gar meiden, da er sich im Körper in Flüssigkeit umwandelt. Im Rahmen der makrobiotischen Standardernährung sollte die Betonung auf eher yangigen Nahrungsmitteln liegen, besonders Wurzelgemüse sind zu empfehlen. Auch die Zubereitung der Speisen sollte etwas mehr yang-betont sein. Strikt zu vermeiden sind Früchte, Getränke wie Bier, Wein oder andere Alkoholika, Milch, Limonaden, Obstsäfte und ähnliches. Der im folgenden beschriebene traurige Fall demonstriert, wie wichtig eine Reduktion der Flüssigkeitszufuhr im Zusammenhang mit Epilepsie ist.

Vor über zehn Jahren begann ein junger Mann Anfang 20, sich auf die makrobiotische Lebensweise umzustellen, nachdem er sieben Jahre lang immer wieder unter epileptischen Anfällen gelitten hatte. Die Medikamente, die er vorher eingenommen hatte, um die Anfälle unter Kontrolle zu halten, konnte er nach zwei Monaten absetzen. Nach dem dritten Monat hatte er überhaupt keine Anfälle mehr. Dieser Erfolg machte ihn natürlicherweise froh und ließ ihn aktiver werden. Er nahm ein halbes Jahr später an einem Ferienlager teil, und noch während er dort war, erhielt ich ein Telegramm, das mir von seinem Tode Mitteilung machte. Anscheinend war das Wetter sehr warm gewesen, und der junge Mann war eines Abends mit Freunden in die Stadt gegangen, wo er drei Flaschen Bier trank. Er nahm sich zusätzlich noch einige Flaschen mit zurück ins Lager, die er noch vor dem Schlafengehen austrank. Am nächsten Morgen stand er um fünf Uhr auf und ging im See schwimmen, dabei bekam er einen Anfall und ertrank.

Es gibt verschiedene Möglichkeiten, die Stärke eines Anfalls so gering wie möglich zu halten. Beim Auftreten einer Attacke sollte man versuchen, dem Patienten ein kleines Stück Holz, etwa einen Spatel oder ein Eßstäbchen, zwischen die Zähne zu schieben, um zu verhindern, daß er sich auf die Zunge beißt. Um die Expansion der

Hirnzellen zu vermindern, kann man auf die Stirn und den Nacken des Patienten ein mit kaltem Wasser getränktes Handtuch auflegen, und auch Hände und Füße mit nassen Tüchern umwickeln. Außerdem sollte der in Abbildung 9 gezeigte Punkt an den großen Zehen beider Füße über längere Zeit kräftig gedrückt werden. Diese Maßnahmen können einen Anfall, der normalerweise 10 Minuten dauern würde, auf drei Minuten reduzieren.

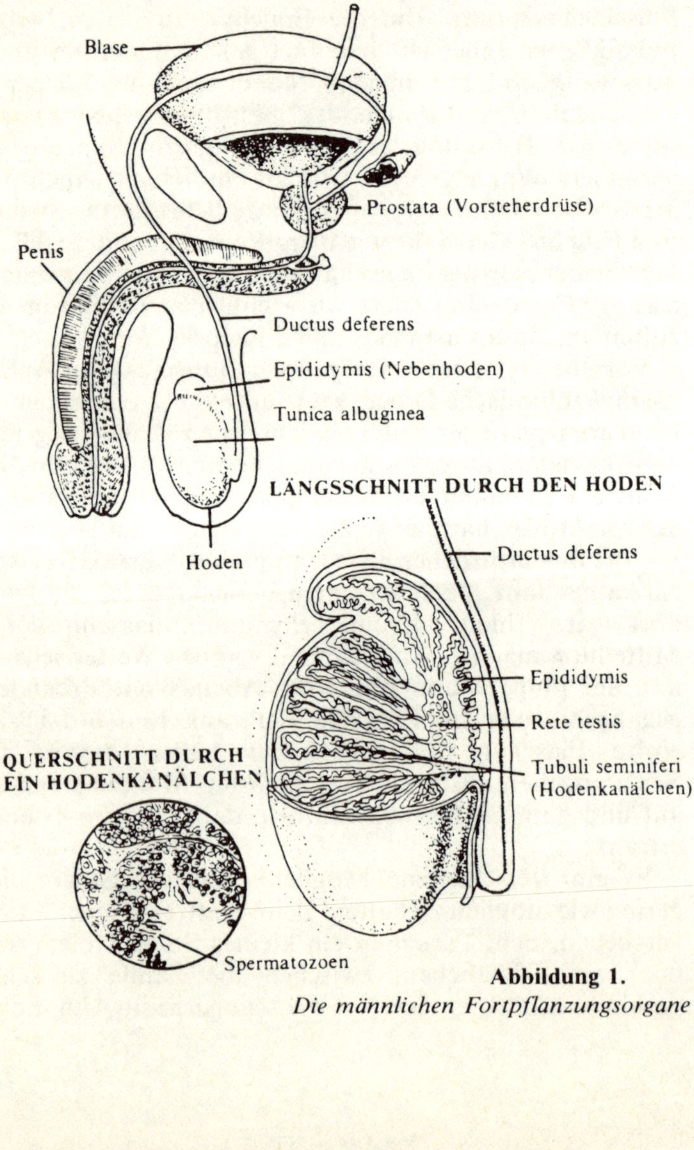

Abbildung 1.
Die männlichen Fortpflanzungsorgane

KAPITEL NEUN

Die Fortpflanzungsorgane

Die männlichen Fortpflanzungsorgane

Die Hoden, die am Ende des Rumpfes im Skrotum (Hodensack) liegen, stellen den wichtigsten Anteil des Fortpflanzungsapparates beim Manne dar. Innerhalb der *Tunica albuginea,* der Außenhaut der Hoden, ist das Gewebe in etwa 250 Läppchen unterteil. Jedes dieser Läppchen enthält mehrere *tubuli seminiferi* (Hodenkanälchen), die der Bildung des Samens dienen (vgl. Abb. 1).

Die reifen Spermatozoen liegen der inneren Oberfläche der Hodenkanälchen an, wobei die Spermienköpfe nach innen weisen, während die Schwänze nach außen gerichtet sind (vgl. Abb. 1). Gebildet werden die Spermien durch einen Prozeß der Yinnisierung, bei dem sich die Zellen der Hodenkanälchen in Millionen von Spermien differenzieren. Schließlich werden die Spermien aus den Kanälchen freigegeben, durch das sogenannte *Rete testis* und die *Ductuli efferentes* (abführende Gänge) gelangen sie in den *Ductus epididymidis* (Nebenhodengang). Von hier aus müssen die Spermien sich abwärts bewegen, in eine Richtung also, die der natürlichen Bewegung des Yin entgegengesetzt ist. Aus diesem Grund ist der Spermienfluß sehr verlangsamt und es kommt zu einer vorübergehenden Speicherung von Spermien im Nebenhoden. Das Sperma kann hier aber auch über Wochen, Monate oder sogar Jahre gespeichert bleiben.

Die Ejakulation der Samenflüssigkeit wird durch Kontraktionen der unteren Blasenmuskeln, der glatten Muskelzellen der Prostata und der Muskeln in den ausführenden Gängen, insbesondere des *Ducuts deferens* hervorgerufen. Diese Kontraktionen gestatten es den Spermien, sich mit hoher Geschwindigkeit fortzubewegen. Das Ejakulat enthält im Durchschnitt 200 bis 400 Millionen Spermien. Wenn die Spermien nicht in den Uterus (Gebärmutter) eindringen, gehen sie rasch zugrunde, diejenigen jedoch, die hineingelangen, sind vier oder fünf Tage lang lebensfähig. Ihre Fähigkeit zur Befruchtung eines Eies allerdings ist auf 24 Stunden beschränkt.

Krankheiten der männlichen Geschlechtsorgane

1. Unfähigkeit zur Samenproduktion
Damit der yinnige Differenzierungsprozeß, der zur Bildung der Spermien führt, in Gang gesetzt werden kann, muß das Blut eher yang in seiner Beschaffenheit sein. Männer, die unfruchtbar sind, haben häufig eine Tendenz zur Anämie, in extremen Fällen sogar eine Disposition zur Leukämie, immer aber ist ihr Blut „schwach" und von minderer Qualität. Der Grund dafür ist ein Übermaß an Yin in der Ernährung, und eine Umstellung auf die makrobiotische Standardernährung schafft schnelle Abhilfe. Innerhalb der makrobiotischen Diät sollten die Empfehlungen, die im Zusammenhang mit der Behandlung von Anämien gegeben werden, berücksichtigt werden.

2. Impotenz
Unter Impotenz versteht man im allgemeinen die Unfähigkeit zur Erektion, die durch eine Schwächung der für die Erektion verantwortlichen Muskeln hervorgerufen wird. Die Schwächung und Ausweitung der Muskulatur und der damit verbundene Verlust der Fähigkeit zur Kontraktion ist auf eine Ernährung zurückzuführen, die zuviele erweiternde Stoffe enthält. Auch hier sollte die makrobiotische Standardernährung eingehalten werden, mit besonderem Gewicht auf kompakteren Getreiden wie Buchweizen und Wurzelgemüsen wie Karotten und Große Klette.

3. Verlegung der Samengänge
Hier ist die Ursache ebenso gelagert wie bei der Verhärtung der Blutgefäße, es handelt sich nämlich um eine Überernährung mit tierischen Produkten wie Eier, Fleisch und Milchprodukte, die alle gesättigte Fettsäuren enthalten, sowie um ein Übermaß an Produkten wie Zucker und Obst, die Fett- und Schleimansammlungen erzeugen. Durch die Einhaltung der Standardernährung können die Blockierungen beseitigt werden, wobei der Verbrauch an Öl eingeschränkt werden sollte, und zumindest vorübergehend auf alle fetthaltigen Nahrungsmittel wie Nüsse verzichtet werden muß.

4. Hydrozele (Wasserbruch)
Hierbei handelt es sich um eine Flüssigkeitsansammlung im oder um den Hoden, die durch übermäßige Flüssigkeitszufuhr entsteht. Eine Heilung ist durch die makrobiotische Standardernährung und eine drastische Einschränkung des Flüssigkeitskonsums möglich.

Die weiblichen Geschlechtsorgane

1. Die Ovarien (Eierstöcke)

Die Ovarien sind als Hauptorgane des weiblichen Fortpflanzungssystemes zu sehen. Das kleine, paarig vorliegende Organ hat etwa die Größe einer Mandel, und es ist die Bildungsstätte der Eizellen. Das Ovar wird in einen medullären (Mark-)Anteil im Innern und einen cortikalen (Rinden-) Anteil außen unterteilt. In der Medulla liegen Blut- und Lymphgefäße sowie glatte Muskelfasern, der Cortex dagegen enthält Follikel (Bläschen) in verschiedenen Entwicklungsstadien. Die äußere Oberfläche des Ovars ist von einer einzigen Zellschicht umgeben, dem sogenannten Keimepithel (vgl. Abb. 2).

Ein Follikel besteht aus der Eizelle und einer oder mehreren sie umgebenden Follikelzellschichten (vgl. Abb. 3). Bei der Geburt enthalten die Ovarien etwa 800 000 Primärfollikel. Diese Zahl nimmt stetig ab, bis um die Zeit der Menopause nur noch wenige oder gar keine Follikel mehr übrig sind. Bei der geschlechtsreifen Frau beträgt die Zahl der Follikel in den Eierstöcken etwa 400 000. Die zahlenmäßige Abnahme der Follikel ist bedingt durch (1) den Verbrauch für die Bildung der Eizellen und (2) einen als Atresie bezeichneten Vorgang, bei dem die Follikel degenerieren und vom Körper abgebaut werden.

Während der Reifung des Eies nehmen die umgebenden Follikelzellen an Zahl und Größe zu. Zwischen den Zellen entstehen unregelmäßige offene Räume, die mit einer Flüssigkeit, dem sogenannten *Liquor folliculi* angefüllt sind. Die Follikelzellen, die um die Eizelle herum gebildet werden, ordnen sich spiralig an. Das Ovum (Ei) liegt im Zentrum der Spirale und wird durch einen Prozeß der Kontraktion oder Yangisierung gebildet, der die Umkehrung des Vorganges darstellt, der zur Bildung der Spermien führt. Wenn ein Follikel reif ist, wird er entweder sofort zurückgebildet und schließlich zersetzt, oder aber er reißt auf und gibt die enthaltene Eizelle nach außen ab. Diesen letzteren Vorgang nennt man Ovulation (Eisprung).

2. Der Eisprung

Nur etwa 400 der insgesamt 800 000 Follikel, die bei der Geburt vorliegen, kommen zur Reife und geben ein Ei ab. Durchschnittlich 3 bis 5 dieser 400 reifen Follikel werden befruchtet und entwickeln sich schließlich zu einem menschlichen Wesen.

Nach der Ovulation tritt das yangige Ei in den fingerartigen ersten Anteil der *Tuba uterina* (Eileiter) ein und bewegt sich von dort aus,

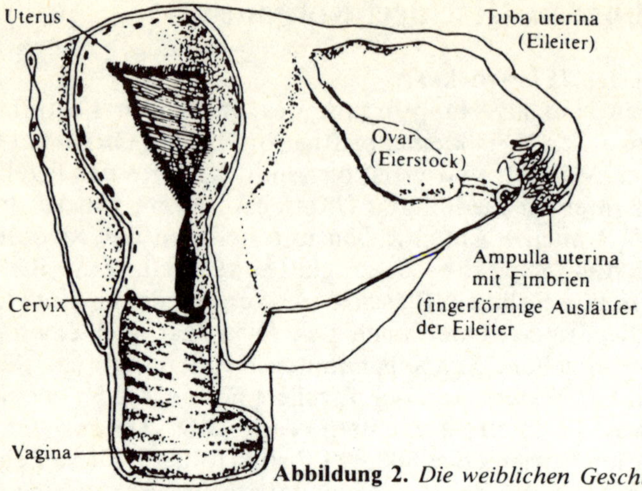

Abbildung 2. *Die weiblichen Geschlechtsorgane*

seinem Yang-Charakter gemäß, abwärts. Es gibt dann zwei Möglichkeiten:

1. Wenn Geschlechtsverkehr stattgefunden hat, kann das Ei befruchtet werden. Die Vereinigung von Ei und Spermium findet in den Fimbrien (fingerförmige Fortsätze) des Eileiters statt. Da die Spermien yin sind, wandern sie nach dem Eintritt in die Vagina nach oben. Wenn ein Ei befruchtet wird, so beginnt es sich auf dem Weg durch den Eileiter und in den Uterus (Gebärmutter) zu entwickeln. Die Einnistung des Eies in der Uteruswand findet etwa 7-10 Tage nach der Befruchtung statt.

Wenn dem befruchteten Ei der Weg zur Gebärmutter verlegt ist, nistet es sich unter Umständen schon im Eileiter ein. Man spricht dann von einer Eileiterschwangerschaft, und es kommt aufgrund des Wachstums des Embryos nach einiger Zeit zur Tubenruptur. Die dabei entstehende Blutung kann lebensgefährlich sein. Zu Eileiterschwangerschaften kann es kommen, wenn der Eileiter durch dichte Schleim- oder Fettansammmlungen blockiert ist. Diese treten infolge ungünstiger Ernährung auf, besonders bei Nahrungsmitteln, die zuviele gesättigte Fettsäuren enthalten. Ein anderer Grund für eine solche Eileiterschwangerschaft kann sein, daß sich das Ei nicht schnell genug durch den Eileiter bewegt, eine Trägheit, die durch den übermäßigen Verzehr von Zucker, tropischen Früchten und anderen extremen Nahrungsmitteln hervorgerufen wird.

Der Uterus ist durchschnittlich 7 cm lang und wiegt etwa 50 g. Er hat eine Volumenkapazität von 2 - 5 ccm und ist normalerweise eng

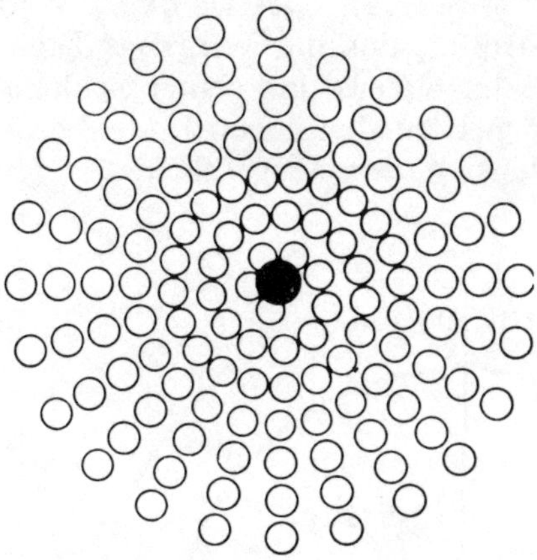

Abbildung 3. *Schematischer Aufbau eines Follikels. Innerhalb jedes Follikels sind die Follikelzellen, die die sich entwickelnde Eizelle umgeben, spiralförmig angeordnet. Das Ei wird durch einen Kontraktions- oder Yangisierungsprozeß gebildet.*

zusammengezogen. Während einer Schwangerschaft dehnt er sich erheblich aus, und zum Ende der Schwangerschaft hin ist er etwa 55 cm lang, wiegt etwa 1000 g und hat eine Volumenkapazität von 5000 bis 7000 ccm. Nach der Geburt nimmt die Gebärmutter nach und nach wieder ihre ursprüngliche Gestalt und Größe an.

2. Wenn zur Zeit des Eisprungs keine Spermien vorhanden sind, degeneriert das Ei auf seinem Weg durch die Tube und wird im Rahmen der Menstruationsblutung ausgestoßen.

3. Die Menstruation

Der 28-tägige Menstruationszyklus entspricht dem Verlauf der Bildung des Eies und dem Eisprung, die Länge jeder Phase innerhalb dieses Zyklus ist großenteils davon abhängig, wie die Frau sich jeweils ernährt (vgl. Abb. 4). Wenn eine Frau zum Beispiel hauptsächlich gekochtes volles Korn und Gemüse ißt, dauert die Monatsblutung nur 3 Tage, gegenüber den 5 Tagen, die die Blutung einnimmt, wenn die Ernährung einer Frau reich an Fleisch, Zucker und Milchprodukten ist. Die nächste Phase, in der sich die Uterusschleimhaut degeneriert, dauert normalerweise 2 Tage. Bei vernünftiger Ernährung jedoch kann dieser Prozeß innerhalb eines Tages abgeschlossen sein. Das folgende Stadium, die Reifungszeit des Follikels, zieht sich im Normalfall über 8 Tage hin, und der Eisprung sollte sich genau in der Mitte des Zyklus vollziehen. Auf die Ovulation (Eisprung) folgt die sogenannte prämenstruelle Phase, in der sich im gesprungenen Follikel das *Corpus luteum* (Gelbkörper) entwickelt. Der Gelbkörper reift und sezerniert Progesteron, ein Hormon, das die Vorgänge beeinflußt, die in der zweiten Zyklushälfte im Uterus und seiner Schleimhaut stattfinden. Follikel und Gelbkörper werden gegen Ende dieser Phase abgebaut und während der Menstruation ausgeschieden.

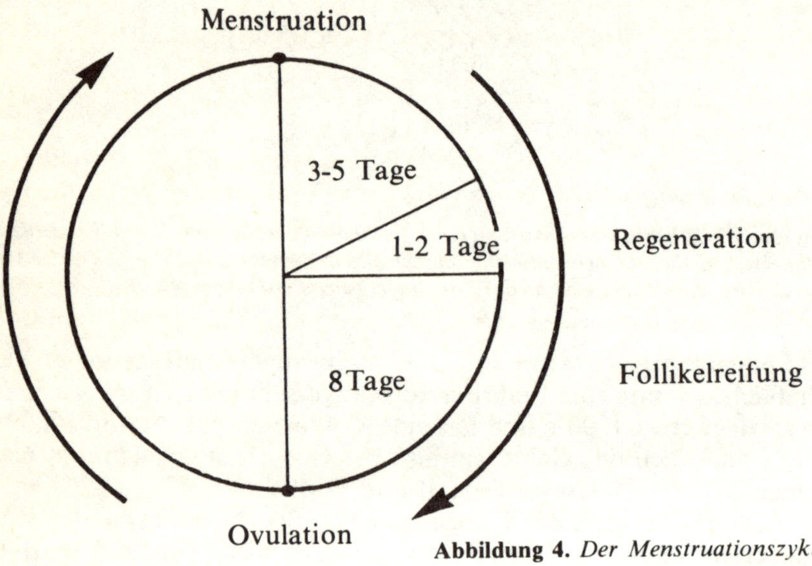

Abbildung 4. *Der Menstruationszyklus*

Wenn eine Frau gute Nahrung zu sich nimmt, sollte ihr Menstruationszyklus mit dem monatlichen Mondzyklus korrelieren. Während der Zeit des Vollmondes ist die Atmosphäre klarer oder mehr yang. Eine yangbetonte Frau hat ihre Monatsblutung in dieser Zeit, da die Kondition der Atmosphäre sie außerordentlich yangisiert und eine Entladung dieses Überschusses notwendig macht. In der Zeit des Neumondes wird die Atmosphäre yin, und yinbetonte Frauen haben ihre Blutung infolge dieses Einflusses um diese Zeit. Wenn eine Frau, die beginnt, sich makrobiotisch zu ernähren, ihre Blutung zwischen diesen beiden Mondphasen bekommt, so ist dies ein Zeichen dafür, daß sie selbst sich in einem Zwischenstadium befindet. Allmählich jedoch wird der Beginn der Monatsblutung sich auf einen dieser beiden Zeitpunkte einpendeln.

Während der Monatsblutung werden die überschüssigen Energien einer Frau sowohl über die Haut als auch durch den Menstruationsfluß ausgeschieden. Aus diesem Grund sollten Frauen während ihrer Monatsblutung sich nicht die Haare waschen und auch nicht duschen, denn dieses „Abwaschen“ würde den normalen Ausscheidungsprozeß negativ beeinflussen. Es kommt dann leicht zu Gesichtsröte und Reizbarkeit.

Krankheiten der weiblichen Geschlechtsorgane

1. Menstruationsstörungen

A. Menstruationsschmerzen und Krämpfe. Krämpfe während der Monatsblutung werden im allgemeinen durch übermäßigen Verzehr von tierischen Produkten wie Fleisch, Fisch, Eier und Milchprodukte hervorgerufen, neben anderen expandierend wirkenden Nahrungsmitteln. Um diese Schmerzen zu beheben, sollte man auf extreme Nahrungsmittel verzichten und sich auf die makrobiotische Standardernährung umstellen. Die Schmerzen geben sich nach etwa 2 bis 3 Monaten. Zur Diagnose dieser Kondition sollte man die Region zwischen Oberlippe und Nase einer Frau beobachten. Wenn sich dort beim Lächeln eine horizontale Linie oder Falte zeigt, ist dies höchstwahrscheinlich ein Zeichen dafür, daß diese Frau unter Menstruationsschmerzen leidet.

B. Hypermenorrhoe (zu starke Regelblutung). Der Grund dafür kann sowohl in einer übermäßigen yin- als auch einer übermäßig yangbetonten Ernährung liegen. Bei zu stark kontraktionsfördernder Ernährung verdickt sich das Blut und die Blutung dauert länger. Dies ist meist von einem unangenehmen Geruch begleitet. Beim Verzehr zuvieler expandierender Nahrungsmittel wird das Blut verdünnt, die Blutung dauert ebenfalls länger. Ernährt sich die Frau jedoch vernünftig und ausgewogen, so dauert die Regelblutung weniger lange als es sonst heute üblich ist und sie ist schwächer.

C. Unregelmäßiger Zyklus. Wenn der Menstruationszyklus zu kurz ist, also etwa nur 24 statt 28 Tage dauert, so deutet dies meist auf eine überstark yangbetonte Kondition hin. Wenn der Zyklus länger ist als üblich, also 30 bis 32 Tage zwischen den Blutungen liegen, bedeutet dies zumeist, daß die Frau zu yin ist. Beide Störungen können durch eine ausgewogenen Diät behoben werden.

2. Anteversio (Retroversio) uteri.

Hierbei handelt es sich um eine leichte Neigung des Uterus nach vorne oder nach hinten. Häufig nimmt bei einer Schwangerschaft der Uterus wieder seine normale Position ein. Bei der Anteversio (Vorwärtsneigung) ist der Grund zuviel Yang, bei der Retroversio dagegen zuviel Yin. Durch die makrobiotische Standardernährung mit jeweiliger Betonung der notwendigen Nahrungsmittel kann dieses Problem unschwer behoben werden.

3. Fluor genitalis (Ausfluß)

Wie schon im Kapitel *Die progressive Entwicklung der Krankheit* besprochen, finden sich häufig Schleim- und Fettsansammlungen im Uterus, den Tuben und den Ovarien. Derartige Ablagerungen im Uterus führen zumeist zu Ausfluß. Wenn dieser Fluor gelblich gefärbt ist, entwickelt sich möglicherweise eine Zyste, während weißer Ausfluß harmloser ist, aber doch zur Entwicklung einer „weichen" Zyste führen kann. Grünlicher Ausfluß kann ein Anzeichen für Krebs sein, insbesondere wenn diese Ausscheidung über längere Zeit hinweg andauert. Vaginaler Ausfluß kann von einem typischen Geruch begleitet sein. Die makrobiotische Methode zur Behandlung dieses Problems wird zum Teil im folgenden, zum Teil aber auch im Kapitel *Die progressive Entwicklung der Krankheit* besprochen.

4. Uterus- und Ovarialzysten

Wie schon im Kapitel *Die progressive Entwicklung der Krankheit* gezeigt wurde, führt eine Verfestigung des Schleims oder Fettes um die Ovarien häufig zu einer Zyste am Eierstock, ebenso wie es im Uterus und ganz besonders im Bereich des Zervix (Gebärmutterhals) zu einer Zystenbildung kommen kann. Ein übermäßiger Konsum von Nahrungsmitteln, die Fett- und Schleimablagerungen hervorrufen, wie etwa Milchprodukte, Zucker, Obst, Fruchtsaft, Nußbutter, ölhaltige Speisen und tierisches Fett trägt zur Bildung von Zysten bei. Um eine Heilung zu erreichen, sollten all diese Nahrungsmittel vom Speiseplan gestrichen werden und eine sinnvolle makrobiotische Diät sollte eingehalten werden.

Zusätzlich sollte täglich eine Ingwerkompresse auf den Unterleib und die Region der Ovarien aufgelegt werden, wenn eine Zyste oder ein Tumor die Eileiter blockieren. Parallel zur makrobiotischen Ernährung sollte dies 14 Tage lang angewendet werden.

Dagegen sind Ingwerkompressen nicht nötig bei vaginalem Ausfluß, dem keine Zyste oder Tumor zugrundeliegt. Hier ist einer der wirksamsten Behandlungen ein heißes Hüftbad. Sehr günstig ist es, wenn dem Wasser getrocknete grüne Blätter von Daikonrettich oder Rübenpflanzen zugefügt werden. Zur Vorbereitung dieser Bäder sollte man etwa 50 Bündel dieser Blätter in der Nähe eines Fensters oder draußen zum Trocknen aufhängen. Die Blätter werden zunächst gelb und später braun, in diesem Stadium können sie dann verwendet werden. Man kocht zwei oder drei Bündel getrocknete Blätter 10-20 Minuten lang in reichlich Wasser, dem etwas Meersalz oder Kombualgen zugefügt werden können. Das Wasser verfärbt sich darauf bräunlich. Dann läßt man heißes Wasser in die Badewanne einlaufen, und fügt der hergestellten Mischung eine weitere Handvoll Meersalz bei. Während des Bades sollte man den Oberkörper mit einem warmen Handtuch umhüllen, um eine Erkältung zu vermeiden und den Schweiß aufzusaugen. Man sollte etwa 10-15 Minuten im Bad bleiben und heißes Wasser zugießen, sobald das Bad abkühlt.

Das das Bad den Kreislauf stark anregt, rötet sich die Haut, gleichzeitig lösen sich die Schleim- und Fettablagerungen in der Vagina langsam auf. Direkt nach dem Bad sollte man eine Spülung mit einer Lösung machen, die aus Banchatee, einer Prise Meersalz und dem Saft einer halben Zitrone hergestellt wird. Die Spülung fördert die Ausschwemmung der Fett- und Schleimablagerungen, die sich durch das Bad gelöst haben. Diese Behandlung sollte über einen Zeitraum von fünf Tagen bis zu zwei Wochen, je nach Zustand der Patientin, weitergeführt werden. Während dieser Zeit sollte man sich sehr gut ernähren und vor allem jegliche Art von Milchprodukten meiden, da diese die Hauptursache für Ablagerungen in den weiblichen Geschlechtsorganen darstellen.

Wenn man keine getrockneten Blätter zur Verfügung hat, kann man statt dessen dem Bad ein paar Handvoll Meersalz beifügen. Hüftbäder und Ingwerumschläge sind für alle Arten von Zysten oder Tumoren der weiblichen Geschlechtsorgane wirksam.

Auch eine spezielle Mischung, mit der ein Tampon getränkt wird, hilft gegen vaginalen Ausfluß. Man vermischt hierzu einen Teil Sesamöl mit zwei Teilen geriebenem Ingwer, fügt eine Prise Meersalz hinzu und bestreicht einen Baumwollstoffstreifen mit der Mischung. Die Tamponade wird eingelegt, wie man einen normalen Tampon einführt, und verbleibt für etwa eine Stunde in der Vagina. Nach der Entfernung macht man eine Spülung mit der oben beschriebenen Banchatee-Lösung. Sollte der Ingwer Reizungen hervorrufen, reduziert man die Menge zunächst, steigert sie aber bei jeder Behandlung ein wenig. Diese Anwendung sollte über drei bis vier Tage jeweils einmal täglich gemacht werden.

Die meisten Zysten sind zu Beginn ihrer Entwicklung weich, bei fortgesetzter schlechter Ernährung jedoch verhärten sie sich und verkalken zum Teil. Diese Art von Zyste ist dann von steinharter Konsistenz und sehr schwer zu beseitigen. Manche Zystenarten enthalten Fett und Eiweiß und können sogar eine eigene „Haut" und Haare und zahnähnliche Kalciumeinlagerungen entwickeln. Man nennt diese Zysten Dermoidzysten, und sie entstehen aufgrund der oben aufgezählten Nahrungsmittel. Auch Kontrazeptiva in der Art der Anti-Baby-Pille können zur Entwicklung von Zysten beitragen.

5. Vaginismus

Es handelt sich hierbei um eine Verkrampfung der Scheidenmuskulatur. Dieses Symptom kann während des Geschlechtsverkehrs auftreten, es ist in seiner Art Beinkrämpfen ähnlich. Die Ursache dafür ist zu ausgeprägtes Yin. Diese Kondition kann durch die makrobiotische Standardernährung verbessert werden, wobei Salz, Umeboshipflaumen oder Gomasio die Muskelverspannung lösen.

6. Uterusprolaps (Vorfall der Gebärmutter)

Zu diesem Krankheitsbild kommt es, wenn der Uterus sich senkt und Teile sich bis in die Vagina vorschieben. Die Ursache dafür ist eine extrem yin-betonte Ernährung, die zur Schwächung der Muskulatur und anderer Gewebsstrukturen, die normalerweise die Aufhängung des Uterus bilden, führt. Mit Hilfe der makrobiotischen Standardernährung kann diese Krankheit beseitig werden.

Geschlechtskrankheiten

Es gibt drei Arten von Geschlechtskrankheiten:

1. Schanker

Hierbei ist der Infektionsträger ein Bakterium mit dem Namen *Hemophilus durcreyi.* Eine Infektion durch diese Bakterienart führt zum Auftreten zahlreicher kleiner Geschwüre oder „Schanker" im Genitalbereich, oft in Verbindung mit angeschwollenen Lymphknoten.

2. Gonorrhoe

Diese Entzündung der Schleimhäute in den Geschlechtsorganen wird durch Gonokokken, die *Neisseria gonorrhoeae* hervorgerufen, Symptome zeigen sich wenige Tage nach der Infektion.

3. Syphilis

Diese chronische Erkrankung wird durch Spirochaeten, *Treponema pallidum* verursacht. Die Symptome zeigen sich in drei Stadien. Im Primärstadium bildet sich innerhalb von zwei bis vier Wochen nach der Infektion ein Geschwür an den Geschlechtsorganen, das sich nach und nach in einen harten Schanker umbildet. Dieser Schanker bildet sich aber häufig wieder zurück und man gewinnt den Eindruck, die Krankheit sei abgeheilt. Die Symptome des Sekundärstadiums treten 6-18 Wochen nach der initialen Infektion auf, fast jedes Organ im Körper kann davon betroffen sein, weil sich die Bakterien inzwischen im ganzen Körper verbreitet haben. Da der Körper versucht, die Infektion „auszuscheiden", zeigen sich vor allen an der Haut Veränderungen. Die Symptome in diesem Stadium werden jedoch häufig irrtümlich mit anderen Krankheiten in Verbindung gebracht.

Das sogenante Tertiärstadium der Krankheit tritt erst Monate oder gar Jahre späte auf, es kann zu degenerativen Veränderungen von Organstrukturen wie etwa der Knochen, der Wände der Blutgefäße oder des Gehirns kommen. Ebenso kann jedes andere Organ betroffen sein, und die Krankheit führt schließlich zum Tode.

Am meisten anfällig für Geschlechtskankheiten sind Personen, die entweder (1) einseitig große Mengen tierischer Nahrungsmittel, auch Milchprodukte, oder (2) sehr betont extrem yinnige Nahrungsmittel wie Alkohol, Zucker und Drogen oder Medikamente zu sich nehmen. Wenn man hauptsächlich gekochte Vollkornnahrung und Gemüse ißt, ist man weitaus weniger empfänglich für diese Krankheiten. Äußere Anzeichen wie eine milchige oder käsige Gesichtshaut, rote Flecken im Gesicht, die durch den Verzehr von Obst und Zucker entstehen, oder leicht rötlich oder bläulich verfärbte Finger oder Nase, lassen auf die schlechte Beschaffenheit des Blutes schließen, die zur Infektion mit Geschlechtskrankheiten führen kann. Menschen mit diesen Störungen machen oft einen etwas unsauberen Eindruck.

Zur Heilung von Geschlechtskrankheiten sollten folgende Ernährungshinweise beachtet werden, die dazu beitragen, das Blut zu reinigen und die Bakterien aus dem Körper zu entfernen:

1. Es sollte nur pflanzliche Nahrung gegessen werden, mit Ausnahme einer gelegentlichen kleinen Portion einer sehr yinnigen Fischsorte wie etwa Karpfen.
2. Obst, Salate und andere yinnige Nahrungsmittel sollten vollständig gemieden werden, ebenso jegliche Art von Ernährung, die zur Übersäuerung des Blutes führt.
3. Die Grundlage der Ernährung sollte unverarbeitetes Getreide bilden. Dazu kommen Gemüse, die mit Salz und Öl angemessen

gewürzt werden; Gewürze wie Gomasio und Tekka; kinpira (Wurzelgemüse wie Klettenwurzel und Karotten, in Stiftchen geschnitten oder geraspelt, die mit einer geringen Menge Wasser und Öl sautiert und gekocht werden, bis das Wasser verdampft ist); shiokombu (in Tamari eingelegte Kombualgen); Azukibohnen, die mit Kombualgen zusammen gekocht werden; hiziki oder andere Algenarten, die mit Tamari und Öl gekocht werden; kräftige Misosuppe, die auch Schalotten oder Klößchen aus süßem braunem Reis enthalten kann; koi-koku (ein Eintopf aus einem ganzen Karpfen, großer Klette und Miso); außerdem Pickles, die in Salz, Reiskleie oder Miso eingelegt sind.

4. Zu den empfohlenen Getränken gehören gerösteter Getreidetee (Reis oder Hafer), der mit einer Prise Salz gekocht wird; Vollkornreissuppe; und ein Getränk aus Azukibohnen und Kombualgen (beides wird zusammen mit einer Prise Salz gekocht und entsaftet). Gegen den Durst können bis zu sieben Tassen dieser Getränke täglich getrunken werden.

Diese etwas eingeschränktere Diät sollte während der beiden ersten Monate eingehalten werden, auch in Fällen, in denen die Krankheit medizinisch behandelt wurde. Auf diese Weise wird sichergestellt, daß die Krankheit den Körper verläßt, und daß die Blutbeschaffenheit sich wieder normalisiert. Nach dieser Behandlungszeit kann die normale makrobiotische Standardernährung wiederaufgenommen werden.

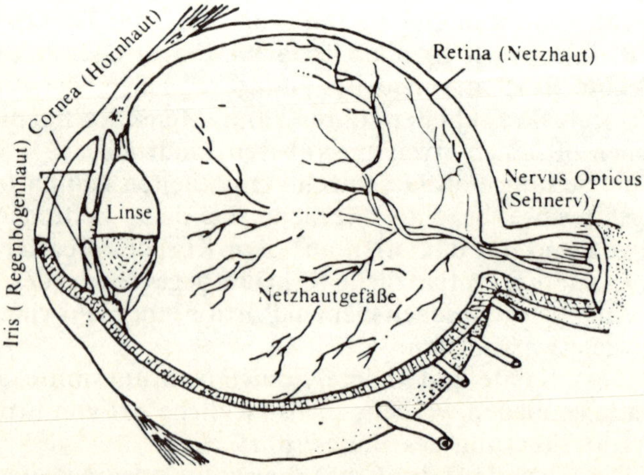

Abbildung 1. *Querschnitt durch das menschliche Auge*

KAPITEL ZEHN

Gesicht und Kopf

Der makrobiotische Ansatz zur Behandlung von Erkrankungen der Augen

1. Netzhautablösung

Die Lichtstrahlen, die in das menschliche Auge eintreten, zentrieren sich normalerweise auf der Retina (Netzhaut), wo ein Bild entsteht, daß über den Sehnerv an das Gehirn weitergeleitet wird. Die Netzhaut ist ein sehr sensitives, membranartiges Gebilde voller Nervenenden, das mit der Augenrückwand verbunden ist (vgl. Abb. 1). Unter bestimmten Umständen beginnt die Netzhaut jedoch, sich abzulösen. Ist dieses geschehen, werden die einfallenden Lichtstrahlen nicht mehr länger auf der Retina zentriert und häufig erblindet der betroffene Mensch als Folge dieses Prozesses. Die Netzhautablösung ist ein charakteristisches Merkmal für ein Übermaß an Yin und ist vielfach auf den Konsum von überhöhten Mengen von expansiven Nahrungsmitteln, insbesondere Getränken, zurückzuführen. Um diesen Prozeß zu verstehen, nehme man zwei Papierstücke, klebe sie zusammen und lege sie in Wasser. Sehr bald werden sich die beiden Stücke voneinander zu lösen beginnen. Die einzige Behandlungsmethode bei einer Netzhautablösung ist eine sehr komplizierte Operation. Da Operationen jedoch nicht die Ursache von Krankheiten beseitigen, dauert es oftmals nur einige Jahre, bis die Netzhaut anfängt, sich erneut zu lösen.

Um diese Erkrankung zu heilen, ist die makrobiotische Standardernährung zu befolgen, wobei die folgenden Abwandlungen erlaubt sind: (1) die Flüssigkeitszufuhr ist unter Kontrolle zu halten, (2) die Aufnahme von Obst ist zu kontrollieren, (3) Zucker sollte gänzlich vermieden werden, da er sich im menschlichen Körper in Wasser umwandelt, (4) rohes Gemüse ist zu vermeiden, (5) alkoholische Getränke und Fruchtsäfte sollten nicht konsumiert werden, (6) zuviel Wasserzufuhr beim Kochen ist zu unterlassen. Diese Vorschläge zielen darauf ab, die überschüssigen Wasseransammlungen im Körper, die die Netzhautablösung verursachen, zu reduzieren. In dem Maße, in dem der Körper wieder trocknet, beginnt auch die Netzhaut, sich wieder mit der Augenwand zu verbinden und die Sehfähigkeit des Patienten nimmt zu.

Ich lernte einmal einen Mann kennen, der unter der beschriebenen Erkrankung litt. Nicht einmal nachdem er sich auf die makrobiotische Standardernährung umgestellt hatte, verbesserte sich seine Kondition. Ich erfuhr dann, daß er nur eine Art von Öl, nämlich Maisöl, verwendete. Als er dieses durch das yangigere Sesamöl ersetzte, dauerte es nur fünf Tage, bis er seine volle Sehfähigkeit wieder hatte. Sesamöl ist traditionell sehr verbreitet bei der Behandlung der verschiedensten Erkrankungen der Augen. Da Öl yin ist, stößt es überschüssiges Wasser, das ebenfalls yin ist, ab. Für den medizinischen Gebrauch ist eine kleine Menge Sesamöl zu erhitzen und durch ein steriles Mulltuch abzugießen. Das so behandelte Öl kann nun in einem kleinen Gefäß aufgehoben werden und mit einer Pipette in kleinen Mengen (ein oder zwei Tropfen) direkt in das Auge eingetropft werden. Diese Behandlung sollte bis zur vollständigen Heilung der Erkrankung des Auges einmal täglich fortgesetzt werden.

2. Katarakte („Grauer Star“)

Bei dieser Kondition verhindert ein milchiger Film, der die Augenlinse oder die Linsenkaspel überzieht, das Eindringen der Lichtstrahlen. Unter Umständen entsteht so eine völlige Erblindung. Katarakte entwickeln sich über lange Zeiträume hinweg und werden vor allem durch den Konsum von expansiven Nahrungsmitteln wie Kaffee, Zucker, Zitrusfrüchten, starken Medikamenten, Molkereiprodukten und ähnlichem verursacht. Katarakte entstehen auch dann, wenn die Linse auf Grund einer übermäßigen Aufnahme von Fleisch, Eiern, Käse, Butter und anderen Milchprodukten zu viele gesättigte tierische Fette enthält.

Um diese Kondition zu beheben, sind (1) die oben genannten Produkte gänzlich zu meiden und die makrobiotische Standardernährung sollte eingehalten werden, (2) fünf bis sechs Mal täglich Kompressen mit heißem Wasser oder Bancha-Tee auf die Augen aufzulegen, (3) ein bis zwei Tropfen abgegossenes Sesamöl (s.o.) vor dem Zubettgehen in die Augen einzuträufeln, um auf diese Weise das Abscheiden des überschüssigen Yin zu beschleunigen. Mit dieser Behandlungsmethode können Katarakte innerhalb von zwei bis drei Monaten geheilt werden.

3. Glaukom („Grüner Star“)

Wenn die Flüssigkeit im Augapfel beginnt, einen übermäßig hohen Druck auf die anderen Teile des Auges auszuüben, entsteht Grüner Star. Dieser Druck, der auf übermäßige Zufuhr von Flüssigkeit zurückzuführen ist, kann unter Umständen die Retina beschädigen und Teile des Sehnervs vollständig zerstören. Als Ergebnis kommt es vielfach zur Erblindung. Die medizinische Standardbehandlung dieses Zustandes besteht darin, Flüssigkeit abzulassen; da jedoch die Ursache der Erkrankung ignoriert wird, liegt nach einigen Wochen oder Monaten die gleiche Kondition erneut vor. Neben dem übermäßigen Konsum von Flüssigkeit kann auch die Zufuhr anderer expansiver Nahrungsmittel wie Zucker, Milch und Obst zu Grünem Star führen. Häufig tritt gleichzeitig auch Diabetes (Zuckerkrankheit) auf, da beide Erkrankungen auf die gleiche Art der Fehlernährung zurückzuführen sind. Der makrobiotische Ansatz bei der Behandlung von Grünem Star ist grundsätzlich der gleiche wie bei der Behandlung von Grauem Star.

Vor ungefähr zwölf Jahren lernte ich einen Pfarrer kennen, der an Grünem Star litt. Er war für vollkommen blind befunden worden. Eines nachts träumte er, er hätte seine volle Sehfähigkeit wiedererhalten. Am darauf folgenden Tag lernte er eine Frau kennen, die ihm über die Makrobiotik erzählte. Später kam er, unterstützt von seiner Ehefrau zu mir und beide begannen, makrobiotisch zu leben. Zur Heilung seiner Kondition war es von größter Bedeutung für ihn, die Aufnahme von Flüssigkeit streng unter Kontrolle zu halten. Nach einigen Monaten besuchten er und seine Frau mich erneut und ich riet ihm, seine tägliche Suppenmenge zu erhöhen sowie mehr grüne Gemüse zu sich zu nehmen, da er sehr dünn und ausgetrocknet wirkte. Weitere zwei Wochen nach diesem Besuch kam er noch ein mal, ganz überraschend ohne seine Frau. Seine Sehfähigkeit begann, zurückzukehren. Er suchte mich dann jeden zweiten Tag auf und nach zehn Tagen war es ihm möglich, sich ohne seinen Stock zu bewegen. Er war geheilt. Er war damals bereits über siebzig und ein sehr bescheidener und demütiger Mann. Er war in der Lage gewesen, sich selbst soweit in der Gewalt zu haben, daß er selbst seine Krankheit heilen konnte.

4. Kurzsichtigkeit

Bei dieser Kondition zentriert sich das Licht, das durch die Linse eintritt nicht auf, sondern vor der Netzhaut (vgl. Abb. 2). Hierfür gibt es vor allen zwei Gründe: Der erste besteht darin, daß der Augapfel aufgrund übermäßiger Zufuhr von expandierten oder yinnigen Nahrungsmitteln eine längliche Form annimmt, obwohl die Linse selbst sich nicht verändert. Bei der zweiten Art kann die Linse kontrahieren während der Augapfel seine ursprüngliche Form beibehält. Zu dieser Entwicklung kommt es, wenn übermäßig viel yangige Nahrungsmittel wie Fleisch und Salz konsumiert werden. Um die erstgenannte Art der Kurzsichtigkeit zu heilen, sollte die makrobiotische Standardernährung bei gleichzeitiger Kontrolle der Yin- sowie der Flüssigkeitszufuhr befolgt werden. Die zweite Art kann ebenfalls durch die makrobiotische Standardernährung behoben werden; hier sollte jedoch besonderes Gewicht auf hochwertige yinnige Nahrungsmittel sowie eine yinnigere Zubereitung der Nahrung gelegt werden. Bei beiden Konditionen wird sich die auftretende Besserung nur langsam abzeichnen.

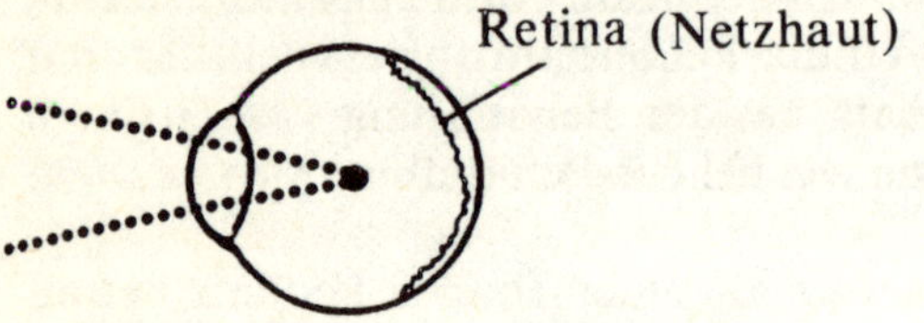

Abbildung 2. *Kurzsichtigkeit*

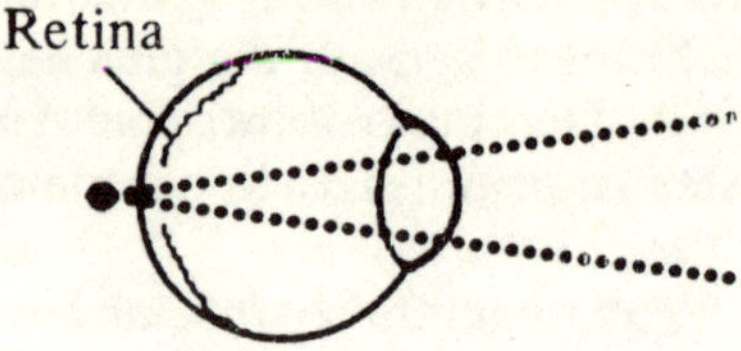

Abbildung 3. *Weitsichtigkeit*

5. Weitsichtigkeit

Wenn der Augapfel kleiner oder kontrahierter als gewöhnlich ist, zentrieren sich die ins Auge eintretenden Lichtstrahlen in einem Punkt hinter der Netzhaut; diese Kondition ist die Weitsichtigkeit (vgl. Abb. 3). Da Kleinkinder kleinere Augäpfel haben, tritt bei ihnen normalerweise diese Kondition in den ersten fünf bis zwölf Monaten auf. Viele ältere Menschen leiden unter Weitsichtigkeit, da die Augäpfel mit zunehmenden Alter kontrahieren. Um diese eher yangige Kondition zu beheben, sollten Fleisch und andere tierische Produkte gemieden werden; Salz ist sparsam zu verwenden. Der Patient sollte sich nach der makrobiotischen Standardernährung ernähren, dabei jedoch mehr Öl als normal beim Kochen verwenden.

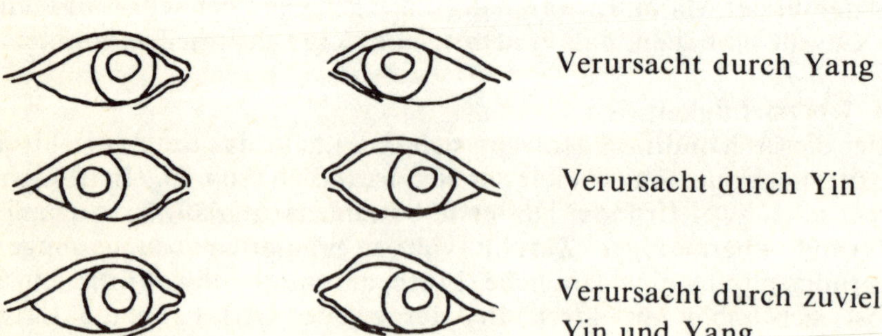

Abbildung 4. *Schielen*

6. Schielen

Es gibt drei Arten des Schielens (vgl. Abb. 4). Die erste Art, nach innen zur Nase hin, geht auf einen übermäßigen Konsum von Nahrungsmitteln wie Eier, Fleisch oder Salz zurück. Um diese Kondition zu heilen, ist die makrobiotische Standardernährung zu befolgen, wobei weniger Salz verwendet werden sollte und tierische Produkte gänzlich zu meiden sind. Die zweite Art ist das nach außen gerichtete Schielen, das durch expandiertere Nahrungsmittel verursacht wird. Zur Beseitigung dieser Kondition ist ebenfalls die Befolgung der makrobiotischen Standardernährung bei strikter Kontrolle der Zufuhr von yinnigen Nahrungsmitteln anzuraten.

Die dritte Art des Schielens, bei der ein Auge nach außen und das andere nach innen gerichtet ist, läßt sich auf eine Ernährung zurückführen, die gleichzeitig extrem yin und extrem yang ist. Nahrungsmittel, die mehr im mittleren Bereich liegen und ausgeglichener sind, können diese Kondition beheben.

7. Farbenblindheit

Es gibt grundsätzlich zwei Arten der Farbenblindheit. Bei der einen, die durch eine übemäßige Zufuhr von Fleisch, Salz und tierischen Produkten hervorgerufen wird, ist der betreffende Mensch der Farbe rot, die yang ist, gegenüber unsensitiv. Die zweite Art, die durch zu yinnige Nahrung verursacht wird, manifestiert sich in der Unfähigkeit, Farben zu erkennen, die auf der entgegengesetzten , also blau-grünen Seite des Farbspektrums liegen. In beiden Fällen sollte der betroffene Mensch sich an die makrobiotische Standardernährung halten. Bei der yangigen Farbenblindheit ist der Verbrauch von Salz einzuschränken; außerdem sollten die meisten Nahrungsmittel tierischen Ursprungs gemieden werden, eher yinnige Produkte dagegen bevorzugt werden. Bei der anderen Art der Farbenblindheit ist yangigeren Nahrungsmitteln, die auch auf yangigere Art zubereitet werden, Vorrang zu gewähren.

Die Augen des Menschen stehen in enger Verbindung mit seiner Leber und den Geschlechtsorganen. Bei der Behandlung von Erkrankungen der Augen ist der wichtigste Bestandteil dieser Behandlung die richtige Ernährung sowie der Einsatz von Sesamöl, das in die Augen getropft wird. Gleichzeitig sollte man nie die Beziehung zwischen den Augen und der Leber ignorieren und dieses Organ ebenfalls zum Beispiel mit heißen Ingwerkompressen behandeln. Auch einfache Augenübungen sind hilfreich. So sollte man zum Beispiel seine Augen schließen und sie mit den Handflächen bedecken. Sodann sind die Augen nach oben und nach unten, nach rechts und nach links sowie kreisförmig im Uhrzeigersinn und im Gegenuhrzeigersinn zu bewegen. Jede einzelne dieser Übungen ist bis zu dreißig Mal zu wiederholen, bevor man zur nächsten übergeht.

Im Kapitel *Die Kunst der Diagnose* wurden die wichtigsten Druckpunkte zur Diagnose und Behandlung von Erkrankungen der Augen beschrieben. Einfache Massage oder Zigarettenmoxa können an diesen Punkten angewendet werden und zur Heilung der verschiedenen Augenfunktionsstörungen beitragen. Sehr oft treten Verspannungsgefühle an den Seitenpartien des Kopfes sowie im Nacken gleichzeitig mit Erkrankungen der Augen auf. Eine einfache, leichte Massage baut hier die Spannung ab und trägt zur Heilung der Augenkrankheit bei.

Der makrobiotische Ansatz zur Behandlung von Erkrankungen der Ohren

1. Die Hauptursachen der Taubheit

A. Lockerung des Trommelfells

Um einen klaren, eindeutigen Ton erzeugen zu können, muß bei einer Trommel die Bespannung gestrafft sein. Das gleiche gilt für das Ohr. Wenn das Trommelfell sich gelockert hat, überträgt es Geräusche nur noch unvollkommen. Zu einer derartigen Lockerung des Trommelfells kommt es durch eine übermäßige Aufnahme von Flüssigkeit und anderen yinnigen Nahrungsmitteln. Wenn man einen Finger in ein Ohr einführt und dann spürt, daß sich dort Feuchtigkeit abgelagert hat, kann man davon ausgehen, daß in einem solchen Fall das Hörvermögen um 10 bis 30 Prozent herabgesetzt ist.

B. Behinderung der Gehörknöchelchen

Im Mittelohr sind drei kleine Knochen, die Gehörknöchelchen, lokalisiert, die die in das Ohr eintretenden Schallwellen übermitteln und verstärken. Diese Knochen heißen, entsprechend ihrer Form, Hammer, Amboß und Steigbügel. Wenn sie durch Ablagerungen von Schleim oder Fett behindert werden, ist ihre Vibrationsfähigkeit gehemmt und Schallwellen können nicht mehr einwandfrei übertragen werden. Zu einer solchen Blockierung kommt es normalerweise durch den Konsum von Nahrungsmitteln, die zur Ansammlung von Schleim- oder Fettdepots führen wie zum Beispiel tierische Fette, Molkereiprodukte, Zucker, Obst und Fruchtsäfte sowie Nüsse und Nußfette.

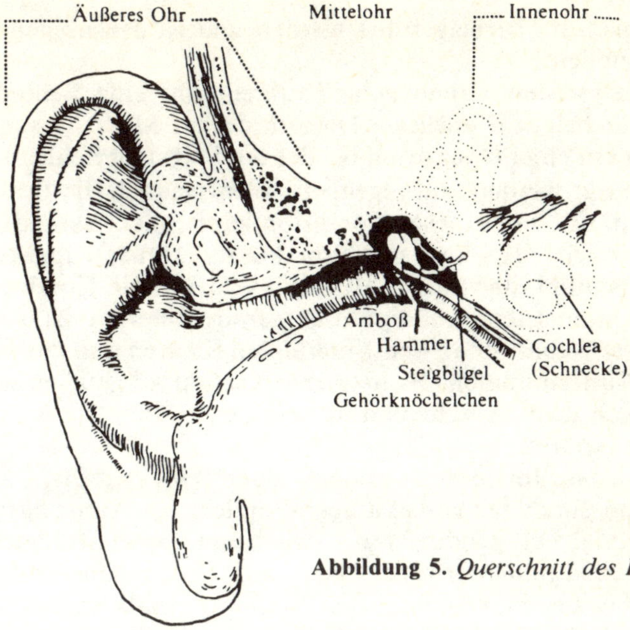

Abbildung 5. *Querschnitt des Innenohrs*

C. Probleme im Bereich der Cochlea (Schnecke)

Die Cochlea (Schnecke) ist ein winziges knochiges spiralförmiges Organ im Innenohr, das eine Flüssigkeit enthält, die die in das Ohr eintretenden Schallwellen überträgt. Wenn sich die Menge dieser Flüssigkeit verändert oder aber diese dick und klebrig wird, kommt es zu einer Minderung der Qualität der Schallübertragung. Die gleichen Nahrungsmittel, die zur Behinderung der Gehörknöchelchen beitragen, nämlich extrem yinnige Produkte, die den Effekt haben, Flüssigkeit im Körper anzudicken oder „einzufrieren", sind auch für diese Art der Behinderung der Hörunfähigkeit verantwortlich zu machen. In diesem Zusammenhang sind vor allen Dingen Zucker, gekühlte Erfrischungsgetränke, Vitamin C sowie Medikamente zu nennen.

D. Schädigung des Gehörnervs

Der Gehörnerv, der von der Form her einem sehr dünnen Haar ähnelt, beginnt als Reaktion auf Schallimpulse zu vibrieren und überträgt diese Impulse in das Gehörzentrum des menschlichen Hirns. Wenn dieser Gehörnerv nun mit einer Schicht von Fett oder Schleim umgeben ist oder anschwillt, verliert er seine Sensitivität gegenüber diesen Vibrationen. Er vibriert nicht mehr auf Grund der eintretenden Schallwellen und gibt auch keine Impulse mehr an das Hirn weiter. Eine solche Kondition kann durch übermäßige Aufnahme yinniger

Nahrungsmittel herbeigeführt werden und ist den obigen Störungen gleichzustellen.

In den meisten Fällen geht Taubheit auf eine Behinderung der Gehörknöchelchen zurück. Die moderne Medizin sucht diesem Problem mit einer Operation, bei der die Fett- und Schleimablagerungen beseitigt werden, zu begegnen. Wenn jedoch die Ernährung des Patienten, der unter dieser Kondition leidet, nicht verändert wird, ist die so erzielte Heilung nur von kurzer Dauer. Speiseeis ist das Nahrungsmittel, das unsere Hörfähigkeit und die Kondition unserer Ohren am meisten schädigt und gerade Speiseis ist zur Zeit der beliebteste Nachtisch in den Vereinigten Staaten und das sogar in den kalten Wintermonaten. Es mag Ihnen schon aufgefallen sein, daß sie schon nach dem Verzehr von nur einigen Löffeln ein Klingen in den Ohren verspüren.

Wenn das Innenohr verklebt oder blockiert ist, kann diese Kondition durch den vollständigen Verzicht von Nahrungsmitteln, die Schleim oder Fett produzieren — wie zum Beispiel Molkereiprodukte, Zucker, gesättigte tierische Fette und Fruchtsäfte und durch die Einhaltung der makrobiotischen Standardernährungsweise behoben werden. Neben der Standardernährung sollte außerdem darauf geachtet werden, daß die Aufnahme von Flüssigkeit gemäßigt bleibt. Außerdem tragen wiederholt aufgelegte Ingwerkompressen ebenfalls dazu bei, die erwähnten Ablagerungen abzuschmelzen. Ansammlungen von Ohrenschmalz im Ohr können durch das Eintropfen von etwas erwärmtem Sesamöl, gefolgt von einer warmen Spülung mit Banchatee, zu dem etwas Salz zugefügt wurde, beseitigt werden. Leichte Schläge auf die Kopfpartien über den Ohren sind ebenfalls hilfreich; außerdem können die Ohren stimuliert werden, indem man sie mit der Handfläche der einen Hand bedeckt und mit zwei Fingern der anderen Hand stark dagegenklopft. Dieses Klopfen ist fünfzig bis hundert Mal zu wiederholen. Oft gehören diese einfachen Übungen auch zum Do-In der Selbstmassage. Da die Ohren des Menschen in direkter Beziehung zu seinen Nieren stehen, wird sich auch ihre Kondition durch diese Behandlung bessern.

Die Zähne

Zahnschmelz ist eine Substanz, die die Knochen des Menschen an Härte noch übertrifft. Das Dentin (Zahnbein) das sich unter dem Zahnschmelz befindet, entspricht etwa dem Knochen, besteht jedoch nicht aus Knochenzellen. Außerdem ist es härter als Knochen. Der zentrale Teil des Zahns, die Pulpa, enthält Nerven und Blutgefäße und ist der weichste Teil des Gesamtbildes. Zahnverfall kann auftreten, wenn die Qualität des Speichels oder die des Blutes zu wünschen übrig läßt.

Der Speichel des Menschen sollte leicht alkalisch sein. Wenn er jedoch yinniger beziehungsweise saurer wird, wird der Zahnschmelz dadurch angegriffen. Man kann diesen Prozeß untersuchen, nachdem ein Zahn sich gelöst hat. Dieser Zahn ist in ein Glas mit Coca Cola oder einem anderen Erfrischungsgetränk zu legen und dort über Nacht zu lassen. Schon am folgenden Tag sind erste Anzeichen dafür zu finden, daß der Zahn bereits begonnen hat, aufzuweichen und zu verfallen. In einem Glas mit Salzwasser wäre ein solcher Prozeß nicht abgelaufen.

Wenn das Blut eines Menschen von schlechter Qualität ist, wirkt sich dieses negativ auf den Zahnschmelz aus, der geschwächt wird und sich leicht ablöst. In einem gesunden Speichel leben die verschiedensten Arten von Bakterien, die Enzyme produzieren, die sich positiv auf die Kondition der Zähne auswirken. Ist der Speichel eines Menschen jedoch übersäuert oder unausgeglichen, entwickeln sich Bakterien, die den Zahn angreifen und schwächen und letztendlich zum Verfall der Zähne führen. Die Ursache, die beiden Arten von Zahnzerfall zugrunde liegt, ist eine schlechte Blutqualität, die wiederum auf die Zufuhr von Nahrungsmitteln wie Fleisch, Zucker, Obst, Medikamenten und anderen säurebildenden Produkten zurückgeht. Die beste Zahnpflege besteht darin, diese Nahrungsmittel weitestgehend zu meiden und stattdessen Vollkornprodukte, Hülsenfrüchte, gekochtes Gemüse und andere auf makrobiotische Art und Weise zubereitete natürliche Nahrungsmittel zu sich zu nehmen.

Zahnschmerzen entstehen, wenn entweder der Zahnnerv oder das Zahnfleisch aufgrund von Zahnverfall angegriffen werden. Eine weitere Ursache kann darin liegen, daß der Nerv, wenn er anschwillt, Druck ausübt, der Schmerzen zur Folge hat. Um eine Linderung herbeizuführen, sollte der Betroffene durch den Verzehr von yangigen Nahrungsmitteln wie Gomasio und Umeboshi-Pflaumen dazu beitragen, daß der Nerv sich zusammenzieht. Außerdem sollte alle zehn bis dreißig Minuten etwas Salz gegessen und gleichzeitig Dentie (geröstete Auberginen mit feinem Meersalz) auf den befallenen Zahn aufgetragen werden. Innerhalb von zwei Stunden wird auf diese Weise das Blut yangisiert, was zu einer Kontraktion des Nervs und zu einem Nachlassen der Schmerzen führt.

Gesundes Zahnfleisch ist rosa gefärbt. Hat sich seine Farbe zu rot hin verändert, ist dies auf eine Erweiterung der Kapillargefäße zurückzuführen, die ihrerseits im Konsum von expansiven Nahrungsmitteln, auch von Medikamenten, begründet sind. Die entgegengesetzte Kondition ist Skorbut, die durch einen übermäßigen Konsum von Fleisch, Eiern und Salz, ohne daß gleichzeitig zur Schaffung des Gleichgewichtes yinnige Nahrung wie grüne Blattgemüse zugeführt werden, entsteht. Wenn man sich ausgewogen ernährt, wird eine

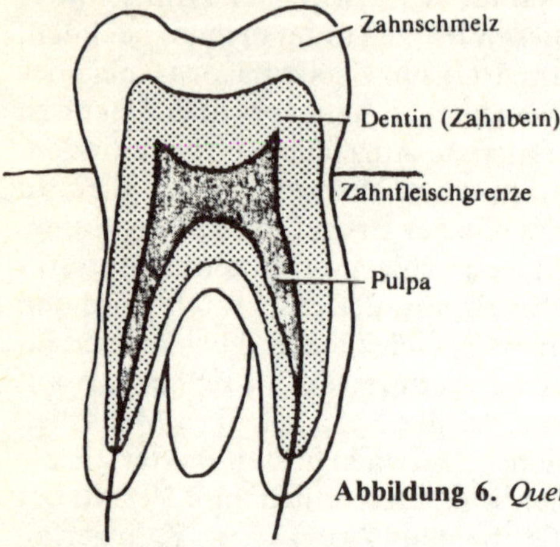

Abbildung 6. *Querschnitt eines Molars (Backenzahn)*

derartige Kondition nie entstehen. Um die Zähne und zwar insbesondere das Zahnbein zu stärken, sind Nahrungsmittel wie Blattgemüse, harte Wurzelgemüse und harte Algen empfehlenswert. Zur Säuberung der Zähne ist Dentie, Meersalz oder saubere Erde zu benutzen. Wenn man übermäßig viel Zucker zu sich genommen hat, sollte man so bald wie möglich mit gesalzenem Bancha-Tee oder Salzwasser gurgeln, um die alkalische Kondition des Speichels wiederherzustellen. Zur Zahnpflege empfiehlt sich die Benutzung von Naturborstenzahnbürsten, die aus Reis- oder Weizenstroh, Tierborsten oder anderen natürlichen Materialien hergestellt sind.

Die Struktur der Zähne des Menschen spiegelt die Ordnung des Universums wieder. Jeder Mensch verfügt über zweiunddreißig Zähne, die den 32 Wirbeln der Wirbelsäule entsprechen. Addiert man nun die Zähne und die Wirbel, erhält man die Zahl 64, die der Anzahl der in I Ching, einem alten fernöstlichen Buch über praktische Kosmologie, aufgezeichneten Hexagramme entspricht. Unsere zweiten Zähne demonstrieren die biologische Geschichte der Menschheit und die Nahrungsmittelarten, die dem Menschen am zuträglichsten sind. Zwanzig unserer zweiunddreißig Zähne sind Backenzähne, die vor allem zum Kauen von Getreide zu verwenden sind. Dazu kommen acht Schneidezähne, die sich besonders zum Schneiden oder Abtrennen von Gemüsen eignen. Die vier Eckzähne können dazu benutzt werden,

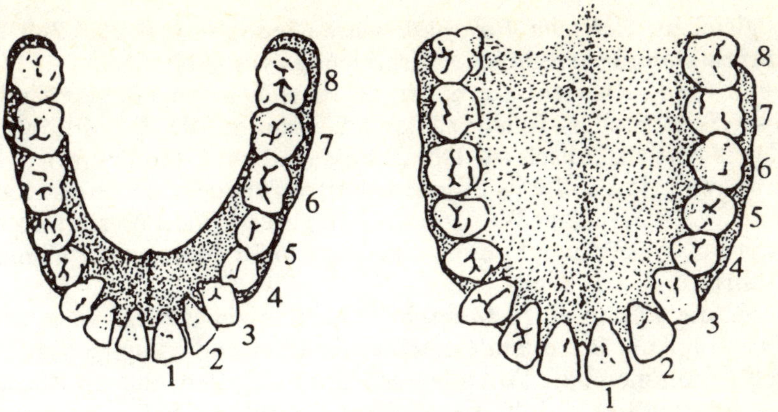

	Alter der Zahnbildung	Art der Nahrung
1. Mittlerer Schneidezahn	6 - 8 J.	Gemüse
2. Seitlicher Schneidezahn	7 - 9 J.	Gemüse
3. Eckzahn	9 - 11 J.	Tierische Produkte
4. 1. Prämolar	9 - 10 J.	Getreide und hartfasrige Nahrung
5. 2. Prämolar	10 - 12 J.	“
6. 1. Molar	6 - 7 J.	“
7. 2. Molar	11 - 13 J.	“
8. 3. Molar	17 - 21 J.	“

Abbildung 7. *Die Zähne des Menschen und die ihnen entsprechenden Nahrungsmittel*

Fleisch oder tierische Produkte zu reißen. Achtundzwanzig unserer Zähne, nämlich Backen- und Schneidezähne eignen sich vor allem für den Verzehr von pflanzlicher Nahrung, während die vier Eckzähne für die tierische Nahrung verwendet werden können. Das Verhältnis ist also sieben zu eins. Aus diesem Grunde sollte unsere Ernährung zu fünf Teilen aus Vollkorngetreide, zu zwei Teilen aus Gemüse und zu einem Teil aus tierischen Produkten bestehen.

Die biologische Geschichte des Menschen ist im Ergebnis die Konsequenz seiner Ernährung, die hauptsächlich aus Getreide bestand, zu dem Gemüse hinzugefügt wurden. Wie die Struktur unseres Gebisses deutlich ausweist, machten tierische Produkte nur einen geringen Prozentsatz der Nahrung aus. Wenn überhaupt, wurden sie nur für relativ kurze Zeiträume in die Ernährung aufgenommen, um extrem große Kälte, wie zum Beispiel in der Eiszeit, auszugleichen; tierische Produkte waren jedoch zu keiner Zeit ein Hauptbestandteil menschlicher Ernährung (vgl. Abb. 7).

Wenn man sich richtig ernährt, ist es vielleicht nicht notwendig, kariöse Schadstellen füllen zu lassen, solange die Kondition des Speichels leicht alkalisch ist. Der Zahnverfall wird dann automatisch aufgehalten. Man sollte es in jedem Fall vermeiden, sich einen Zahn ziehen zu lassen, dessen Wurzeln noch in guter Kondition sind, da die Extraktion von Zähnen häufig zu geistiger oder emotionaler Gereiztheit führt.

Wenn die Zähne eines Menschen nach innen geneigt sind, zeigt dieses an, daß der Betreffende in seiner Kindheit eher yangige Nahrung zu sich genommen hat. Vorstehende Zähne dagegen sind ein Zeichen für die übermäßige Zufuhr an yinnigen Produkten. Befinden sich die Zähne in einem äußerlich chaotischen Zustand — einige vorstehend, andere nach innen geneigt — war auch die Ernährung des betreffenden Menschen chaotisch — : Er hat sowohl zu viel Yin als auch zuviel Yang zu sich genommen. Wenn Zähne sich gegenseitig überdecken, liegt das daran, daß der Kiefer zu eng ist. Der Grund für eine solche Kondition liegt im Konsum von zu viel Yang. Zu viel Yin dagegen führt dazu, daß Zwischenräume zwischen den einzelnen Zähnen entstehen. Im Fernen Osten gibt es ein altes Sprichwort das besagt, daß ein Mensch, der Zwischenräume zwischen seinen Zähnen hat, beim Tode seiner Eltern nicht anwesend sein wird, da solche Zwischenräume als Symbol der Trennung gelten.

Im Kapitel *Die Kunst der Diagnose* haben wir uns mit dem Druckpunkt, der etwa unter der Mitte des Kiefers liegt und der für die Diagnose und Behandlung von Zahnerkrankungen verwendet werden kann, befaßt. Starke Massage oder die Anwendung von Zigarreten-Moxa auf diesen Punkt sind sehr wirksam bei der Behandlung aller Arten von Zahnerkrankungen. Eine andere sehr wirksame Methode ist die Zahnfleischmasssage, die durch Druck der Finger von außen auf die Zahnfleischregion durchgeführt wird; hierbei wird klopfender Druck auf den Kopf ausgeübt, die Zähne werden aufeinander gedrückt. Diese einfachen Dinge sollten bis zu hundert Mal wiederholt werden; im Do-In werden sie bereits seit tausenden von Jahren praktiziert. Für Zahnfüllungen ist Gold das am besten geeignete Material, da seine Ladung relativ neutral und ausgewogen ist. Andere Materialien sind entweder leicht positiv oder aber leicht negativ aufgeladen und haben deshalb den Effekt, die normale elektromagenetische Ladung der menschlichen Mundhöhle aus dem Gleichgewicht zu bringen.

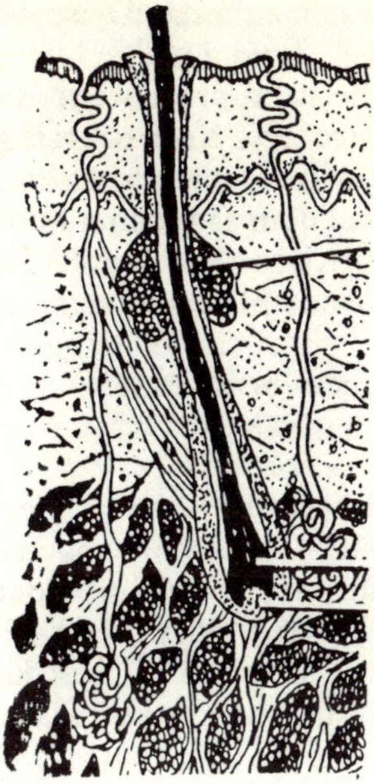

Abbildung 8: *Querschnitt durch ein Haar*

Das Haar

1. Kahlköpfigkeit oder Haarausfall

Das Haar des Menschen kann mit einer wachsenden Pflanze verglichen werden. Wenn die Erde, in der die Pflanze wächst, zu feucht wird, kann man die Pflanzen sehr leicht herausziehen. Das gleiche Prinzip gilt auch für das menschliche Haar. Die Haarwurzel liegt unterhalb der Haarbalgdrüse. Wenn sich in dieser Region zu viel Wasser ansammelt, beginnen die Haare auszufallen. Der Grund einer derartigen Kondition ist die Zufuhr von zu viel Yin, insbesondere in Form von Flüssigkeit und Obst.

Andererseits können Pflanzen ebenfalls sehr leicht auch aus guter fruchtbarer Erde, in der sie wachsen, entfernt werden, wenn diese zu trocken und sandartig wird. Auch das menschliche Haar fällt aus, wenn seine Wurzel zu stark austrocknet. Diese Art der Kahlköpfigkeit wird durch einen überhöhten Konsum von yangigen Produkten wie tierischen Produkten und Salz hervorgerufen. Es zeigt sich also, daß beide Arten extremer Ernährung zu Kahlköpfigkeit führen können.

Übermäßiger Flüssigkeitskonsum führt zu Schweißbildung auf der Stirn, da diese Region der Blase, die die Flüssigkeit aus dem Körper ausscheidet, entspricht. Häufig tritt Haarausfall in der Stirnregion bei

Menschen auf, die unmäßig viel Flüssigkeit zu sich nehmen. Diese Art der Kahlköpfigkeit geht in vielen Fällen Hand in Hand mit dem Drang zum häufigen Urinieren. Wenn das Haar um den Hauptwirbel herum auf der Kopfmitte ausfällt, ist die Ursache Yang — eine Austrocknung, die auf den Konsum von zuviel Salz und zu vielen tierischen Produkten zurückzuführen ist. Da diese Region des Kopfes dem Duodenum und dem Dünndarm entspricht, deutet eine solche Art des Haarausfalls auf Erkrankungen dieser Organe hin. Um Haarausfall aufzuhalten kann neben der makrobiotischen Ernährung der Saft von Umeboshi-Pflaumen mehrere Tage lang in das Haar eingerieben werden.

2. Graue Haare

Sehr oft nehmen bei Menschen, die an Anämie (Blutarmut) leiden, Gesicht, Fingernägel und Haare eine weißliche Färbung an. Die Ursache für diese Kondition sind Kreislaufstörungen, die durch den übermäßigen Konsum von Fett, das die Arterien und Venen verstopft oder von Salz, das Kontraktionen zur Folge hat, hervorrgerufen werden. Wenn ein Mensch zu viel tierische Produkte wie etwa Fleisch, Käse und Eier und zuviel Salz zu sich nimmt, beginnt sein Haar oft zu ergrauen oder weiß zu werden.

3. Krause Haare

Diese Kondition ist auf die übermäßige Zufuhr von Yin — durch Zucker, Obst, Fruchtsäfte und Medikamente — zurückzuführen und deutet darauf hin, daß die Geschlechtsorgane nicht einwandfrei funktionieren. Die makrobiotische Standardernährung kann dieser Kondition abhelfen.

4. Gespaltene Haarspitzen

Auch gespaltene Haarspitzen sind auf zuviel Yin zurückzuführen. Wie auch die Konditon des krausen Haares deutet sie darauf hin, daß Eierstöcke oder Hoden geschwächt sind. Da das Haar auch eine Entsprechung der Darmzotten ist, leiden Menschen, die krause oder gespaltene Haare haben, häufig auch an chronischen Verdauungsstörungen. Die makrobiotische Standardernährung behebt diese Probleme.

5. Trockenes Haar

Zu viel yangige Nahrungsmittel sowie ein Mangel an Öl sind häufig die Ursache für trockenes Haar. Bei einer derartigen Kondition sollte innerhalb der makrobiotischen Standarddiät besonderes Gewicht auf Algen wie Hijiki, Kombu und Wakame gelegt werden; diese sind langsam auf kleiner Flamme zu garen. Sie sollten mit etwas Öl und Tamarisojasoße etwa vier oder fünf Stunden gekocht werden. Diese Art der Zubereitung führt dazu, daß die Algen weich, salzig und etwas ölig werden. Ißt man davon täglich eine kleine Portion, wird das Haar kräftig und gesund und die Kondition der Kopfhaut normalisiert sich.

6. Schuppen

Schuppen sind nichts anderes als die Ausscheidung von überschüssigen Stoffen, insbesondere von tierischen Fetten und Protein durch die Kopfhaut. Neben der Zufuhr von tierischen Produkten kann auch der allgemein übermäßige Konsum von Nahrungsmitteln zu Schuppen führen. Um dieser Kondition abzuhelfen, sollte die makrobiotische Standardernährung eingehalten werden; die Nahrungsmittelzufuhr ist unter Kontrolle zu halten, die Nahrung ist gut zu kauen. Auf diese Weise werden die Schuppen sehr bald verschwinden.

KAPITEL ELF

Natürliche Schwangerschaft, Geburt, Säuglings- und Kleinkindpflege

Schwangerschaft

Wenn eine Frau schwanger wird, vollziehen sich normalerweise folgende physiologischen, emotionalen und psychologischen Veränderungen: (1) Die Menstruation setzt aus, (2) Brüste und Brustwarzen vergrößern sich geringfügig, verhärten sich und schmerzen bei Berührung, (3) die Schwangere entwickelt ein Verlangen nach anderen als den üblichen Nahrungsmitteln. Manchmal läßt der Appetit auf Miso und braunen Reis nach, während gleichzeitig Obst, sauer eingelegte Nahrungsmittel, Molkereiprodukte, Fisch und andere Produkte an deren Stelle treten. In derartigen Fällen ist es der Schwangeren anzuraten, ihrer Intuition bei der Ernährung zu folgen, gleichzeitig aber die makrobiotische Standardernährung beizubehalten. (4) Die Schwangere wird reizbar. (5) Es treten Träume auf, die sich mit der Schwangerschaft beschäftigen. (6) Es kommt zu morgendlicher Übelkeit, vor allem bei Frauen mit übermäßig yinniger Kondition. Durch das Erbrechen werden überschüssige Stoffe ausgeschieden; eine Prise Gomasio oder eine Umeboshi-Pflaume verschaffen in solchen Fällen Erleichterung.

1. Die Stadien der Schwangerschaft

A. Die Phase des Ovums. Diese präembryonale Phase beginnt mit der Befruchtung und reicht bis zur Einnistung des befruchteten Ovums in den Uterus. Sie dauert etwa 8 bis 10 Tage.

B. Die embryonale Phase. Diese Phase erstreckt sich von der Einnistung des befruchteten Ovums bis zum Ende des zweiten Schwangerschaftsmonats, also bis zum 48. bis 50. Tag nach der Befruchtung des Ovums. In dieser Zeitspanne entwickeln sich die Organsysteme in ihren Ansätzen. Sie spiegelt einen langen Zeitraum der Evolutionsgeschichte des biologischen Lebens wider. In dieser

während dieser Zeit das Kind unter Juckreiz leidet, ist zur Linderung reines Sesamöl oder Daikonsaft aufzutragen.

3. Mumps

Diese Krankheit, die durch den Konsum von zuviel yinniger Nahrung entsteht, ist nicht notwendig. Ein Kind bekommt diese Krankheit häufig, nachdem es zu viele Äpfel, Tomaten, Kartoffeln oder zuviel Kuchen oder Eis gegessen hat. Symptome für diese Krankheit sind Fieber und Schmerzen hinter und unter den Ohren, sowie nach einigen Tagen ein Anschwellen dieser Partien.

Zur Linderung sollte man versuchen, das Blut des Kindes zu yangisieren. Hierzu tragen Nahrungsmittel wie Butzenkletten, Umeshoyu-kuzu und Gomasio sowie die Reduzierung der Flüssigkeitsaufnahme bei. Selbstverständlich sind alle extremen Nahrungsmittel zu vermeiden und das Kind sollte sich im großen und ganzen an die makrobiotische Standardernährung halten. Es ist jedoch darauf zu achten, dem Kind nicht zuviel Salz zu geben.

Leidet das Kind an Verstopfung, kann ein Klistier mit warmem Salzwasser oder Banchatee abhelfen. Das Salzwasser sollte etwas weniger Salz enthalten als Meerwasser. Zur Linderung der Schwellung können auch äußere Anwendungen wie Taro- oder Tofupflaster auf dieselbe verwendet werden.

Anhang A

Natürliche Anwendungen

1. Buchweizenpflaster: Dieses Pflaster zieht Überschüsse an Wasser und Flüssigkeit aus geschwollenen Körperregionen. Hierzu ist Buchweizenmehl mit heißem Wasser zu mischen bis ein harter Teig entsteht; dieser soll sodann auf die entsprechende Region etwa 1,2 cm dick aufgetragen werden. Durch die Flüssigkeit, die aus dem Körper gezogen wird, wird die Masse weich und wässrig. Alle 3 bis 4 Stunden sollte ein neues Pflaster aufgelegt werden.

2. Vollkornreiscreme: Sie wird verwendet, um Menschen mit geschwächter Kondition oder mit beeinträchtigter Verdauungstätigkeit Nahrung zuzuführen und Energie zu spenden. Zur Herstellung von Vollkornreiscreme ist brauner Reis gleichmäßig zu rösten, bis die einzelnen Körner eine gelbliche Färbung annehmen. Ein Teil Reis wird sodann mit 3 bis 6 Teilen Wasser und etwas Meersalz im Druckkochtopf mindestens 2 Stunden gekocht und danach durch ein sterilisiertes Mulltuch gedrückt. Die entstehende Reiscreme kann sparsam mit Umeboshi-Pflaume, Gomasio (Sesamsalz), Tekka, Kelp oder anderem Algenpulver gewürzt werden.

3. Karpfenpflaster: Dieses Pflaster findet seine Verwendung bei der Fiebersenkung, zum Beispiel in Fällen von Lungenentzündung. Man zerstampft Kopf und Körper eines ganzen, lebenden Karpfens und mischt den entstehnden Brei mit etwas weißem Weizenmehl, streicht ihn auf ein Ölpapier und legt ihn auf die Brust des Patienten. Zur Behandlung von Lungenentzündung sind vor der Anwendung des Pflasters ein bis zwei Teelöffel Karpfenblut zu trinken. Die Körpertemperatur sollte sodann halbstündlich gemessen werden. Hat sie sich normalisiert, ist das Karpfenpflaster sofort zu entfernen.

4. Daikonrettichtrank: Trank Nr. 1: Schweißtreibend zur Fiebersenkung. Man mischt eine halbe Tasse frisch geriebenen Rettich mit einem Teelöffel Tamarisojasoße und 1/4 Teelöffel geriebenem Ingwer. Diese Mischung wird mit heißem Banchatee übergossen, umgerührt und heiß getrunken. *Trank Nr. 2:* Harntreibend. Mit Hilfe eines Mulltuches wird der Saft aus dem geriebenen Rettich gepreßt; 2

Teelöffel dieses Saftes werden mit 6 Teelöffeln heißem Wasser, dem eine Prise Meersalz beigefügt wurde, vermischt. Diese Mischung ist sodann zu kochen und dem Patienten einmal täglich zu verabreichen. Man sollte darauf achten, diesen Trank ohne Überwachung durch Experten nie länger als drei Tage hintereinander und niemals ungekocht zu geben.

5. Dentie (Denshi): Verhütet Zahnerkrankungen, fordert eine gesunde Kondition im Mundraum und unterbindet Blutungen im Körper durch Kontraktion der expandierten Kapillargefäße. Zur Herstellung von Dentie brät man eine Aubergine — vor allen die Spitze der Frucht — bis sie eine Schwarzfärbung annimmt. Die gebratene Aubergine wird zu Pulver zerrieben und mit 30 bis 50 Prozent geröstetem Meersalz vermischt. Dentie kann täglich als Zahnpulver oder bei Blutungen — sogar in der Nase im Fall von Nasenbluten indem ein feuchtes Tuch, das man in Dentie getaucht hat, in die Nase eingeführt wird — verwendet werden.

6. Getrocknete Daikonblätter: Finden ihre Verwendung bei der Behandlung verschiedener Hauterkrankungen, Erkrankungen der weiblichen Geschlechtsorgane sowie zur Erwärmung des Körpers. Außerdem tragen sie dazu bei, überschüssiges Öl sowie Körpergeruch dem Körper zu entziehen. Zur Herstellung sind frische Daikonblätter geschützt vor Sonnenlicht in einem geschlossenen Raum zu trocknen, bis sie braun und brüchig werden. (Falls Daikon nicht zur Verfügung steht, kann man auch Steckrübenblätter verwenden). Vier bis fünf Bündel dieser Blätter werden in 4-5 Liter Wasser gekocht bis sich dieses braun färbt. Anschließend wird eine Handvoll Meersalz eingerührt. Folgende Anwendungen sind möglich:

1. Ein Baumwolltuch wird in die heiße Flüssigkeit getaucht und leicht ausgedrückt. Es wird dann auf die entsprechende Körperregion aufgelegt bis die Haut sich rötet.
2. Der Patient nimmt ein Vollbad in heißem Wasser, dem diese Flüssigkeit zugefügt wurde.
3. Frauen, die an Erkrankungen der Geschlechtsorgane leiden, nehmen ein Sitzbad in der oben beschriebenen Lösung. Das Wasser sollte bis zur Taille reichen, der Oberkörper ist mit einem Handtuch zu bedecken. Das Bad sollte abgebrochen werden, wenn der gesamte Körper sich erwärmt und der Schweiß ausbricht. Es kann, wenn nötig, 10 Tage wiederholt werden.
4. Die Flüssigkeit ist zu sieben und sodann als Spülung gegen Fett- und Schleimablagerungen in Gebärmutter und Vagina zu ver-

wenden. Eine solche Spülung kann als eigenständige Anwendung oder aber nach dem oben beschriebenen heißen Bad vorgenommen werden.

7. Ingwerkompressen (Umschläge): Zur Anregung des Blutkreislaufs und des Lymphflusses und zur Beseitigung von Stauungen. Frisch geriebener Ingwer wird in einen Beutel aus Mullgewebe gegeben und über einem Topf mit Wasser, das kurz vor dem Sieden ist, ausgedrückt. In diese Ingwerflüssigkeit ist dann ein Handtuch zu tauchen, das, nachdem man es gründlich ausgewrungen hat, noch heiß auf die zu behandelnde Körperregion aufgelegt wird. Um Wärmeverluste zu vermeiden, kann ein weiteres trockenes Handtuch über das erste gebreitet werden. Der Ingwerumschlag sollte so lange im Abstand von 2 bis 3 Minuten ausgewechselt werden, bis die Haut des Patienten sich rötet.

8. Ingwer-Sesamöl: Regt den Kreislauf und die Funktion der Kapillargefäße an, aktiviert die Nerven, lindert Schmerzen. Ein Teil frisch geriebener Ingwer wird mit einem Teil Sesamöl gemischt. Die erkrankte Körperpartie wird mit einem Baumwolltuch, das vorher in diese Mischung getaucht wurde, abgerieben.

9. Gomasio (Sesamsalz): Fördert die Verdauung sowie die Verarbeitung der Nährstoffe im Darm und verbessert die Blutqualität; hilft bei allgemeiner Müdigkeit und Schmerzen wie Kopf- und Zahnschmerzen. Für medizinische Zwecke sind 3 bis 4 Teile geröstete Sesamsamen mit 1 Teil geröstetem Meersalz zu mischen (für den täglichen Gebrauch als Gewürz sollten 8 bis 14 Teile Sesamsalz auf 1 Teil Meersalz verwendet werden). Diese Mischung wird nun in einem Suribachi (Mörser und Stößel) langsam und gleichmäßig zerstoßen, so daß alle Samen zerkleinert, aber nicht vollständig pulverisiert werden. Einige Tage lang sind jeweils ein bis zwei Teelöffel Gamasio, zum Beispiel mit heißem Banchatee oder heißem Wasser oder aber über die Kornprodukte der täglichen Ernährung gestreut, einzunehmen.

10. Geriebener Daikonrettich: Fördert die Verdauung, insbesondere von öliger, fettiger, schwerer Nahrung und von tierischen Nahrungsmitteln. Frischer Daikon wird gerieben (sollte Daikon nicht erhältlich sein, können auch Steckrüben oder Radieschen verwendet werden); man nimmt etwa einen Teelöffel davon, mit etwas Tamarisojasauce.

11. Saft von Zwiebeln, Schalotten oder Daikon: Zur Neutralisierung des Giftes von Bienen — oder anderen Insektenstichen. Schalotten, Zwiebeln oder Daikon (oder aber die grünen Teile dieser Pflanzen) werden kleingeschnitten und ausgepreßt (sollten diese nicht erhältlich sein, können auch Radieschen verwendet werden). Der Saft ist gründlich in die Wunde einzureiben.

12. Kuzu-Trank: Fördert die Verdauung, beseitigt allgemeine Erschöpfungszustände und erhöht die Vitalität. Ein gehäufter Teelöffel Kuzupulver wird in einer Tasse kaltem Wasser aufgelöst. Die Lösung wird zum Kochen gebracht und unter ständigem Rühren auf Siedetemperatur gehalten. Sobald eine gallertartige, durchsichtige Masse entsteht, rührt man einen Teelöffel Tamarisojasoße ein und trinkt den Trank noch heiß.

13. Lotoswurzelpflaster: Beseitigt Schleimablagerungen in den Stirnhöhlen, der Nase, dem Hals und den Bronchien. Frisch geriebene Lotoswurzel wird mit 10 bis 15 Prozent feinem Mehl und 5 Prozent frisch geriebenem Ingwer gemischt, in einer 1,2 cm dicken Schicht auf ein Mulltuch aufgetragen und direkt auf die Hautpartie der befallenen Region aufgelegt. Dieses Pflaster kann für einige Stunden oder eine ganze Nacht über belassen werden. Die Behandlung sollte täglich über einige Tage hinweg wiederholt werden. Vorher kann eine Ingwerkompresse verwendet werden, um den Kreislauf anzuregen und die Schleimablagerungen in den zu behandelnden Körperregionen zu lösen.

14. Senfpflaster: Stimuliert Kreislauf und Lymphsystem, löst Stauungen. Senfpulver wird mit heißem Wasser vermischt, auf ein Papiertuch aufgetragen und dann zwischen zwei dicke Baumwolltücher gelegt. Diese Mischung wird auf die Haut aufgebracht und solange belassen, bis eine Rötung sichtbar wird.

15. Ranshio: Zur Stärkung des Herzens, Stimulation des Herzschlags und des Kreislaufs. Ein rohes Ei wird aufgeschlagen und mit einem Eßlöffel Tamarisoße vermischt. Diese Mischung ist langsam zu trinken. Die Behandlung sollte einmal pro Tag, nicht länger als 3 Tage lang, durchgeführt werden.

16. Roher Vollkornreis und Samen: Gegen Würmer aller Art. Der Patient sollte auf Frühstück und Mittagessen verzichten und dann auf nüchternen Magen eine Handvoll Vollkornreis mit einer halben

Handvoll roher Samen (wie zum Beispiel Kürbis- oder Sonnenblumensamen) sowie einer halben Handvoll gehackter roher Zwiebel, Knoblauch oder Schalotte essen. Alles muß gut gekaut werden. Die reguläre Mahlzeit wird bei dieser Behandlung später am selben Tag nachgeholt. Insgesamt sollte der Patient diese Kur 2 bis 3 Tage durchführen.

17. Salziger Banchatee: Zur Lösung von Schleimabsonderungen in der Nasenhöhle und zur Säuberung der Vaginalregion. Zu warmem Banchatee (etwa Körpertemperatur) wird soviel Salz hinzugefügt, daß der Salzgehalt etwas unter dem von Meerwasser liegt. Mit dieser Flüssigkeit wird durch die Nasenlöcher die Nasenhöhle gewaschen oder aber die Flüssigkeit wird für eine Spülung verwendet. Eine solche Spülung kann ebenfalls bei Augenerkrankungen angewendet werden.

18. Salzpackungen: Zur Erwärmung des Körpers. Zur Linderung von Diarrhöe ist zum Beispiel eine solche Packung auf den Unterleib aufzulegen. Zur Herstellung von Salzpackungen muß Salz in einer nicht gefetteten Pfanne erhitzt und in ein dickes Handtuch oder Baumwolltuch gewickelt werden. Dieses wird dann auf die erkrankte Region aufgelegt und darauf belassen, solange es heiß ist; nach dem Abkühlen sollte die Packung gewechselt werden.

19. Salzwasser: Kaltes Salzwasser zieht die Haut bei Verbrennungen zusammen, während warmes Salzwasser zur Reinigung des Rektums, Kolons und der Vagina verwendet werden kann. Bei Verbrennungen sind die betroffenen Hautpartien sofort in kaltem Salzwasser zu baden bis die Reizung abklingt. Um die Wundfläche vor der Luft zu schützen ist sodann Pflanzenöl aufzutragen. Bei Verstopfung, Schleim- und Fettablagerungen im Rektum, Kolon und der Vaginalregion helfen Spülungen oder Umschläge mit warmem Salzwasser (Körpertemperatur).

20. Sesamöl: Bei Verstopfung oder zum Abziehen von überschüssiger Flüssigkeit. Bei Verstopfung sind zur Stimulation der Darmentleerung 1 bis 2 Eßlöffel rohes Sesamöl auf nüchternen Magen einzunehmen. Um Flüssigkeitsstauungen in den Augen zu beheben tropft man, möglichst unmittelbar vor dem Schlafengehen, 1 bis 2 Tropfen reines Sesamöl mit einer Pipette in die Augen ein. Diese Behandlung kann bis zur Besserung des Zustandes des Patienten bis zu einer Woche lang durchgeführt werden. Das Sesamöl, das hierbei benutzt wird, sollte abgekocht und durch ein Mulltuch gegeben werden, um Verunreinigungen zu entfernen.

21. Tamari-Banchatee: Neutralisiert übersäuertes Blut, fördert den Kreislauf und hilft bei Erschöpfungszuständen. Eine Tasse heißer Banchatee wird über einen bis zwei Eßlöffel Tamarisojasoße gegossen; diese Mischung ist dann umzurühren und heiß zu trinken.

22. Tarokartoffelpflaster (Albipflaster): Zieht Eiter und geronnenes Blut aus Tumoren, Furunkeln und dergleichen. Man entfernt die Schale einer Tarokartoffel, reibt das weiße Innere dieser Frucht und mischt es mit 5 Prozent frisch geriebenem Ingwer. Der entstehende Brei wird etwa 1,2 cm dick auf ein Baumwolltuch gestrichen; dieses ist dann mit der Breitseite nach unten auf die Haut oder auf den Tumor aufzulegen. Das Pflaster muß alle vier Stunden gewechselt werden. Vor und nach dieser Anwendung kann zur Anregung der Blutzirkulation in der betroffenen Körperregion sowie zur Erwärmung des Körpers eine Ingwerkompresse gemacht werden.

23. Tofupflaster: Zur Fiebersenkung wirksamer als eine Behandlung mit Eisbeuteln. Der Tofu wird ausgedrückt, zu Brei verarbeitet und mit 10 bis 20 Prozent feinem Mehl und 5 Prozent geriebenem Ingwer vermischt. Die entstehende Masse wird direkt auf die Haut aufgetragen und alle 2 bis 3 Stunden erneuert.

24. Umeboshipflaume; Gebackene Umeboshipflaume; Pulver aus gebackenen Umeboshipflaumensteinen: Neutralisiert Übersäuerungen, heilt Erkrankungen des Darms, auch solche, die durch Mikroorgansimen hervorgerufen werden. Zwei bis drei Umeboshipflaumen werden mit Banchatee gegessen. Es ist auch möglich, Umeboshipflaumen und -steine zu backen, bis sie sich schwarz färben. Will man die Steine weiterverwenden, pulverisiert man sie und vermischt einen Teelöffel dieses Pulvers mit etwas heißem Wasser oder heißem Banchatee.

25. Um-Sho-Bancha: Kräftigt Blut und Kreislauf durch Regulierung der Verdauung. Eine Tasse Banchatee wird über das Fruchtfleisch einer halben bis einer Umeboshipflaume und einen Teelöffel Tamarisojasoße gegossen. Die Mischung wird gut umgerührt und heiß getrunken.

26. Ume-Sho-Kuzu Trank: Födert die Verdauung, reguliert die Kondition des Verdauungstraktes und verbessert die allgemeine Vitaltät. Der Kuzutrank wird wie in 12 beschrieben zubereitet und mit dem Fruchtfleisch von einer halben bis einer Umeboshipflaume sowie etwas Sojasoße versetzt. Man kann noch einen Achtel Teelöffel frischgeriebenen Ingwer hinzufügen.

Anhang B

Arthritis

Arthritis kann, je nach Ursache, wenn auch die Symptome unterschiedliche Formen annehmen können, in zwei Kategorien eingeteilt werden, nämlich in:

1. *Yin-Arthritis,* die auf den übermäßigen Konsum von verschiedenen yinnigen Nahrungsmitteln wie Obst, Fruchtsäfte (insbesondere von tropischen und subtropischen Obstsorten), Gewürzen, stimulierenden und aromatischen Kräutern und Getränken, Erfrischungsgetränken, Zucker, Honig, Schokolade, Essig sowie Tomaten, Auberginen und anderen Gemüsearten tropischen Ursprungs, zurückgeht.
2. *Yang-Arthritis,* die verursacht wird durch die überhöhte Zufuhr von yangigen Nahrungsmitteln wie zum Beispiel Eiern, Fleisch und anderen Produkten tierischen Ursprungs. Diese Art der Arthritis kann auch durch den Konsum von großen Mengen von Salz und anderen Mineralien sowie durch die Aufnahme von zuviel Kalzium in Verbindung mit dem regelmäßigen Genuß von Molkereiprodukten hervorgerufen werden.

Trotz der beschriebenen Unterschiede werden beide Arten der Arthritis in unterschiedlichem Maße durch die überhöhte Zufuhr von Ölen und Fetten, gleich ob tierischen oder pflanzlichen Ursprungs, noch verstärkt. Der übermäßige Konsum von Flüssigkeit und kalten Getränken wie unter anderem kohlensäurehaltigen Getränken und Bier verschlimmert ebenfalls beide Arten der Arthritis. Eine Hauptursache für die Symptome dieser Krankheit ist das Speiseeis.

Behandlung durch die Ernährungsweise

Extrem yinnige oder yangige Nahrungsmittel sind zu vermeiden; im großen und ganzen ist die makrobiotische Standardernährung einzuhalten. Die Nahrung ist nur in gekochter Form zu verzehren, ein Drittel der Gemüse braucht jedoch nur kurz gekocht oder blanchiert zu werden. Der Konsum von Nahrungsmitteln tierischen Ursprungs sowie von Obst sollte so weit wie möglich vermieden werden. Salz, Miso, Tamari und andere salzige Gewürze sind nur in bescheidenem Umfang zu verwenden.

1. Bei der Auswahl der Gemüse sollten Kartoffeln, Auberginen,

Spargel, Spinat, Avocados, Rüben, Zucchini, Kürbis und Pilze vermieden werden. Die tägliche Nahrung sollte zum überwiegenden Teil aus Vollkorn bestehen; zusätzlich sollten Produkte wie gekochtes Gemüse, Bohnen, Algen, gelegentlich etwas getrocknetes oder gekochtes Obst und, falls ein Verlangen danach besteht, kleine Mengen von Produkten tierischen Ursprungs wie etwa Fisch oder andere Meerestiere gegessen werden. Das Verhältnis der Hauptprodukte zu den zusätzlichen Nahrungsmitteln sollte 2:1 sein.

2. Zur Behandlung der Erkrankung sind getrockneter, geschnetzelter Daikon mit beliebig viel Miso oder Tamari zu kochen und zu verzehren. Auch Schalotten und Miso als Gewürz zusammen mit einigen Tropfen Sesamöl gekocht, tragen zur Linderung der Krankheit bei, wenn sie häufig verwendet werden.

Wilder Löwenzahn und Brunnenkrese können ebenfalls eine heilende Wirkung haben. Sie werden zubereitet, indem man sie zuerst mit etwas Sesamöl sautiert, sodann etwas Wasser hinzufügt und das Ganze leicht köcheln läßt.

3. Normalerweise treten chronische Störungen der Verdauungstätigkeit als Begleiterscheinungen der Arthritis auf. Um diesem Symptom zu begegnen ist das gründliche Kauen der Nahrung — vorzugsweise bis zu 80 bis 100 mal oder sogar noch öfter, bis die Nahrung sich vollständig verflüssigt hat — von besonderer Bedeutung.

4. Die Symptome der Arthritis können behandelt werden, indem man täglich heiße Ingwerkompressen auf die Gelenke und die Körperteile, die sich verhärtet haben, auflegt, um auf diese Weise den Kreislauf und den Lymphfluß anzuregen und Stauungen aufzulösen. Geschwollene Finger, Hände oder Füße sind etwa 10 Minuten lang in sehr heißem Ingwerwasser zu baden, um eine Linderung zu erzielen.

5. Ingwerkompressen auf die Unterleibsregion sind eine weitere äußere Anwendung, die Menschen, die an Arthritis erkrankt sind, Erleichterung verschafft; diese Kompressen sind täglich oder zumindest regelmäßig zu machen. Auch das Einreiben der Wirbelsäule mit heißem Ingwerwasser führt zu einer Besserung der Kondition; hierzu ist ein Handtuch in Ingwerwasser zu tauchen, auszudrücken und dann dazu zu verwenden, die Körperregion so lange zu reiben, bis die Haut sich rötet. Ein weiteres Mittel zur Beschleunigung der Heilung ist ein Trank, der aus einem Teelöffel einer gebackenen, geriebenen Umeboshipflaume, die mit einer kleinen Tasse Banchatee vermischt wird, besteht; dieser ist einmal täglich je nach Stärke der Symptome über zwei bis drei Tage hinweg zu trinken.

Bei Arthritiserkrankungen ist es von großer Bedeutung, daß der Kranke sich vorwiegend von Vollkorn ernährt und seine Diät durch andere, zusätzliche Produkte erweitert. Unter den Vollkornnahrungsmitteln sind u.a. Reis, Hirse, Gerste, Roggen, Weizen und Hafer zu nennen. Diese Produkte sollten, als Vollkornprodukte, nicht als Mehl, den Hauptteil der Ernährung ausmachen.

Anhang C

Prinzipien der Ordnung des Universums

Die sieben universellen Prinzipien des unendlichen Universums

1. Alles ist die Differenzierung einer einzigen Unendlichkeit.
2. Alles verändert sich.
3. Alle Antagonismen verhalten sich komplementär zueinander.
4. Es gibt keine identischen Dinge.
5. Jedes Ding, das eine Vorderseite hat, hat auch eine Rückseite.
6. Je ausgedehnter die Vorderseite ist, desto ausgedehnter ist auch die Rückseite.
7. Was einen Anfang hat, hat auch ein Ende.

Die Zwölf Gesetze des Wandels des unendlichen Universums

1. Eine Unendlichkeit manifestiert sich in komplementären und antagonistischen Tendenzen, Yin und Yang, im unendlichen Wandel.
2. Yin und Yang manifestieren sich ständig durch die ewige Bewegung des einen unendlichen Universums.
3. Yin repräsentiert die Zentrifugalkraft, Yang die Zentripetalkraft. Yin und Yang zusammen werden zu Energie und liegen allen Phänomenen zugrunde.
4. Yin zieht Yin an. Yang zieht Yin an.
5. Yin stößt Yin ab. Yang stößt Yang ab.
6. Yin und Yang in verschiedenem Mengenverhältnis kombiniert führen zum Auftreten verschiedener Phänomene. Die Anziehungskraft dieser Phänomene aufeinander bzw. das Abstoßen voneinander verhält sich proportional zur Differenz der Yin- und Yang-Kräfte.
7. Alle Phänomene sind epemerisch, sie ändern ständig die Konstitution der Yin- und Yang-Kräfte. Yin verwandelt sich in Yang, Yang verwandelt sich in Yin.

8. Es gibt nichts, was ausschließlich Yin oder ausschließlich Yang ist. Jedes Ding hat einen Anteil von Yin und einen Anteil von Yang; nur die Mengenverhältnisse sind verschieden.
9. Es gibt nichts Neutrales. In allem überwiegt entweder Yin oder Yang.
10. Großes Yin zieht kleines Yin an. Großes Yang zieht kleines Yang an.
11. Extremes Yin produziert Yang und extremes Yang produziert Yin.
12. Alle physikalischen Manifestationen sind in ihrem Zentrum Yang und an der Oberfläche Yin.

Beispiele von Yin und Yang

Allgemein	YIN ▽* Zentrifugalkraft	YANG △ Zentripedalkraft
Tendenz	Ausdehnung	Zusammenziehung
Funktion	Zerstreuung Auflösung Trennung Verfall (Zersetzung)	Verschmelzung Aufsaugung Sammlung Organisation
Schwingung	kürzere Wellen, hohe Frequenz	längere Wellen, niedere Frequenz
Richtung	aufsteigend und vertikal	absteigend und horizontal
Position	mehr außerhalb und peripher	mehr innerhalb u. zentral
Gewicht	leichter	schwerer
Temperatur	kälter	heißer
Licht	dunkler	heller
Feuchtigkeit	feuchter	trockener
Dichte	dünner	dicker
Größe	länger	kleiner
Gestalt	ausgedehnt u. zerbrechlich	zusammengezogen, härter
Form	länger	kürzer
Struktur	weicher	härter
Atomare Partikel	Elektron	Proton
Elemente	N, O, K, P, Ca. etc.	H, C, Na, As, Mg, etc.
Umgebung	Schwingung...Luft... Wasser...	Erde
Klimatische Auswirkungen	tropisches Klima	kälteres Klima
Biologisch	mehr pflanzlich	mehr tierisch
Geschlecht	weiblich	männlich
Organstruktur	mehr hohl und ausgedehnt	mehr kompakt u. fest
Nerven	mehr außen, Ortosympathikus	mehr zentral, Parasympatikus
Haltung	mehr freundlich, zurückhaltend	aktiver, positiv
Arbeit	mehr psychologisch u. mental	mehr physisch und sozial
Dimension	Raum	Zeit

Sachwortregister

Makrobiotische Organisationen /Zentren /Kontaktpersonen:

Adressenliste nach Postleitzahlen geordnet: ***Stand: November 84***

DEUTSCHLAND:

2000 Hamburg 20, Fröhlicher Reisball, Rita Grobe, Schulweg 22, Tel. 040-4903636.

2000 Hamburg 20, Ost-West Zentrum, Eppendorfer Marktplatz 13, Tel. 040-472750, Leiter: Klaus Schubring.

4000 Düsseldorf 30, Ohsawa Zentrale, Jiro Nakamura, Münsterstr. 255, Tel. 0211 /632443.

4419 Holthausen /Laer, Makrobiotik-Buchversand, Verlag Mahajiva, Wolfgang Christalle, Borghof 13, Tel.: 02544-8892.

6050 Offenbach 3, Gerlinde u. Thomas Ganter, Postfach 950, Tel. 069-882230 u. 06102-53375.

6415 Petersberg 2 (Steinau), Pension Storch, Steinwandstr. 13, Tel. 0661-67746.

6454 Bruchköbel, Hildegard, Jörg und Uli Lilienthal, Atlantis Produktion u. Vertrieb, J.J. Lilienthal, Insterburgstr. 7, Tel. 06181-71438.

6458 Oberrodenbach, Helmy Ditter, Bergstr. 8, Tel. 06184-52329.

6639 Rehlingen 3, Ost-West Bund e.V., Neunkircherstr. 56, Tel. 06833-1632

6748 Bad Bergzabern, Barbara Theobald, Steinfelderstr. 34, Tel. 06343-7353.

6831 Brühl, Biologische Insel, Luftschiffring 3, Tel. 06202-7669.

7980 Ravensburg, Arche Naturkost, Eberhard Jung, Wangenerstr. 170, Tel. 0751-31891-2.

7410 Reutlingen, Arbeitskreis „Natürliche Lebensweise", Alteburgstr. 115 /3, Robert u. Juliet Hendricks, Tel. 07121-239115.

8000 München 22, Weg der Natur e.V., Königinstr. 47, Tel. 089-348232.

ÖSTERREICH:

2540 Bad Vöslau, East-West Foundation, Bahnhofstr. 1-3, Tel. 02252-786172.

2700 Wiener Neustadt, East-West Foundation, Deutschgasse 9, Tel. 02622-4941.

5202 Neumarkt-Wallerseee, Zen Haus Sonne, Gerlinde Haberl, Wertheim 52.

SCHWEIZ:

3001 Bern, Verein für natürliche Lebensweise, Montbijoustr. 17, Tel. 031-256540.

8008 Zürich, Wilhelm Keller, Wildbachstr. 77, Tel. 01-554826.

Informationen und nähere Auskünfte über andere Adressen (Ausland) auf Anfrage.

VERLAG OST-WEST BUND e.V.
Gesamtverzeichnis Herbst /Winter 84 /85

ISBN-Nr.	Autor	Titel	Preis DM
3-924724-03-2	Kushi, Michio	Fernöstliche Astrologie	8,80
3-924724-31-8	Marn, Gabriel G.	Ein Weg — ein Ausweg (neu überarbeitete Auflage!)	14,80
3-924724-30-X	Marn, Gabriel G.	Hunzaland — Paradies am Dach der Welt	12,80
3-924724-00-8	Kushi, Michio	Das Buch der Makrobiotik	24,00
3-924724-01-6	Kushi, Michio	DO-IN Buch	26,00
3-924724-02-4	Kushi, Michio	Natürliche Heilung mit Makrobiotik	28,00

Studienbroschüren zur Makrobiotik:

Ost-West Makrobiotik Studien: / Nr. / Je Ausgabe 6,50

3-924724-04-0	Kushi, Michio	1	BO·SHIN, Diagnose durch Betrachtung	
3-924724-05-9	Kushi, Michio	2	Mann und Frau	
3-924724-06-7	Kushi, Michio	3	Unsere Kinder, unsere Zukunft, Teil I; Schwangerschaft und Geburt	
3-924724-07-5	Kushi, Michio	4	BO·SHIN, Diagnose durch Betrachtung für Fortgeschrittene, Teil I / Kochen für Kranke, Teil I	
3-924724-08-3	Kushi, Michio	5	Traumdeutungen / Kochen für Kranke, Teil II	
3-924724-09-1	Kushi, Michio	6	Unsere Kinder, unsere Zukunft, Teil II Kindererernährung u. -Krankheiten	(ab Jan 85)
3-924724-10-5	Kushi, Michio	7	Diagnose für Fortgeschrittene, Teil II	(ab März 85)

Fordern Sie unseren Gesamtprospekt an:
Verlag Ost-West Bund e.V., Neunkircherstr. 56, D 6639 Rehlingen 3